广州市科学技术协会
广州市合力科普基金会　扶持出版

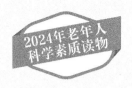

2024年老年人
科学素质读物

老年健康
风险与管理

LAONIAN JIANKANG FENGXIAN YU GUANLI

U0316359

主　编：何飞英　蔡晴蕾　黄　璜

副主编：谢　娴　王苑曦　施盛莹　钟可琪　钟丽华

参　编（按姓氏笔画排序）：

布　瑾　冯　捷　刘子亦　刘杨杨　扶　蓉

李惠卿　吴　远　贺　芳　原玲玲

广东高等教育出版社
Guangdong Higher Education Press
·广州·

图书在版编目（CIP）数据

老年健康风险与管理／何飞英，蔡晴蕾，黄璜主编.
广州：广东高等教育出版社，2024. 10. — ISBN 978 – 7 –
5361 – 7700 – 0

Ⅰ. R161.7

中国国家版本馆 CIP 数据核字第 2024CM8681 号

拓展资源汇总

老年健康风险与管理

LAONIAN JIANKANG FENGXIAN YU GUANLI

出版发行	广东高等教育出版社	
	地址：广州市天河区林和西横路	
	邮政编码：510500　电话：(020) 87551597　87551077	
	http://www.gdgjs.com.cn	
印　　刷	广东虎彩云印刷有限公司	
开　　本	787 毫米 ×1 092 毫米　1/16	
印　　张	19	
字　　数	496 千	
版　　次	2024 年 10 月第 1 版	
印　　次	2024 年 10 月第 1 次印刷	
定　　价	65.00 元	

前　言

　　老年健康风险与管理是一个重要的议题，尤其是在人口老龄化趋势日益明显的当下。随着我国社会经济的发展，人民生活水平的提高，以及医疗卫生条件的不断改善，人均寿命得到了显著延长。据2024年的数据显示，中国老年人口已经超过2.5亿人，占总人口的比重逐年上升，预计未来这一趋势还将持续。

　　然而，随着老年人口的增长，老年健康问题也日益凸显。老年人群往往面临着多种健康风险，包括慢性疾病、功能障碍、心理健康问题等。这些健康问题不仅影响老年人的生活质量，也给家庭和社会带来了较大的经济和照护压力。

　　因此，老年健康风险与管理成为一个亟待关注和研究的重要课题。通过对老年健康风险的识别、评估和管理，可以有效地预防和控制老年疾病的发生和发展，提高老年人的健康水平和生活质量，减轻家庭和社会的负担。为此，我们编写了《老年健康风险与管理》这本书，旨在为广大老年人以及从事老年健康工作的专业人士提供一本实用的参考书籍。

　　《老年健康风险与管理》涵盖了老年健康问题及其重要性以及老年人面临的十大常见健康风险，包括人口老龄化的相关概念、特征及现状、老年健康风险管理的主要模式、老年人的健康评估、常见老年疾病风险评估量表等。本书秉着继承与发展的原则，结合临床中涉及的老年护理问题，提供有效的预防管理策略和应对措施。

　　本书的第一章主要介绍健康风险管理的起源和基本概念，包括人口老龄化的相关概念、特征及现状，以及老年健康风险管理的主要模式和相关内容。第二至五章重点讨论老年人的阿尔茨海默病、心理问题、睡眠问题和跌倒风险。第六至十章则从老年人常见的慢性病角度，如骨质疏松、心脑血管疾病、肿瘤、呼吸系统疾病、糖尿病等，探讨老年人健康风险的识别、评估和管理方法。第十一及十二章则对老年人的视力、听力及口腔疾病的风险与管理进行探讨，以期为老年健康风险管理工作提供理论指导和实践参考。

本书内容丰富，案例生动，适合高校健康管理相关专业学生使用，以培养老年健康风险管理的专业人才。同时，本书也可作为从事老年健康工作的专业人士的参考书籍，助力他们更好地开展老年健康风险管理工作。

本书的第一、十章为何飞英编写，第二、五、六章为蔡晴蕾编写，第三、四章为王苑曦编写，第七、八、九章为原玲玲编写，第十一、十二章为黄璜编写。在本书的编写过程中，我们借鉴了国内外众多的研究成果和实践经验，在此对这些研究者表示衷心的感谢。同时，我们也希望本书的出版能引起更多人对老年健康风险管理的关注，共同为提高老年人群的生活质量和健康水平做出努力。

由于老年健康风险管理是一个不断发展的领域，加之作者水平有限，本书难免存在疏漏和不足之处，敬请广大读者批评指正，谢谢！

何飞英

2024 年 1 月 18 日

目　　录

第一章
健康风险管理起源

导读探秘

早期思想和实践：健康管理的概念和实践可以追溯到古代。例如，在中医学文献《黄帝内经》中，就有关于"治未病"的思想，强调预防疾病的重要性。这种思想与健康风险评估和控制的理念不谋而合。

健康管理的定义：1978 年，美国密西根大学艾鼎敦（Edington）博士定义了健康管理：对个人或人群的健康危险因素进行全面监测、评估与有效干预的活动过程，主要目的是通过改善或改变健康服务手段来获取最大的健康改善效果。

健康风险管理的概念：健康风险管理，也称为综合健康管理，是指有效地鉴别个人及人群的健康危险状态，针对不同风险人群，采取不同等级的干预手段，提高干预的有效性，并监测干预效果。它的目的是调动管理对象的自觉性和主动性，有效地利用有限的资源来达到最大的健康改善效果。

健康风险管理的发展：健康风险管理成为行业是近二三十年的事。它起源于 20 世纪 60 年代的美国，初衷是为了减少慢性病的发病率及相关的医疗费用。之后，德国、英国、芬兰、日本等国也借鉴美国的经验，开展了不同形式的健康风险管理服务。

在中国的应用：在中国，健康风险管理行业近些年也在迅速发展。中国的健康保险市场潜力巨大，健康风险管理被视为健康保险快速发展的助推器。它不仅能有效规避健康保险中的风险因素，而且能提高被保险人的健康意识，减少疾病的发生率，提高健康水平。

总而言之，健康风险管理是一个综合性的概念，它融合了预防医学、保险业、公共卫生等多个领域，旨在通过科学的管理方法，提高人们的健康水平，降低医疗费用，提升生活质量。

思考：

你认为健康风险管理会对个人和社会产生哪些影响？

第一节　健康风险与管理

一、概念

健康风险管理（health risk management）是一种针对人群健康状态的风险评估和干预策略，旨在维持或改善人群的健康水平，降低慢性非传染性疾病的发生率、恶化率和并发症发生率，同时合理控制人群医疗费用保持在适度范围。健康风险管理相较于传统的健康管理，更强调群体健康的整体提升。

二、主要内容

健康风险管理的主要内容包括健康风险评估、健康风险干预、健康教育与健康促进、慢性病管理、健康服务与保障以及健康风险转移六个方面。

（一）健康风险评估

健康风险评估是一种科学的方法和工具，用于评估个人未来发生特定疾病或因疾病导致死亡的可能性。这种评估的目的是预测在特定时间内发生疾病的可能性，而不是做出明确的诊断。它涉及对个人健康状况的详细分析，包括他们的生活方式、遗传背景、环境暴露以及已知的危险因素。健康风险评估的主要步骤包括以下三点。

1. 个人健康信息的收集

这是评估过程的基础，通过问卷调查、体格检查和实验室检查来收集信息。问卷调查通常包括询问个人的一般情况（如年龄、性别、职业等）、生活习惯（如吸烟、饮酒、饮食和身体活动）、健康历史和家族病史等。

2. 风险评估

风险评估涉及对收集到的信息进行分析，以确定个人面临的风险。风险评估包括评估生活方式和行为危险因素（如吸烟、不健康的饮食习惯和缺乏运动），以及生理指标（如高血压、高胆固醇和糖尿病）。

3. 评估报告

最后，风险评估结果被整理成报告，提供给个人。这些报告通常包括个人的患病风险、人群风险以及可以通过改变生活方式来降低的风险。

健康风险评估对于预防和控制慢性疾病具有重要意义。通过识别和量化个人和人群的风险，可以制定针对性的干预措施，以减少慢性疾病的发生和发展。例如，针对新冠肺炎的健康风险评估可以帮助确定哪些人处于更高的风险，从而需要更加密切地监测和保护。

（二）健康风险干预

健康风险干预是指为了预防和控制疾病，减少健康问题的发生，而针对个人或群体的健康风险因素进行的系列措施。这种干预通常基于健康风险评估的结果，旨在通过改变不良生活方式、控制慢性病危险因素、提高健康意识等措施，来降低疾病发生的风险。健康风险干预的主要内容包括以下五点。

1. 生活方式管理

生活方式管理包括营养干预（如改善饮食习惯）、身体活动干预（如增加体育锻炼）、吸烟和饮酒的干预（如戒烟戒酒）等，以促进健康生活方式的形成。

2. 慢性病管理

针对高血压、糖尿病、冠心病等慢性疾病患者，通过定期监测、药物治疗、生活方式调整等手段，控制病情，减少并发症。

3. 健康教育和宣传

通过提供健康信息、开展健康讲座、制作宣传资料等方式，提高个人和公众的健康知识水平，增强自我保健能力。

4. 环境干预

针对环境污染、职业健康问题等环境因素，通过改善工作环境、减少化学物质暴露、提高环境安全标准等措施，降低环境对健康的负面影响。

5. 心理干预

对于经历心理压力、焦虑、抑郁等心理问题的人，提供心理咨询、压力管理、心理支持等服务，以改善他们的心理健康状况。

健康风险干预的实施需要跨学科的合作，需要医生、护士、公共卫生专家、营养师、心理咨询师等专业人员。此外，干预措施应当是个性化的，需要考虑个体的具体情况和需求，以及干预的可行性和有效性。通过健康风险干预，可以有效地减少慢性疾病的发生，提高人的健康水平，降低医疗费用，从而对社会经济产生积极的影响。

（三）健康教育与健康促进

健康教育与健康促进是公共卫生领域的两个重要概念，它们密切相关，共同致力于提高个人和群体的健康水平。

1. 健康教育

健康教育是一种系统的、计划性的活动，旨在通过传授健康知识、技能和态度，来提高个人和群体的健康行为。健康教育通常包括以下几个方面。

（1）健康知识传播：通过教育材料、媒体、讲座等形式，向公众传播有关健康和疾病的知识。

（2）技能培养：教授和实践健康行为，如安全性行为、健康饮食、适度的运动、个人卫生等。

（3）态度和信念的改变：通过教育影响个人对健康的看法和态度，以及他们对健康行为的信念和价值观。

（4）支持性环境的创建：通过政策、立法和社会环境的改变，为健康行为的实践提供支持。

2. 健康促进

健康促进是指通过提高社会、社区和个人层面的健康行为和生活方式，来预防疾病、延长寿命和改善生活质量的活动。健康促进的核心原则包括以下几个方面。

（1）全面性：关注身体、心理、社会和环境等多个层面的健康。

（2）参与性：鼓励个人、家庭、社区和政府等各个层面的参与和合作。

（3）预防为主：通过生活方式的改变，预防疾病的发生，而不是等到疾病发生后才进行治疗。

（4）持续性和发展性：健康促进是一个持续的过程，需要不断地适应社会、经济和政治的变化。

（5）平等和公正：确保所有人都能获得促进健康的机会，无论他们的社会经济背景如何。

健康教育和健康促进的实施通常涉及多学科的合作，需要医生、公共卫生专家、教育工作者、心理学家、社会工作者等。

（四）慢性病管理

慢性病管理是指对慢性非传染性疾病（Chronic Non-Communicable Diseases，NCDs）的预防、治疗和康复的一系列措施。慢性病全称为慢性非传染性疾病，通常指的是那些起病隐匿、病程长、病情迁延不愈的疾病，它们往往缺乏确切的传染性生物病因证据，病因复杂，有些尚未完全被确认。常见的慢性病包括心脑血管疾病（高血压、冠心病、脑卒中等）、糖尿病、恶性肿瘤、慢性阻塞性肺部疾病（慢性气管炎、肺气肿等）、精神异常和精神病等。慢性病管理的主要内容包括以下几个方面。

（1）预防：通过健康教育、生活方式干预、疫苗接种、早期筛查等措施，预防慢性病的发生。

（2）诊断和评估：通过临床检查、实验室检测、影像学检查等方式，对慢性病患者进行准确的诊断和病情评估。

（3）治疗和干预：根据患者的具体情况，制订个性化的治疗计划，包括药物治疗、生活方式调整、手术治疗等。

（4）监测和随访：通过定期的检查和随访，监测患者的病情变化，及时调整治疗方案。

（5）健康教育：提高患者对慢性病的认识，教育他们进行自我管理和控制病情。

（6）康复和支持：提供康复治疗、心理支持、社会支持等服务，帮助患者恢复健康，提高生活质量。

（7）政策和立法：通过制定相关政策和法规，为慢性病管理提供支持和保障。

慢性病管理需要跨学科的合作，需要医生、护士、公共卫生专家、营养师、康复治疗师等专业人员。此外，慢性病管理也强调患者的主动参与和自我管理，以及家庭和社区的支持。通过有效的慢性病管理，可以减少慢性病的发病率和死亡率，提高患者的生活质量，减轻社会经济负担。

（五）健康服务与保障

健康服务与保障是指为了维护和提升个人、家庭和社区的健康水平而提供的一系列医疗保健服务和支持措施。这些服务通常包括预防、诊断、治疗、康复和健康促进等方面，旨在通过综合的干预措施来保障人们的健康。健康服务与保障的主要内容包括以下几个方面。

（1）基本医疗服务：提供必要的医疗服务，如门诊治疗、住院治疗、急诊服务、疫苗接种、健康检查等。

（2）公共卫生服务：通过公共卫生干预措施（如疾病预防、健康教育、环境卫生管理、食品安全监管等）来保护人群健康。

（3）慢性病管理：为慢性病患者提供定期的监测、治疗和康复服务以及相关的健康教育和支持。

（4）健康促进：通过生活方式的改善、健康教育、环境优化等手段，促进个人和群体的健康行为和生活方式。

（5）健康保险和保障：通过医疗保险制度，为个人和家庭提供经济保障，减轻因疾病带来的经济负担。

（6）健康政策和支持：通过制定和实施健康政策，为健康服务提供法律和财政支持，确保服务的可及性和公平性。

（7）健康教育和宣传：提高公众对健康的认识，通过教育和宣传来促进健康行为的形成。

健康服务与保障的实施需要多部门的合作，包括卫生部门、社会保障部门、教育部门、环境保护部门等。此外，也需要社会各界的参与，包括医疗机构、非政府组织、社区组织和公民个人。

（六）健康风险转移

健康风险转移是指通过一定的经济手段，将个人或家庭面临的健康风险转移到其他经济主体，以减轻个人或家庭因健康问题带来的经济负担。这种风险转移通常涉及健康保险或其他形式的金融产品，其目的是通过风险分散和共担，为个人或家庭提供经济上的安全网。健康风险转移的主要方式包括以下几个方面。

（1）健康保险：个人或家庭通过购买健康保险，将因病产生的医疗费用风险转移到保险公司。当发生疾病需要治疗时，保险公司根据保险合同的约定承担相应的费用。

（2）医疗保险：通过参加社会医疗保险，个人或家庭可以将健康风险转移到社会医疗保险基金。在我国，职工基本医疗保险、城乡居民基本医疗保险等制度为参保人提供了基本医疗保障。

（3）商业健康保险：除了社会医疗保险，个人还可以通过购买商业健康保险来转移健康风险。商业健康保险提供更加灵活多样的保障选择，可以满足不同层次的健康保障需求。

（4）长期护理保险：针对需要长期护理的情况，长期护理保险可以为被保险人提供长期护理服务或经济补偿，以减轻因长期护理需求带来的经济压力。

（5）重大疾病保险：重大疾病保险为被保险人提供特定重大疾病的经济保障，一旦确诊，保险公司将按照合同约定支付一定金额的保险金。

健康风险转移的实施需要建立在充分的信息披露和风险评估基础上，以确保转移的可行性和公平性。同时，政府和监管机构应加强对健康保险市场的监管，保护消费者权益，确保市场的稳定和健康发展。通过健康风险转移，可以有效地减轻个人和家庭的财务负担，提高社会整体的抗风险能力。

三、目标

健康风险管理是一个跨学科领域，它结合了医学、公共卫生、心理学、社会学和管理学的知识和技术。在医疗保健、保险、工作场所和社区等不同环境中，健康风险管理都可以被用来提高人们的健康水平和生活质量。

在中国推行健康风险管理势在必行、刻不容缓。据报道，慢性病已成为我国城乡居民的主要死因，而且高达 80.9% 的死亡比例更是令人触目惊心。尽管慢性病的危害在逐年加剧，但我国人民对慢性病的知晓率、治疗率和控制率却极低。2015、2019 及 2024 年中国主要慢性病病种及患病人数如表 1−1 所示。

表 1−1　2015、2019 及 2024 年中国主要慢性病病种及患病人数

患病种类	代表病种	2015 年患病人数/亿人	2019 年患病人数/亿人	2024 年患病人数/亿人
慢性循环系统疾病	高血压	3.1	3.4	3.8
慢性呼吸系统疾病	阻塞性肺气肿、慢性肺源性心脏病	1.2	1.4	1.5
慢性泌尿系统疾病	慢性肾病	1.2	1.3	1.4
慢性代谢性与营养性疾病	糖尿病	1.1	1.2	1.3

续上表

患病种类	代表病种	2015 年患病人数/亿人	2019 年患病人数/亿人	2024 年患病人数/亿人
慢性消化系统疾病	乙肝、丙肝	1.2	1.1	1
恶性肿瘤	肺癌、肝癌、胃癌	0.04	0.05	0.05
合计		7.84	8.45	9.05

在我国，健康风险管理得到了政府和社会的广泛关注和支持。例如，国家癌症中心贺杰院士的研究表明，采取 23 种健康生活方式可以降低 45% 的癌症发生率。然而，要完全做到这 23 种生活方式并不容易。健康风险管理不仅需要个人的努力，还需要社会和医疗体系的协同支持。健康风险管理旨在实现以下目标。

（1）预防和控制疾病：通过识别和干预健康风险因素，减少疾病的发生率和严重性，特别是对于慢性非传染性疾病（如心血管疾病、糖尿病、肥胖症和某些癌症）的预防。

（2）提高健康意识：通过教育和宣传，提高个人对健康问题的认识，包括健康生活方式的维持、疾病预防措施的采取和健康自我管理的能力。

（3）早期干预和诊断：通过定期监测和健康检查，早期发现健康问题，以便及时采取干预措施，避免疾病的发展和恶化。

（4）降低医疗费用：通过预防措施和早期干预，减少因疾病治疗和康复而产生的医疗费用，减轻个人和社会的经济负担。

（5）提高生活质量：通过健康风险管理措施，提高个人的生活质量，包括身体、心理和社会层面的健康和福祉。

（6）制定针对性的健康政策：根据健康风险评估的结果，制定和实施针对性的健康政策，以解决特定的健康问题和满足不同人群的健康需求。

（7）支持健康公平：确保所有人都能获得必要的健康服务和支持，无论其社会经济地位如何，以减少健康差距和促进健康公平。

总之，健康风险管理是一种以预防为主、全方位维护人民健康的策略，需要政府、医疗机构、企业和个人共同努力，实现健康中国的目标。

第二节　老年健康问题的重要性

关注老年健康问题具有重要的社会、家庭和个人意义。通过早期干预、健康管理、健康教育等手段，可以降低老年人的患病风险，提高生活质量，减轻家庭和社会的负担。老年健康问题的重要性体现在以下几个方面。

1. 人口老龄化

随着全球人口老龄化的加剧，老年人口比例持续上升（见图 1-1）。老年人普遍存在多种慢性疾病（如心血管疾病、糖尿病、关节炎等），这些疾病不仅影响生活质量，也给医疗保健系统带来压力。

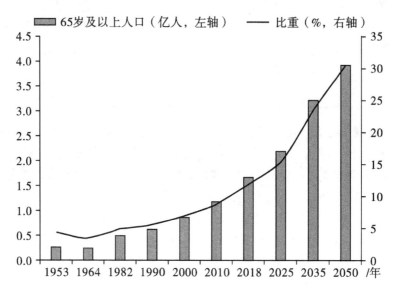

资料来源：国家统计局，恒大研究院。

图 1-1　中国人口老龄化加速

2. 健康不平等

老年人尤其是高龄老人，往往因为生理、心理和社会经济条件的限制，面临更大的健康不平等问题［见图 1-2（a）（b）（c）］。他们可能难以获得适当的医疗服务和护理，导致健康状况恶化。

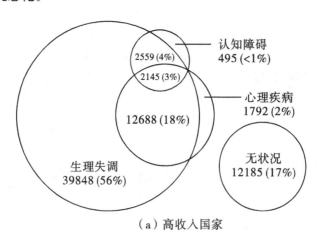

（a）高收入国家

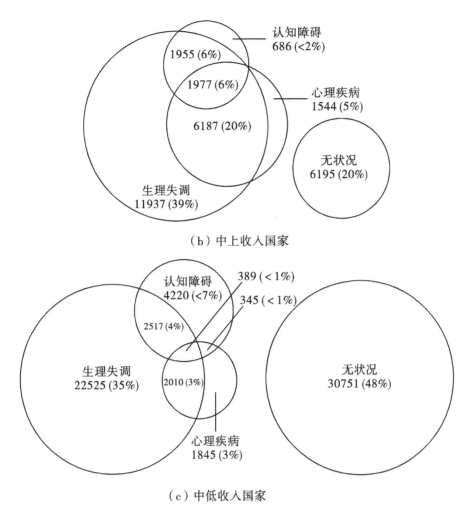

（b）中上收入国家

（c）中低收入国家

图1-2　按区域发展水平描述"身—心—脑共病"的分布情况

3. 慢性病管理

老年人慢性病的管理需要综合性的医疗服务和长期的护理。这些服务不仅包括药物治疗，还包括康复、心理支持、健康教育等。

4. 功能衰退

随着年龄的增长，老年人可能会出现身体功能衰退，如视力下降、听力减退、行动不便等，这些都会影响到他们的日常生活和社会参与。

5. 心理健康

老年人心理健康问题同样值得关注，如抑郁、孤独、认知功能下降等，这些问题不仅影响老年人的心理健康，也会对家庭和社会产生连锁反应。

6. 社会支持

老年人需要社会支持来维持他们的生活质量。这种支持包括家庭、朋友的陪伴，社区服务的提供，以及政府政策的支持。

7. 经济负担

老年健康问题给个人和家庭带来的经济负担不容忽视。医疗费用、护理费用以及可能存在的长期护理费用，都会对老年人的经济状况造成影响。

因此，重视老年健康问题，采取有效的预防和干预措施，提供全面的医疗服务和护理，对于实现健康老龄化、提高老年人生活质量、减轻社会和家庭负担具有重要意义。

第三节 老年人面临的十大常见健康风险

老年人由于身体各器官功能的自然衰退，以及一些慢性疾病的影响，面临着一系列的健康风险。以下是老年人常见的十大健康风险。

1. 跌倒风险

随着年龄的增长，老年人的平衡能力下降，视力减退，肌肉力量减弱，更容易发生跌倒。跌倒可能会导致骨折、软组织损伤，甚至更严重的健康问题（见图1-3），但通过了解跌倒的危险因素并采取适当的预防措施，可以显著降低跌倒的风险。家庭成员、社区和医疗机构都应该共同努力，关注老年人的安全和健康，帮助他们创造一个安全的生活环境，并提供适当的支持和关怀。

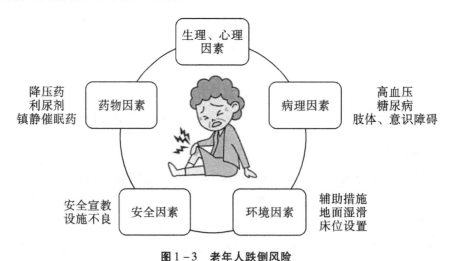

图1-3 老年人跌倒风险

2. 慢性疾病风险

据国家卫生健康委员会相关数据统计，我国75%的老年人至少患有一种慢性病，这意味着每4个老人中就有3个是慢性病患者。高血压、糖尿病、冠心病等慢性疾病在老年人中更为常见，且往往伴随多种并发症，需要长期、综合性的治疗和护理。随着发病率增长，慢性病已成为致死致残的首要原因。此外，慢性病治疗会加重患者经济负担，降低其生命质量和生活质量。因此，做好慢性病的早预防、早发现、早干预是健康老龄化工作的重要一环。

3．药物不良反应

老年人的药物不良反应是一个需要高度关注的问题，因为随着年龄的增长，人体的生理功能和药物代谢能力都会发生变化，这就增加了发生药物不良反应的风险。老年人的肝脏和肾脏功能减退，药物代谢和排泄减慢，更易发生药物不良反应或药物中毒。

4．营养不良

老年人的营养不良是一个常见的健康问题，它可能导致多种健康问题，包括体重减轻、免疫力下降、肌肉力量减弱、认知功能下降等。造成老年人营养不良的原因有多种，主要有饮食不当、胃肠功能减退等（见图1-4）。合理的饮食管理、必要的营养补充和定期的体检，可以有效预防和改善老年人的营养不良状况。

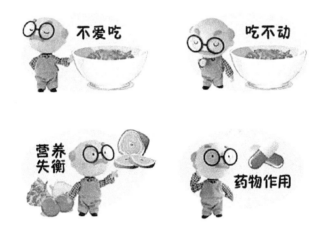

图1-4　老年人营养不良的原因

5．心理健康问题

老年人的心理健康问题是一个重要但经常被忽视的问题。随着年龄的增长，老年人可能会面临各种心理挑战，包括孤独、失落、慢性疾病、功能障碍和生活角色的变化。这些问题不仅影响老年人的心理健康，还可能对身体健康产生重大影响。

6．感染风险

老年人的感染风险相对较高，这主要是由于随着年龄的增长，人体的免疫系统和防御机制逐渐减弱，更易受到感染，尤其是肺炎等严重感染。适当的预防措施和及时的管理，可以帮助降低老年人的感染风险，保护他们的健康和安全。

7．尿失禁和排尿困难

老年人尿失禁和排尿困难是常见的泌尿系统问题，这些问题可能由多种因素引起，包括生理变化、慢性疾病、药物影响以及生活方式等。这些泌尿系统问题可能会导致尿路感染，影响老年人的生活质量。老年人的尿失禁和排尿困难问题是需要关注和及时干预的，适当的预防措施和及时的管理，可以帮助降低对老年人生活质量的影响。

8. 听力下降

老年人常面临听力下降的问题，这可能导致交流障碍，增加孤独感和社会隔离感（见图1－5）。采取适当的预防措施和及时管理，可以帮助降低老年人听力下降的风险，保护他们的听力和提高他们的生活质量。

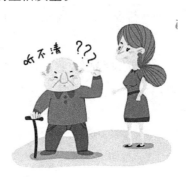

图1－5　老年人听力下降

9. 视力问题

老年人的视力问题是一个常见的健康问题。随着年龄的增长，许多人会经历不同程度的视力下降，也会出现白内障、黄斑变性等视力问题，这些问题会影响老年人的日常生活和独立生活能力（见图1－6）。适当的预防措施和及时的管理，可以帮助降低老年人视力问题的风险，保护他们的视力和提高他们的生活质量。

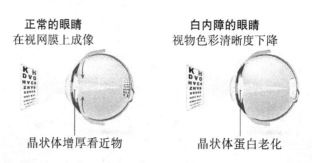

正常的眼睛
在视网膜上成像

白内障的眼睛
视物色彩清晰度下降

晶状体增厚看近物

晶状体蛋白老化

1 随着年龄增长，晶状体因各种原因发生变化，引起晶体混浊，视物模糊，视力逐渐下降。

2 高度近视、糖尿病患者等，白内障发病可能会提早。

图1－6　老年人视力问题

10. 慢性疼痛

关节炎、纤维肌痛等引起的慢性疼痛，可能长期困扰老年人，影响其生活质量。关节炎是老年人常见的慢性疼痛原因，包括骨关节炎、类风湿性关节炎等（见图1－7）。而纤维肌痛是一种慢性肌肉疼痛疾病，可能导致全身疼痛和疲劳。

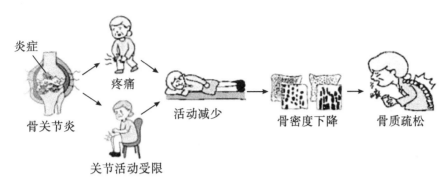

图 1-7 老年人骨关节炎

为了应对这些健康风险，老年人应定期进行健康检查、合理饮食、适量运动，保持良好的生活习惯，同时，家庭和社会也应给予老年人更多的关心和支持。

第四节 老年健康风险管理的主要模式

老年健康风险管理是指针对老年人群体中的健康风险因素进行评估、干预和控制的过程，旨在提高老年人的健康水平，减少疾病的发生和残疾率，以及合理控制医疗费用。老年健康风险管理的主要模式包括以下几种。

1. 预防性健康管理

预防性健康管理是一种旨在通过主动干预和预防措施来维护和提升个人及群体健康的健康管理方式。它强调在疾病发生之前采取预防措施，以减少疾病的风险和发病率，从而避免或减轻疾病对个人和社会造成的负担。

2. 慢性病管理

针对老年人常见的慢性病（如心血管疾病、糖尿病、骨质疏松等），制订科学的治疗方案和康复计划，进行长期随访和管理，提高患者的生活质量。

3. 心理健康管理

关注老年人的心理健康，提供心理辅导、心理咨询等服务，帮助老年人应对孤独、焦虑、抑郁等心理问题。

4. 功能康复管理

功能康复管理是指在康复过程中，对患者进行全面的功能评估，并根据评估结果制订个性化的康复计划，通过一系列的康复干预措施，帮助患者恢复或提高其功能能力，从而提高生活质量的一种管理模式。

5. 社会支持与家庭照顾

提供社区养老、居家养老等社会支持服务，加强对老年人的关爱和照顾，减轻家庭照顾负担。

6. 健康教育与健康促进

健康教育与健康促进是指通过一系列有计划、有组织的教育活动和社会干预措施，提供健康相关信息，增强个人和群体的健康意识，改善健康行为，预防和控制疾病，以及促进健康的社会环境和政策。健康教育与健康促进的核心目标是提高人们的健康水平和生活质量，主要通过开展健康讲座、宣传栏、主题活动等形式，提高老年人的健康素养，培养他们良好的生活习惯。

7. 医养结合模式

医养结合模式是一种新型的养老服务模式，它将现代医疗服务与传统的养老保障模式有效结合，旨在为老年人提供全方位的生活和医疗照顾。这种模式的特点是在提供基本生活照料服务的基础上，同时提供医疗康复保健服务，具体包括医疗服务、健康咨询服务、健康检查服务、疾病诊治和护理服务、大病康复服务以及临终关怀服务等，为老年人提供持续、全面的医疗服务，满足他们的健康需求。

8. 长期护理保险

建立长期护理保险制度，为需要长期护理的老年人提供经济和医疗支持。

9. 个性化健康管理

个性化健康管理是指针对老年人的个体差异制定个性化的健康管理方案，包括饮食、运动、药物等方面。它基于个体的年龄、性别、身体状况、生活习惯、遗传因素、环境因素等个人信息，通过健康评估、健康监测、健康干预等手段，为个体提供量身定制的健康管理方案和健康服务。

10. 跨学科团队合作

通过医生、护士、康复师、心理医生等多学科合作，为老年人提供全方位、综合性的健康管理服务。

总之，老年健康风险管理模式旨在保障老年人的健康，提高生活质量，减轻家庭和社会的负担。实施这些模式需要政府、医疗机构、社会组织和家庭共同努力，形成一个多元化的老年健康服务体系。

第五节 常见老年疾病风险评估量表

常见的老年疾病风险评估量表是用于评估老年患者发生特定疾病或风险事件可能性的工具。这些量表通常根据患者的历史信息、生理状况、生活方式以及环境等因素来评估风险，由专业医护人员使用，可以帮助他们更好地了解和评估老年患者的状况，制订个性化的治疗和护理计划，以降低疾病风险和提高生活质量。以下是一些常见的老年疾病风险评估量表，具体内容见附录一。

（一）心血管疾病风险评估量表

心血管疾病风险评估量表是用于评估个体在未来一定时间内发生心血管疾病（如冠心病、中风、周围动脉疾病等）风险的工具。这些量表通常基于流行病学研究和临床试验的数据，结合个体的年龄、性别、生活方式、生理指标（如血压、血脂、血糖等）以及家族病史等因素来预测风险。

心血管疾病风险评估量表有多种，不同的量表可能适用于不同的人群和目的。以下是一些常见的心血管疾病风险评估量表。

（1）Framingham 风险评估量表。这是最著名的心血管疾病风险评估工具之一，它基于 Framingham 心脏研究的数据，用于预测个体在未来 10 年内发生心血管事件的风险。

（2）QRISK 风险评估量表。这是英国开发的一种心血管疾病风险评估工具，它也用于预测个体在未来 10 年内发生心血管事件的风险。

（3）ASCVD 风险评估量表。这是美国心脏病学院和美国心脏协会推荐的用于评估动脉粥样硬化性心血管疾病风险的工具，它考虑了年龄、性别、种族、胆固醇水平、血压、糖尿病和吸烟等因素。

（4）SCORE 风险评估量表。这是欧洲心脏病学会推荐的一种风险评估工具，它用于评估个体在未来 10 年内发生主要心血管事件的风险。

（5）CVD-PRED 风险评估量表。这是中国心血管病学会开发的一种风险评估工具，适用于中国成年人，它考虑了年龄、性别、血压、胆固醇水平、糖尿病和吸烟等因素。

这些量表通常由医疗专业人员使用，可以帮助他们更好地了解患者的健康状况，制定预防措施，以及为那些风险较高的患者提供更密切的监测和干预。通过这些评估，可以早期识别心血管疾病的风险，从而采取相应的预防措施，降低疾病的发生率。

（二）糖尿病风险评估量表

糖尿病风险评估量表是用于评估个体未来发生糖尿病风险的工具。这些量表通常基于流行病学研究和临床试验的数据，结合个体的年龄、性别、生活方式、生理指标（如体重指数、腰围、血压、血脂、血糖等）以及家族病史等因素来预测风险。

糖尿病风险评估量表有多种，不同的量表可能适用于不同的人群和目的。以下是一些常见的糖尿病风险评估量表。

（1）2 型糖尿病自我管理行为量表（T2 – CSO）。T2 – CSO 用于评价患者的自我管理水平。量表的结构和内容包括饮食、运动、药物、血糖监测、足部护理及高低血糖的处理 6 个分量表，共 26 个条目，要求被调查者根据自己执行某项行为的实际情况来选择。分值越低，表示自我管理水平越差。

（2）欧洲糖尿病协会（EASD）风险评估量表。这是欧洲糖尿病协会推荐的一种风险评估工具，它考虑了个体的年龄、体重指数、腰围、血压、血糖水平等因素。

（3）中国糖尿病风险评分量表。这是针对中国成年人开发的一种风险评估工具，它考虑了个体的年龄、体重指数、腰围、血压、血糖水平以及家族病史等因素。

（4）简易糖尿病风险评估量表。这是一种简化版的风险评估工具，它通过询问个体的年龄、体重指数、腰围、血压和血糖水平等信息来快速评估风险。

这些量表通常由医疗专业人员使用，可以帮助他们更好地了解患者的健康状况，制定预防措施，以及为那些风险较高的患者提供更密切的监测和干预。通过这些评估，可以早期识别糖尿病的风险，从而采取相应的预防措施，降低糖尿病的发生率。

（三）骨质疏松风险评估量表

骨质疏松风险评估量表是用于评估个体未来发生骨质疏松症风险的工具。骨质疏松症是一种以骨量减少和骨微结构破坏为特征的疾病，导致骨的脆性增加和骨折风险上升。风险评估量表通常基于流行病学研究和临床试验的数据，结合个体的年龄、性别、生活方式、生理指标（如骨密度、体重指数、腰围、血压、血脂、血糖等）以及家族病史等因素来预测风险。

骨质疏松风险评估量表有多种，不同的量表可能适用于不同的人群和目的。以下是一些常见的骨质疏松风险评估量表。

（1）国际骨质疏松基金会（IOF）风险评估量表。这是国际骨质疏松基金会推荐的一种风险评估工具，它基于个体的年龄、体重指数、腰围、血压、血糖水平等因素来评估风险。

（2）亚洲人骨质疏松自我筛查工具（OSTA）。这是一种针对亚洲人开发的骨质疏松风险评估工具，它考虑了个体的年龄、体重、腰围等因素。

（3）世界卫生组织（WHO）推荐的骨折风险预测工具（FRAX）。这是一种用于预测个体未来 10 年内发生主要骨质疏松性骨折风险的工具，它考虑了个体的年龄、性别、体重指数、腰围、骨密度等因素。

（4）骨质疏松营养风险筛查（NRS-2002）。这是一种用于评估骨质疏松患者营养状况的工具，它可以帮助医疗专业人员了解患者的营养状况对骨质疏松症的影响。

这些量表通常由医疗专业人员使用，可以帮助他们更好地了解患者的健康状况，制定预防措施，以及为那些风险较高的患者提供更密切的监测和干预。通过这些评估，可以早期识别骨质疏松的风险，从而采取相应的预防措施，降低骨质疏松症的发生率和骨折风险。

（四）老年痴呆风险评估量表

老年痴呆风险评估量表是用于评估个体未来发生老年痴呆（也称为阿尔茨海默病，AD）风险的工具。老年痴呆是一种进行性的神经退行性疾病，主要影响中老年人，表现为记忆力减退、认知功能下降、行为改变等症状。风险评估量表通常基于流行病学研究和临床试验的数据，结合个体的年龄、性别、生活方式、生理指标（如血压、血脂、血糖等）以及家族病史等因素来预测风险。

老年痴呆风险评估量表有多种，不同的量表可能适用于不同的人群和目的。以下是一些常见的老年痴呆风险评估量表。

（1）Framingham 心脏研究中的老年痴呆风险评估模型。这是基于 Framingham 心脏研究的数据，用于预测个体在未来 10 年内发生老年痴呆的风险。

（2）老年痴呆预防研究（Joaquim J. Rodrigues）中的风险评估模型。这是针对葡萄牙老年人群开发的一种风险评估工具，它考虑了个体的年龄、性别、教育水平、生活方式等因素。

（3）阿尔茨海默病协会（Alzheimer's Association）推荐的风险评估工具。这是美国阿尔茨海默病协会推荐的一种风险评估工具，它可以帮助人们了解自己的风险因素，并鼓励采取预防措施。

（4）澳大利亚老年痴呆风险评估工具（ADRA）。这是澳大利亚开发的一种风险评估工具，它考虑了个体的年龄、性别、教育水平、生活方式等因素。

这些量表通常由医疗专业人员使用，可以帮助他们更好地了解患者的健康状况，制定预防措施，以及为那些风险较高的患者提供更密切的监测和干预。通过这些评估，可以早期识别老年痴呆的风险，从而采取相应的预防措施，降低老年痴呆症的发生率。此外，对于已经出现认知功能下降的人群，还可以使用一些特定的评估工具，如临床痴呆评定量表（CDR）、蒙特利尔认知评估量表（MoCA）等，来评估痴呆的严重程度和进展。

（五）抑郁症风险评估量表

抑郁症风险评估量表是用于评估个体当前或未来可能患有抑郁症的工具。这些量表通常基于心理学研究和临床实践，结合个体的年龄、性别、生活方式、生理指标（如血压、心率等）以及家族病史等因素来预测风险。

抑郁症风险评估量表有多种，不同的量表可能适用于不同的人群和目的。以下是一些常见的抑郁症风险评估量表。

（1）患者健康问卷（PHQ-9）。这是一种简短的自我评估工具，包括 9 个项目，用于评估过去两周内个体的抑郁症状。每个项目都根据症状出现的频率评分，最终得分用于评估抑郁症的严重程度。

（2）汉密尔顿抑郁量表（HDRS）。这是一种由专业人员使用的评估工具，包括多个项目，用于评估个体的抑郁症状和严重程度。它适用于各种抑郁症的评估，包括青少年和老年人。

（3）贝克抑郁量表（BDI）。这也是一种由专业人员使用的评估工具，包括 21 个项目，用于评估个体的抑郁症状。它适用于各种抑郁症的评估，包括青少年和老年人。

（4）慢性病抑郁量表（Center for Epidemiological Studies Depression Scale，CES-D）。这是一种自我评估工具，包括 20 个项目，用于评估过去一周内个体的抑郁症状。它适用于慢性病患者的抑郁评估。

这些量表通常由医疗专业人员使用，可以帮助他们更好地了解患者的心理健康状况，制订治疗计划，以及为那些风险较高的患者提供更密切的监测和干预。通过这些评估，可以早期识别抑郁症的风险，从而采取相应的预防措施，降低抑郁症的发生率。此外，对于已经出现抑郁症状的人，还可以使用一些特定的评估工具，如临床全面评估（CIS－R）、蒙哥马利－阿斯伯格抑郁量表（MADRS）等，来评估抑郁症的严重程度和进展。

（六）睡眠质量评估量表

睡眠质量评估量表是用于评估个体睡眠质量和睡眠障碍的工具。这些量表通常基于心理学研究和临床实践，结合个体的年龄、性别、生活方式、生理指标（如血压、心率等）以及家族病史等因素来预测风险。

睡眠质量评估量表有多种，不同的量表可能适用于不同的人和目的。以下是一些常见的睡眠质量评估量表。

（1）匹兹堡睡眠质量指数（PSQI）。这是一种广泛使用的自我评估工具，包括19个项目，用于评估过去一个月内个体的睡眠质量。它涵盖了主观睡眠质量、入睡时间、睡眠时间、睡眠效率、睡眠障碍、催眠药物使用以及日间功能等方面。

（2）阿森斯失眠量表（AIS）。这是用于评估失眠症状的量表，包括8个项目，用于评估过去两周内个体的失眠严重程度。它基于国际睡眠障碍分类（ICD）的标准。

（3）爱泼沃斯嗜睡量表（ESS）。这是用于评估白天嗜睡状况的自我评估工具，包括8个项目，用于评估个体在特定情境下出现瞌睡或入睡的可能性。它适用于嗜睡症和其他睡眠障碍的评估。

（4）睡眠信念与态度（DBAS）。这是用于评估个体对睡眠相关认知和态度的量表，包括多个项目，用于评价个体对失眠影响、担忧、睡眠期望以及用药情况的看法。

这些量表通常由医疗专业人员使用，可以帮助他们更好地了解患者的睡眠状况，制订治疗计划，以及为那些风险较高的患者提供更密切的监测和干预。通过这些评估，可以早期识别睡眠障碍的风险，从而采取相应的预防措施，改善睡眠质量和降低睡眠障碍的发生率。

（七）生活质量评估量表

生活质量评估量表是用于评估个体生活质量的工具，它可以帮助医疗专业人员了解患者的生活状况，包括他们的健康状况、心理状态、社会关系以及日常生活的各个方面。这些量表通常基于心理学研究、社会学研究和临床实践，结合个体的年龄、性别、生活方式、生理指标（如血压、心率等）以及家族病史等因素来评估他们的生活质量。

生活质量评估量表有多种，不同的量表可能适用于不同的人群和目的。以下是一些常见的和生活质量相关的评估量表。

（1）世界卫生组织生活质量量表（WHOQOL－BREF）。这是由世界卫生组织推荐的一种评估量表，包括26个项目，用于评估个体在过去两周内的生活质量。它涵盖了生理健康、心理健康、社会关系和环境的各个方面。

（2）生活质量综合评定量表（GQOLI－74）。这是由中国学者开发的一种评估量表，包括74个项目，用于评估个体在过去一年内的生活质量。它涵盖了躯体健康、心理健康、社会功能和物质生活等多个方面。

（3）生活满意度量表（SWLS）。这是用于评估个体对生活满意度的自我评估工具，包括 5 个项目，用于评估个体对生活的整体满意度。

（4）健康相关生活质量量表（HRQoL）。这类量表关注个体健康对生活质量的影响，包括疾病症状、身体功能、心理健康等方面。常见的有 SF - 36、EQ - 5D 等。

这些量表通常由医疗专业人员使用，可以帮助他们更好地了解患者的健康状况和生活质量，制订治疗计划，以及为那些生活质量较低的患者提供更密切的监测和干预。通过这些评估，可以早期识别生活质量的问题，从而采取相应的预防措施，改善患者的生活质量。

（八）营养风险评估量表

营养风险评估量表是用于评估个体营养状况和营养风险的工具，它可以帮助医疗专业人员了解患者的营养状况，包括他们的饮食习惯、营养摄入、体重变化、生化指标以及可能影响营养状况的疾病和药物使用情况。这些量表通常基于营养学的研究和实践指南，结合个体的具体情况来评估他们的营养状况和风险。

营养风险评估量表有多种，不同的量表可能适用于不同的人和目的。以下是一些常见的营养风险评估量表。

（1）营养风险筛查量表（NRS - 2002）。这是一种广泛使用的营养风险评估工具，它包括多个项目，用于评估住院患者的营养风险。NRS - 2002 涵盖了疾病的严重程度、营养状态受损、年龄等因素。

（2）老年人营养风险评估量表（NRI - 2002）。这是专门为老年人设计的营养风险评估工具，它考虑了老年人的年龄、疾病、功能状态等因素。

（3）营养状况评估量表（SGA）。这是用于评估患者整体营养状况的工具，包括体重变化、肌肉消耗、脂肪消耗、水肿等项目。

这些量表通常由医疗专业人员使用，可以帮助他们更好地了解患者的营养状况，制订营养支持计划，以及为那些营养风险较高的患者提供更密切的监测和干预。通过这些评估，可以早期识别营养风险，从而采取相应的预防措施，改善患者的营养状况和整体健康。

（九）跌倒风险评估量表

跌倒风险评估量表是用于评估个体跌倒风险的工具，它可以帮助医疗专业人员了解患者跌倒的可能性。这些量表通常基于心理学研究、社会学研究和临床实践，结合个体的年龄、性别、生活方式、生理指标（如血压、心率等）以及家族病史等因素来评估他们的跌倒风险。

跌倒风险评估量表有多种，不同的量表可能适用于不同的人群和目的。以下是一些常见的跌倒风险评估量表。

（1）Hendrich Ⅱ 跌倒风险评估量表（Hendrich Ⅱ Fall Risk Model，HFRM）是一种专

门为评估住院患者跌倒风险而设计的评估工具。其特点是具有明确的有效性和可靠性。相较于其他评估量表，它具有更高的预测准确性，并且操作简便，易于理解。Hendrich Ⅱ跌倒风险评估量表可以将患者分为低风险、中风险和高风险三个等级，以便于医疗工作者针对不同风险等级的患者采取相应的预防措施。

（2）约翰霍普金斯跌倒风险评估量表（Johns Hopkins Fall Risk Assessment Scale, JHFRAS）是一种专门用于评估住院患者跌倒风险的工具。JHFRAS 的评分结果可以帮助医疗团队确定患者跌倒的风险等级，从而实施相应的预防策略（如使用床栏、改善病房环境、调整药物剂量等），以减少患者跌倒的风险。

这些量表通常由医疗专业人员使用，可以帮助他们更好地了解患者的跌倒风险，制定预防措施，以及为那些跌倒风险较高的患者提供更密切的监测和干预。通过这些评估，可以早期识别跌倒风险，从而采取相应的预防措施，降低患者跌倒的发生率。

防护小贴士

健康风险管理是一个评估和干预影响人的健康状态的风险因素的过程，特别是针对那些发病率高、危害大，且医疗费用较高的慢性非传染性疾病。为了提升人的健康水平，降低慢性非传染性疾病的发生率、恶化率和并发症发生率，合理控制医疗费用，我们可以从以下几个方面采取措施。

1. 健康教育与宣传：普及健康知识，提高公众对慢性病的认识，教育人们如何通过健康的生活方式来预防和控制这些疾病。

2. 定期健康检查：鼓励人们定期进行健康检查，以便及早发现和治疗潜在的健康问题。

3. 生活方式的调整：推广健康饮食习惯，如多吃蔬菜水果，少吃油腻和高热量食物；鼓励规律的体育活动，减少久坐不动的时间；倡导戒烟限酒。

4. 心理健康关怀：提供心理健康教育和咨询服务，帮助人们识别和应对压力和情绪问题，尤其是对青少年群体要提供更多的心理支持和指导。

5. 特殊人群的防护：针对孕妇等特殊人群，提供专业的健康防护建议，如适当的运动、营养补给以及如何做好个人防护来降低感染风险。

6. 环境与公共卫生的改善：加强环境卫生管理，确保饮用水安全，做好污水处理，减少环境污染对健康的影响。

7. 健康监测与数据管理：利用现代信息技术，对人的健康数据进行监测和分析，以便更好地进行风险评估和资源配置。

通过这些综合措施的实施，可以有效地提升人的健康水平，降低健康风险，实现健康中国战略的目标。

拓展阅读

2015—2019 年，国家卫生健康委组织中国疾病预防控制中心、国家癌症中心、国家心血管病中心开展了新一轮的中国居民慢性病与营养监测，覆盖全国 31 个省（区、市）近 6 亿人口，现场调查人数超过 60 万人，具有国家和省级代表性，根据监测结果编写形成《中国居民营养与慢性病状况报告（2020 年）》。报告显示，近年来，随着健康中国建设和健康扶贫等民生工程的深入推进，我国营养改善和慢性病防控工作取得积极进展和明显成效。主要体现在以下几个方面：

一是居民体格发育与营养不足问题持续改善，城乡差异逐步缩小。居民膳食能量和宏量营养素摄入充足，优质蛋白摄入不断增加。成人平均身高继续增长，儿童青少年生长发育水平持续改善，6 岁以下儿童生长迟缓率、低体重率均已实现 2020 年国家规划目标，特别是农村儿童生长迟缓问题已经得到根本改善。居民贫血问题持续改善，成人、6～17 岁儿童青少年、孕妇的贫血率均有不同程度的下降。

二是居民健康意识逐步增强，部分慢性病行为危险因素流行水平呈现下降趋势。近年来，居民吸烟率、二手烟暴露率、经常饮酒率均有所下降。家庭减盐取得成效，人均每日烹调用盐 9.3 克，与 2015 年相比下降了 1.2 克。居民对自己健康的关注程度也在不断提高，定期测量体重、血压、血糖、血脂等健康指标的人群比例显著增加。

三是重大慢性病过早死亡率逐年下降，因慢性病导致的劳动力损失明显减少。2019 年，我国居民因心脑血管疾病、癌症、慢性呼吸系统疾病和糖尿病等四类重大慢性病导致的过早死亡率为 16.5%，与 2015 年的 18.5% 相比下降了 2 个百分点，降幅达 10.8%，提前实现 2020 年国家规划目标。

随着我国经济社会发展和卫生健康服务水平的不断提高，居民人均预期寿命不断增长，随着慢性病患者生存期的不断延长，加之人口老龄化、城镇化、工业化进程加快和行为危险因素流行对慢性病发病的影响，我国慢性病患者基数仍将不断扩大。同时因慢性病死亡的比例也会持续增加，2019 年我国因慢性病导致的死亡占总死亡 88.5%，其中心脑血管病、癌症、慢性呼吸系统疾病死亡比例为 80.7%，防控工作仍面临巨大的挑战。挑战主要体现在两个方面：

一是居民不健康生活方式仍然普遍存在。膳食脂肪供能比持续上升，农村首次突破 30% 推荐上限。家庭人均每日烹调用盐和用油量仍远高于推荐值，同时，居民在外就餐比例不断上升，食堂、餐馆、加工食品中的油、盐应引起关注。儿童青少年经常饮用含糖饮料问题已经凸显，15 岁以上吸烟率、成人 30 天内饮酒率超过四分之一，身体活动不足问题普遍存在。

二是居民超重肥胖问题不断凸显，慢性病患病/发病仍呈上升趋势。城乡各年龄组居民超重肥胖率继续上升，有超过一半的成年居民超重或肥胖，6～17 岁、6 岁以下儿童青少年超重肥胖率分别达到 19% 和 10.4%。高血压、糖尿病、高胆固醇血症、慢性阻塞性肺疾病患病率和癌症发病率与 2015 年相比有所上升。

面对当前仍然严峻的慢性病防控形势，党中央、国务院高度重视，将实施慢性病综合防控战略纳入《"健康中国 2030"规划纲要》，将合理膳食和重大慢病防治纳入健康中国行动，进一步聚焦当前国民面临的主要营养和慢性病问题，从政府、社会、个人（家庭）3 个层面协同推进，通过普及健康知识、参与健康行动、提供健康服务等措施，积极有效应对当前挑战，推进实现全民健康。

资料来源：《中国居民营养与慢性病状况报告（2020 年）》。

附录一

一、心血管疾病风险评估量表

以 Framingham 风险评估量表为例。（见表 1-2）

表 1-2　Framingham 风险评估量表

	分值										
	0	1	2	3	4	5	6	7	8	9	10
男性											
年龄/岁	54~56	57~59	60~62	63~65	66~68	69~72	73~75	76~78	79~81	82~84	85
未治疗收缩压/mmHg	97~105	106~115	116~125	126~135	136~145	146~155	156~165	166~175	176~185	186~195	196~205
治疗后收缩压/mmHg	97~105	106~112	113~117	118~123	124~129	130~135	136~142	143~150	151~161	162~176	177~205
糖尿病	否		是								
吸烟	否			是							
心血管疾病	否				是						
心房纤颤	否				是						
左心室肥厚	否					是					

分值	10 年卒中风险（%）	分值	10 年卒中风险（%）	分值	10 年卒中风险（%）
1	3	11	11	21	42
2	3	12	13	22	47
3	4	13	15	23	52
4	4	14	17	24	57
5	5	15	20	25	63
6	5	16	22	26	68
7	6	17	26	27	74
8	7	18	29	28	79
9	8	19	33	29	84
10	10	20	37	30	88

续上表

	\multicolumn{11}{c}{分值}
	0	1	2	3	4	5	6	7	8	9	10
女性											
年龄/岁	54~56	57~59	60~62	63~64	65~67	68~70	71~73	74~76	77~78	79~81	82~84
未治疗收缩压/mmHg		95~106	107~118	119~130	131~143	144~155	156~167	168~180	181~192	193~204	205~216
治疗后收缩压/mmHg		95~106	107~113	114~119	120~125	126~131	132~139	140~148	149~160	161~204	205~216
糖尿病	否				是						
吸烟	否				是						
心血管疾病	否		是								
心房纤颤	否						是				
左心室肥厚	否				是						

分值/分	10年卒中风险/%	分值/分	10年卒中风险/%	分值/分	10年卒中风险/%
1	1	11	8	21	43
2	1	12	9	22	50
3	2	13	11	23	57
4	2	14	13	24	64
5	2	15	16	25	71
6	3	16	19	26	78
7	4	17	23	27	84
8	4	18	27		
9	5	19	32		
10	6	20	37		

评估标准：

评估得分越高，10年内卒中发病风险越高。男性：21~30分为高度危险，11~20分为中度危险，1~10分为低度危险。女性：19~27分为高度危险，10~18分为中度危险，1~9分为低度危险。

二、糖尿病风险评估量表

以2型糖尿病自我管理行为量表（T2‑CSO）为例。

1. 平时严格控制饮食。
2. 出门到熟悉的地方用餐（如朋友、亲戚家）时仍控制饮食。
3. 与不熟悉的人一起用餐时仍控制饮食。
4. 在假日、生日或出外应酬时仍控制饮食。
5. 在同一类食物中进行食物代换。

6. 定时用餐。

7. 平时坚持锻炼。

8. 繁忙时仍坚持锻炼。

9. 主观上不想运动时仍坚持锻炼。

10. 周末或节假日仍坚持锻炼。

11. 平时遵医嘱按时服药。

12. 出门在外时仍按时服药。

13. 遵医嘱按量服药。

14. 平时定期监测血糖或尿糖。

15. 出门在外时仍定期监测血糖或尿糖。

16. 记录每次血糖或尿糖的测定值。

17. 感到不舒服时增加血糖或尿糖的测量次数。

18. 平时穿软底、宽松、透气的鞋袜。

19. 每日检查足部并在足部涂抹润肤露。

20. 出外应酬时仍穿软底、宽松、透气的鞋袜。

21. 按规定修剪趾甲。

22. 足部有异常时立即找医护人员处理。

23. 血糖控制不佳时及时找医师处理。

24. 自觉血糖太低时采取正确的自我处理措施。

25. 血糖比平时高时采取正确的自我处理措施。

26. 运动时采取预防低血糖措施。

评定方法：

采用 Likert 5 级计分法，每题按 1~5 级评分，完全没有做到为 1 分，很少做到为 2 分，有时做到为 3 分，经常做到为 4 分，完全做到为 5 分，要求被调查者根据自己执行某项行为的实际情况来选择。总量表评分范围在 26~130 分。分值越低，表示自我管理水平越差。

三、骨质疏松风险评估量表

以国际骨质疏松基金会（IOF）风险评估量表为例。

1. 父母曾被诊断有骨质疏松或曾在轻摔后骨折？ 　　是□　否□

2. 父母中一人有驼背？ 　　是□　否□

3. 实际年龄超过 40 岁？ 　　是□　否□

4. 是否成年后因为轻摔后发生骨折？ 　　是□　否□

5. 是否经常摔倒（去年超过一次），或因为身体较虚弱而担心摔倒？ 　　是□　否□

6．40 岁后的身高是否减少超过 3 cm 以上？ 是□ 否□

7．是否体质量过轻？（BMI 值少于 19 kg/m²） 是□ 否□

8．是否曾服用类固醇激素（例如可的松、泼尼松）连续超过 3 个月？（可的松通常用于治疗哮喘、类风湿关节炎和某些炎性疾病） 是□ 否□

9．是否患有类风湿关节炎？ 是□ 否□

10．是否被诊断出有甲状腺功能亢进或甲状旁腺功能亢进、1 型糖尿病、克罗恩病或乳糜泻等胃肠疾病或营养不良？ 是□ 否□

11．女士回答：是否在 45 岁或之前就停经？ 是□ 否□

12．女士回答：除了怀孕、绝经或子宫切除外，是否曾停经超过 12 个月？

是□ 否□

13．女士回答：是否在 50 岁前切除卵巢又没有服用雌/孕激素补充剂？ 是□ 否□

14．男性回答：是否出现过阳痿、性欲减退或其他雄激素过低的相关症状？

是□ 否□

15．是否经常大量饮酒（每天饮用超过两单位的乙醇，相当于啤酒 1 斤、葡萄酒 3 两或烈性酒 1 两）？ 是□ 否□

16．目前习惯吸烟，或曾经吸烟？ 是□ 否□

17．每天运动量少于 30 min？（包括做家务、走路和跑步等） 是□ 否□

18．是否不能食用乳制品，又没有服用钙片？ 是□ 否□

19．每天从事户外活动时间是否少于 10 min，又没有服用维生素 D？ 是□ 否□

统计指标和结果分析：有一项为"是"即为阳性。

四、老年痴呆风险评估量表

同心血管疾病风险评估，以 Framingham 风险评估量表为例。

五、抑郁症风险评估量表

以 PHQ－9 评估量表为例，在过去两个星期，你被以下哪些问题所困扰？（在你的选择下打"√"）

1．做什么事都感到没有兴趣或乐趣。

2．感到心情低落。

3．入睡困难、很难熟睡或睡太多。

4．感到疲劳或无精打采。

5．胃口不好或吃太多。

6．觉得自己很糟，或很失败，或让自己或家人失望。

7. 注意力很难集中，例如阅读报纸或看电视。

8. 动作或说话速度缓慢到别人可察觉的程度，或正好相反——你烦躁或坐立不安，动来动去的情况比平常更严重。

9. 有不如死掉或用某种方式伤害自己的念头。

10. 以上这些问题在您工作、处理家庭事务或与他人相处上造成了多大的困难？
毫无困难□　有点困难□　非常困难□　极度困难□

统计指标和结果分析：

1. 本量表的主要统计指标为 1~9 各条目分的总和，总分范围为 0~27 分。每个条目按 4 级评分，完全不会为 0 分，几天为 1 分，一半以上的日子为 2 分，几乎每天为 3 分。

2. PHQ-9 的总分可以用来评估抑郁症状的严重程度：0~4 分无抑郁症状，5~9 分可能为轻度抑郁症，10~14 分可能为中度抑郁症，15 分以上可能为重度抑郁症。

六、睡眠质量评估量表

以匹兹堡睡眠质量指数表（PSQI）为例。下面问题是关于你最近 1 个月的睡眠情况，请选择或填写最符合你近 1 个月实际情况的答案。

1. 近 1 个月，晚上上床睡觉通常在_____点钟。
2. 近 1 个月，从上床到入睡通常需要_____min。
3. 近 1 个月，通常在早上_____点起床。
4. 近 1 个月，每夜通常实际睡眠_____h（需减掉卧床时间）。
5. 近 1 个月，因下列情况影响睡眠而烦恼。

a. 入睡困难（30 min 内不能入睡）。（1）无　（2）<1 次/周　（3）1~2 次/周（4）≥3 次/周

b. 夜间易醒或早醒。（1）无　（2）<1 次/周　（3）1~2 次/周　（4）≥3 次/周

c. 夜间去厕所。（1）无　（2）<1 次/周　（3）1~2 次/周　（4）≥3 次/周

d. 呼吸不畅。（1）无　（2）<1 次/周　（3）1~2 次/周　（4）≥3 次/周

e. 咳嗽或鼾声高。（1）无　（2）<1 次/周　（3）1~2 次/周　（4）≥3 次/周

f. 感觉冷。（1）无　（2）<1 次/周　（3）1~2 次/周　（4）≥3 次/周

g. 感觉热。（1）无　（2）<1 次/周　（3）1~2 次/周　（4）≥3 次/周

h. 做噩梦。（1）无　（2）<1 次/周　（3）1~2 次/周　（4）≥3 次/周

i. 疼痛不适。（1）无　（2）<1 次/周　（3）1~2 次/周　（4）≥3 次/周

j. 其他影响睡眠的事情。（1）无　（2）<1 次/周　（3）1~2 次/周　（4）≥3 次/周

6. 近 1 个月，总的来说，你认为自己的睡眠质量如何？（1）很好　（2）较好（3）较差　（4）很差

7. 近 1 个月，你用药物催眠的情况如何？（1）无　（2）＜1 次/周　（3）1 ~ 2 次/周　（4）≥3 次/周

8. 近 1 个月，你常感到困倦吗？（1）无　（2）＜1 次/周　（3）1 ~ 2 次/周（4）≥3 次/周

9. 近 1 个月，你做事情的精力不足吗？（1）没有　（2）偶尔有　（3）有时有（4）经常

统计指标和结果分析：

各成分计分方法如下：

成分 A. 睡眠质量

根据条目 6 的应答计分："很好"计 0 分，"较好"计 1 分，"较差"计 2 分，"很差"计 3 分。

成分 B. 入睡时间

1. 条目 2 的应答为："≤15"计 0 分，"16 ~ 30"计 1 分，"31 ~ 60"计 2 分，"≥60"计 3 分。

2. 条目 5a 的应答为："无"计 0 分，"＜1 次/周"计 1 分，"1 ~ 2 次/周"计 2 分，"≥3 次/周"计 3 分。

3. 累加条目 2 和 5a 的计分，若累加分为"0"则成分 B 计 0 分，"1 ~ 2"计 1 分，"3 ~ 4"计 2 分，"5 ~ 6"计 3 分。

成分 C. 睡眠时间

根据条目 4 的应答计分："＞7"计 0 分，"6 ~ 7"计 1 分，"5 ~ 6"计 2 分，"＜5"计 3 分。

成分 D. 睡眠效率

1. 床上时间 = 条目 3（起床时间）– 条目 1（上床时间）

2. 睡眠效率 = ［条目 4（睡眠时间）/床上时间］×100%

3. 睡眠效率 ＞85% 计 0 分，75% ~ 84% 计 1 分，65% ~ 74% 计 2 分，＜65% 计 3 分。

成分 E. 睡眠障碍

根据条目 5b 至 5j 的应答计分为："无"计 0 分，"＜1 周/次"计 1 分，"1 ~ 2 周/次"计 2 分，"≥3 周/次"计 3 分。累加条目 5b 至 5j 的计分，若累加分为"0"则成分 E 计 0 分，"1 ~ 9"计 1 分，"10 ~ 18"计 2 分，"19 ~ 27"计 3 分。

成分 F. 催眠药物

根据条目 7 的应答计分："无"计 0 分，"＜1 周/次"计 1 分，"1 ~ 2 周/次"计 2 分，"≥3 周/次"计 3 分。

成分 G. 日间功能障碍

1. 根据条目 8 的应答计分："无"计 0 分，"＜1 周/次"计 1 分，"1 ~ 2 周/次"计

2 分，"≥3 周/次"计 3 分。

2. 根据条目 9 的应答计分："没有"计 0 分，"偶尔有"计 1 分，"有时有"计 2 分，"经常有"计 3 分。

3. 累加条目 8 和 9 的得分，若累加分为"0"则成分 G 计 0 分，"1 ~ 2"计 1 分，"3 ~ 4"计 2 分，"5 ~ 6"计 3 分。

PSQI 总分 = 成分 A + 成分 B + 成分 C + 成分 D + 成分 E + 成分 F + 成分 G。

评分等级：

PSQI 总分为 0 ~ 5 表示睡眠质量很好；6 ~ 10 表示睡眠质量还行；11 ~ 15 表示睡眠质量一般；16 ~ 21 表示睡眠质量很差。

七、生活质量评估量表

以生活质量综合评定量表（GQOLI - 74）为例。

具体参考《社区人群生活质量研究——Ⅲ生活质量问卷（QOLI）的编制》（李凌江，郝伟，杨德森，等. 中国心理卫生杂志，1995，（5）：227 - 231，236.）

八、营养风险评估量表

以营养风险筛查量表（NRS - 2002）为例。评估内容包括 3 个方面：①年龄评分；②营养状况受损评分；③疾病的严重程度评分。

1. 年龄评分。（若 70 岁以上加 1 分）
2. 对于营养状况降低的评分及其定义：
（1）0 分：定义——正常营养状态。
（2）轻度（1 分）：定义——3 个月内体重丢失 5% 或食物摄入为正常需要量的 50% ~ 75%。
（3）中度（2 分）：定义——2 个月内体重丢失 5% 或前一周食物摄入为正常需要量的 25% ~ 50%。
（4）重度（3 分）：定义——1 个月内体重丢失 5%（3 个月内体重下降 15%）或 BMI < 18.5 或者前一周食物摄入为正常需要量的 0 ~ 25%。
（注：若 4 个选项任一个符合就按其分值计算，几项都有则以高分为准）
3. 对于疾病严重程度的评分及其定义：
（1）1 分：慢性疾病患者因出现并发症而住院治疗。患者虚弱但不需要卧床。蛋白质需要量略有增加，但可以通过口服补充剂来弥补。
（2）2 分：患者需要卧床，如腹部大手术后，蛋白质需要量相应增加，但大多数人仍可以通过肠外或肠内营养支持得到恢复。

（3）3分：患者在加强病房中靠机械通气支持，蛋白质需要量增加而且不能被肠外或肠内营养支持所弥补，但是通过肠外或肠内营养支持可使蛋白质分解和氮丢失明显减少。

评分结果与营养风险的关系：

1. 总评分≥3分（或胸水、腹水、水肿且血清蛋白<35 g/L者）表明患者有营养不良或有营养风险，应该使用营养支持。

2. 总评分<3分：每周复查营养评定。以后复查的结果如果≥3分，即进入营养支持程序。

3. 如患者计划进行腹部大手术，就在首次评定时按照新的分值（2分）评分，并最终按新总评分决定是否需要营养支持（≥3分）。

九、跌倒风险评估量表

以 HendrichⅡ跌倒风险评估量表和约翰霍普金斯跌倒风险评估量表为例。

1. HendrichⅡ跌倒风险评估量表（见表1-3）

表1-3　HendrichⅡ跌倒风险评估量表

风险因素		分值
1. 意识浑浊/定向障碍/冲动	未出现	0
	出现	4
2. 症状性抑郁	未出现	0
	出现	2
3. 排泄改变	未出现	0
	出现	1
4. 头晕/眩晕	未出现	0
	出现	1
5. 性别	女	0
	男	1
6. 任何抗癫痫药：如卡马西平、丙戊酸、拉莫三嗪、苯巴比妥、苯妥英钠、普罗米酮、托吡酯、双丙戊酸钠等	使用	0
	未使用	2

续上表

风险因素		分值
7. 任何苯二氮卓药物：如阿普唑仑、氯硝西泮、劳拉西泮、咪达唑仑、三唑仑等	使用	0
	未使用	1
8. 起来及行走试验	可一次性站起，且迈步不失去平衡	0
	可一次性站起，但身体前冲	1
	数次尝试方可站起	3
	需帮助方可站起	4
总分		

评分标准：

最高分为 20 分，高于 15 分为跌倒高风险，5~14 分为跌倒中风险，低于 5 分为跌倒低风险。

2. 约翰霍普金斯跌倒风险评估量表（见表 1-4）

表 1-4 约翰霍普金斯跌倒风险评估量表

第一部分	低风险	高风险	
	患者昏迷或完全瘫痪	住院前 6 个月内有 >1 次跌倒史	住院期间有跌倒史

说明：如果患者情况不符合量表第一部分的任何条目，则进入第二部分的评定

第二部分	项目		分值
	患者年龄	60~69 岁	1
		70~79 岁	2
		≥80 岁	3
	大小便排泄	失禁	2
		紧急和频繁的排泄	2
		紧急和频繁的失禁	4
	患者携带管道数	1 根	1
		2 根	2
		3 根及 3 根以上	3

续上表

项目		分值
活动能力（多选）	患者移动/转运或行走时需要辅助或监管	2
	步态不稳	2
	视觉或听觉障碍而影响活动	2
认知能力（多选）	定向力障碍	1
	烦躁	2
	认知限制或障碍	4
跌倒史	最近6个月有1次不明原因跌倒的经历	5
高危用药如镇痛药（患者自控镇痛PCA和阿片类药）、抗惊厥药、降压利尿剂、催眠药、泻药、镇静剂和精神类药数量	1个高危药物	3
	2个及2个以上	5
	24 h内有镇静史	7

注：表中第一列"第二部分"对应整个表格。

第二部分评分标准：活动和认知部分为多选，其余部分为单选；满分35分，<6分为低风险，6~13分为中度风险，>13分为高风险

第二章
阿尔茨海默病的风险与管理

导读探秘

在我国，阿尔茨海默病患者超过 1 000 万人。在 65 岁以上的人中，阿尔茨海默病及相关认知疾病的患病率占 5.3% 左右。

由于阿尔茨海默病造成的认知障碍，阿尔茨海默病患者往往忘记了亲人和自己，迷失在时间的迷宫当中，只能通过不断回忆一生当中的重要时刻获得慰藉。重症患者则完全失去了自理能力，视力听力全面退化，甚至连哭都发不出声音。

患者和医生，能做的只能是等待吗？

目前，医生能够做的只是等待，和 120 年前第一次发现阿尔茨海默病的爱洛斯·阿尔茨海默医生没有什么区别。目前的药物在延缓病情上的作用极其有限，据调查显示，有 64% 的患者因为治疗效果不明显而停药。

医生和患者都在等待医学研究上的突破。

然而，相比于其他疾病，阿尔茨海默病的研究进展尤其缓慢，即使社会在其相关支出上高得惊人。2015 年美国用于阿尔茨海默病的研究经费只有癌症的 1/10，但是在阿尔茨海默病上的整体医疗花费却是癌症的两倍。

据中国国家自然科学基金委员会数据显示，2011—2017 年国家自然科学基金对阿尔茨海默病研究的资助经费仅为 57 247.5 万元。而以现有的筛查技术，一套完整的筛查就需要 3 万元左右。

研究机构或者药物研发公司在对试验参加者的筛查与检测上需要花费大量的资金和时间，而如果要做更加深入的研究，这些经费几乎是杯水车薪。

不被重视的疾病，却可能给家庭造成重压。

阿尔茨海默病之所以没有得到特别的重视，在于它本身并没有其他疾病那么触目惊心。在所有疾病中，也许你能够找到很多更加迅速夺取人生命的疾病，例如，急性的心脑血管疾病、各类癌症等。

阿尔茨海默病及相关的失智症则温和很多，60～69岁确诊的失智症患者平均能够存活10年以上。

上海的阮怀恩十五年前确诊了阿尔茨海默病，在完全失去记忆后现在已经回归到一个婴儿的状态。他的妻子吴开兰每天白天去医院照顾他，晚上则安排护工陪护，自己去过自己的生活，像上班一样。

但是不是每个家庭都能够非常平静地接受这件事。田德昌为了从医院接回患有阿尔茨海默病的姐姐，与妻子闹了很大的矛盾。

正视疾病，他们忘记的我们应该记得。

虽然大部分人到了老年都会出现一定程度的记忆力衰退，但与患上阿尔茨海默病对于家庭的负担和患者自身身体的伤害，其程度无法比较。

在70岁以上的人中，因阿尔茨海默病死亡的人数在迅速增加，2017年占比超过了7%。阿尔茨海默病成为近年来增长最迅速的死因之一。阿尔茨海默病及相关认知障碍也是老年人自杀的主要原因之一。

2019年，世界卫生组织发表了减少认知能力下降和痴呆风险的建议报告，强烈建议加强体育活动、戒烟以及进行更加多样化的饮食，以降低认知能力下降和痴呆的风险。

很多阿尔茨海默病患者的亲人最遗憾的是不能郑重地与患者道别，因为他们在患病的那一刻，似乎就已经与家人分离了。

（资料来源：澎湃新闻·澎湃号·湃客。）

思考：

1. 文中提到阿尔茨海默病的研究进展缓慢，主要是因为医学研究需要大量的资金和时间。你认为如何能够更有效地支持和推动阿尔茨海默病的研究？

2. 阿尔茨海默病及相关认知障碍成为老年人自杀的主要原因之一，你认为这与患者对自身状态的认知和社会支持有何关系？

3. 阿尔茨海默病患者的亲人感到最遗憾的是不能郑重地与患者道别。作为社会的一员，我们是否有责任为治愈这类疾病做出更多的贡献？如何能够增加对这类疾病的社会关注和支持？

第一节　阿尔茨海默病的发病机制及病理特征

阿尔茨海默病（Alzheimer's Disease，AD）是一种普遍存在的、起病隐匿、呈缓慢渐进性加重的神经系统退行性疾病。临床上根据AD的不同特点进行了多种分类：根据发病时间的不同，将其分为早发型和迟发型；根据发病原因的不同，将其分为脑血管类型、脑萎缩变性型以及脑血管、脑萎缩变性混合型；根据发病群体的特点，分为家族性和散发性。患者早期症状并不明显，随着疾病进程的不断深入，患者将出现认知功能的减退（如记忆力减退、失语、失去认知能力、视空间障碍等）、行为及人格改观等一系列症状。晚期患者将失去独立生活的能力，完全依赖于他人的照顾，给个人、家庭和社会造成极为沉重的经济负担。

我国现有 AD 患者 300 万 ~ 400 万人，其中女性的发病率是男性的三倍，且患病率随年龄增高而增大。目前，AD 的发病机制尚不明确，临床上缺乏特效的治疗方案，因此，对 AD 的早期发现、评估、治疗并进行风险预警和管理具有重要意义。

一、阿尔茨海默病的发病机制

（一）神经元变性

阿尔茨海默病患者大脑中的神经元出现变性，包括神经元丢失、神经元纤维缠结和神经元内出现淀粉样蛋白沉积等。其中 β – 淀粉样蛋白（β – amyloid，Aβ）的异常沉积是导致神经元之间的通信障碍的重要原因之一。β – 淀粉样蛋白是正常神经细胞所分泌的一种代谢产物，其本身对神经元无细胞毒性，正常机体内 Aβ 蛋白的产生和清除处于动态平衡状态，但当 Aβ 降解异常时，Aβ 在脑实质聚集、沉积后所形成的不溶性淀粉样斑块具有神经毒性，这种沉积可能对神经元造成损害，导致神经元死亡，进一步加剧疾病的进展。

（二）遗传因素

1. 遗传方式

阿尔茨海默病的遗传方式为常染色体显性遗传，这意味着只要患者携带一个致病基因，就可能发病。然而，由于阿尔茨海默病的病因复杂，很多患者没有家族遗传史。

2. 基因突变

阿尔茨海默病的主要遗传因素是基因突变。目前发现多个与阿尔茨海默病发病相关的基因，如淀粉样前体蛋白（APP）、早老素 1（PS1）和早老素 2（PS2）等。这些基因的突变可能导致 β – 淀粉样蛋白的异常产生和积累，进而损害神经元，引发阿尔茨海默病。

3. 家族聚集现象

临床研究发现，一部分患者存在家族聚集现象，即家族中有患阿尔茨海默病的亲属，后代患有阿尔茨海默病的概率会比其他人高。这进一步支持了遗传因素在阿尔茨海默病发病中的重要性。

（三）神经炎症反应

神经炎症是中枢神经系统（CNS）中由小胶质细胞和星形胶质细胞激活的免疫应答。通常，在 CNS 损伤、感染、毒素的刺激下或在自身免疫的作用下会出现神经炎症，这是阿尔茨海默病疾病进展的重要驱动力。这些炎症反应会引起中枢神经系统炎症因子失衡，促进神经元变性，加剧认知功能的衰退。

神经元能处理电化学信号，是 CNS 中接收和传送电脉冲的主要细胞。此外，胶质细胞、星形胶质细胞和小胶质细胞通过监视突触平衡并促进凋亡细胞清除，从而起到主要的免疫调节作用。

研究发现，阿尔茨海默病患者大脑中存在炎症反应，免疫细胞如小胶质细胞（Microglia，MG）和星形胶质细胞被异常激活，并伴有炎症因子的释放。这种炎症反应会导致神经元的损害和死亡，从而引发认知功能障碍。

（四）氧化应激

氧化应激（oxidative stress）是指体内氧化与抗氧化作用失衡，导致自由基产生过多或清除不足，进而引发细胞损伤和疾病的过程。在阿尔茨海默病中，氧化应激主要表现在细胞内活性氧（ROS）的异常积累。

氧化应激的机制体现在以下几个方面。

1. β-淀粉样蛋白沉积

β-淀粉样蛋白在阿尔茨海默病患者大脑中的异常沉积会引发氧化应激。这种蛋白质具有毒性，可以导致神经元功能障碍和死亡。同时，β-淀粉样蛋白还可以诱导线粒体功能紊乱，增加 ROS 的产生。

2. 线粒体功能紊乱

线粒体是细胞内主要的能量产生场所，也是 ROS 的主要来源。在阿尔茨海默病患者大脑中，线粒体功能紊乱会导致 ROS 产生过多，引发氧化应激。

3. 抗氧化系统受损

在阿尔茨海默病患者大脑中，抗氧化系统受损，无法有效清除 ROS。氧化应激与炎症反应相互促进，共同加剧疾病的进展。

（五）胰岛素抵抗

胰岛素抵抗（insulin resistance）是指机体对胰岛素的敏感性降低，导致胰岛素在调节血糖和脂肪代谢方面的作用减弱。阿尔茨海默病患者的大脑中存在胰岛素抵抗现象，即胰岛素对细胞的敏感性降低，影响能量代谢和信号传导，主要表现在脑组织中，特别是与记忆和学习功能相关的区域。

心肌和脂肪细胞研究表明，胰岛素抵抗可以由激活的 Akt（蛋白激酶 B）直接磷酸化胰岛素受体的苏氨酸或间接磷酸化胰岛素受体底物的丝氨酸导致。AD 患者大脑中的 Akt 活性增强，并与异常增多的微管相关蛋白（Tau 蛋白）的定位相关。胰岛素抵抗会导致机体对葡萄糖的利用能力降低，脂质代谢异常，血糖水平升高，增加机体内的脂肪堆积。此外，胰岛素抵抗会干扰神经元的正常能量代谢，导致神经元功能障碍和死亡。这种神经元损害可以进一步加剧阿尔茨海默病的认知功能障碍。

二、阿尔茨海默病的病理特征

阿尔茨海默病的组织病理变化包括神经炎性的斑块、神经纤维的缠结，以及神经元的脱失和胶质的增生。其中，神经炎性的斑块是比较具有特征性的改变，位置通常是在大脑皮质、海马这些区域的神经元以外的区域，核心是 Aβ 淀粉样的蛋白沉积，周围会有一些 Aβ 和增大的轴突。另外，神经纤维的缠结主要可以见于海马还有大脑皮质等部位。此外，阿尔茨海默病可能还伴随有神经元的缺失以及周围胶质的增生。

1. 神经炎性斑块（neuritic plaques）

神经炎性斑块是阿尔茨海默病最具特征性的病理改变之一。斑块主要由 β - 淀粉样蛋白沉积构成，位于神经元外的细胞外空间。这些斑块通常出现在大脑皮质和海马等区域，其形成和扩散被认为是阿尔茨海默病神经元退行性病变的重要原因之一。

2. 神经纤维缠结（neurofibrillary tangles，NFTs）

神经纤维缠结是阿尔茨海默病中神经元内部的一种异常结构，主要由过度磷酸化的微管相关蛋白（Tau 蛋白）和神经元纤维组成。NFTs 主要出现在海马和大脑皮质等区域，与神经元的功能障碍和死亡密切相关。

3. 神经元脱失（neuronal loss）

阿尔茨海默病患者的大脑中会出现神经元的脱失，尤其是在大脑皮质和海马等重要区域。这种神经元的脱失会导致认知功能下降和记忆障碍等症状的出现。

4. 胶质增生（gliosis）

在阿尔茨海默病患者的大脑中，胶质细胞（尤其是小胶质细胞和星形胶质细胞）会出现增生和活化，如图 2 - 1 所示。这种胶质增生可能是对神经元死亡的反应，但也可能参与了疾病的进展过程。

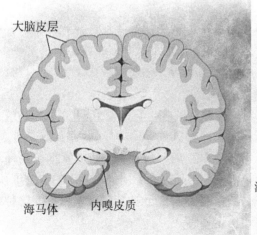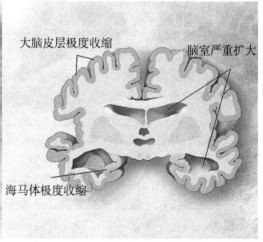

图 2 - 1　胶质增生

第二节　阿尔茨海默病的临床表现

AD 是脑组织进行性病变，病程可分为三个阶段：潜伏阶段（1~3 年，轻度痴呆期）；轻度认知功能损伤阶段（2~10 年，中度痴呆期）；痴呆阶段（8~12 年，重度痴呆期）。

一、阿尔茨海默病的潜伏阶段

阿尔茨海默病起病缓慢且极其隐秘，应激性较强，症状并不显著，常被误认为老年人正常的生理退化。当病人和家属意识到病情的发展时，病人的脑部组织往往已经出现严重的萎缩现象，此时再进行治疗的效果将会大大降低，会错过病情的最佳救治时机。

因此，在当前的医疗水平下，通过识别阿尔茨海默病的早期表现，尽早发现并进行干预治疗是应对阿尔茨海默病最理想的策略。以下为阿尔茨海默病早期的临床表现。

1. 短期记忆力障碍

短期记忆力下降是阿尔茨海默病患者早期最常见、最突出的症状。在疾病的早期阶段，患者表现出记忆力减退，尤其是对近期发生的事情或刚说过的话感到模糊或完全忘记。

2. 语言功能受损

早期主要表现为找词困难、沉默寡言、重复使用词汇或语言不流畅。

3. 情绪波动

阿尔茨海默病患者在早期的情绪变化较大，常常因为一些小事情而突然变得烦躁不安，出现无缘无故的情绪波动、情绪低落、情绪消极等表现。此外，患者还会表现出对事物的兴趣和热情下降，缺乏自信和自尊心，以及对周围环境的敏感度增强和反应异常等。

4. 计算力下降

阿尔茨海默病患者早期会出现无法完成复杂的账目计算或者计算速度变慢等现象。

5. 视空间能力障碍

患者常常会感到难以判断自己和物体的空间位置，难以判断距离和方向。例如，患者在驾驶或走路时出现方向感丧失，或者在阅读或看电视时遇到困难。

6. 执行能力下降

主要表现为患者难以完成一些复杂的任务或计划，比如做菜经常忘了放盐或重复放盐，或错将糖当作盐，不能顺利完成以前熟悉的家务整理、工作等。这种执行能力的下降与患者的记忆减退、判断力变差、注意力不集中等有一定关系。

7. 人格改变

早期症状主要表现为焦虑、退缩、对活动不感兴趣、疑神疑鬼等。随着病情的发展，患者会出现性格突然转变、情绪波动、攻击行为等严重的人格改变。这些症状会影响患者的情绪和社交能力，导致患者与家人、朋友或周围人之间的关系变得紧张，使患者难以与他人相处和沟通。

二、阿尔茨海默病的轻度认知功能损伤阶段

1. 短期和长期记忆减退交替发生

随着病情的发展，记忆力衰退会逐渐恶化，影响日常生活和工作，主要表现为忘记重要事件或日常活动。此时，患者开始尝试通过列清单、使用记忆辅助工具等方式来应对，但往往难以改变现状。

2. 语言能力进一步下降

随着病情的发展，患者会出现反复说同一句话、词不达意的情况，或出现发音、语调、语法等异常。例如，患者说话不流畅，或者出现口吃、重复、无意义的词语等。

3. 时间和地点的定向能力进一步下降

随着病情的加重，患者完全无法判断空间关系，导致行走困难、迷路等问题，无法理解时间的流逝（分不清白天、黑夜）。

4. 计算和理解能力进一步下降

逐渐发展为买菜时不会算账，连简单的算术也要想很久，甚至完全丧失数的概念。

三、阿尔茨海默病的痴呆阶段

阿尔茨海默病发展到晚期，可称之为重度老年痴呆症，表现为严重的认知障碍、语言能力丧失、大小便失禁和日常生活完全不能自理。患者无法辨认家人或朋友，甚至无法辨认自己的镜像；记忆力减退到极端程度，无法回忆起自己的姓名、年龄或过去的经历。此外，患者可能出现严重的行为问题，包括攻击性行为、无目的漫游、不适当的社交行为等。在这个阶段，患者完全依赖他人进行日常生活活动，如进食、穿衣和洗澡。

患者在晚期会出现生理上的肌肉僵硬、肌张力增高等症状，导致行走困难，甚至完全卧床不起。此外，患者可能出现吞咽困难、握持、吸吮等原始反射，增加了进食和饮水的风险。病情危急者会出现肺部感染、泌尿系统感染等并发症，最终昏迷，严重时感染导致死亡。

第三节 阿尔茨海默病的早期评估与诊断

一、基于神经心理量表的早期评估

以下神经心理量表或测验的具体内容见附录二。

（一）蒙特利尔认知评估量表（montreal cognitive assessment，MoCA）

蒙特利尔认知评估量表是由加拿大 Nasreddine 等根据临床经验并参考简易精神量表的认知项目和评分而制定。它是一个用来对认知功能异常进行快速筛查的评定工具。MoCA 包括了注意与集中、执行功能、记忆、语言、视结构技能、抽象思维、计算和定向力等 8 个认知领域的 11 个检查项目。

（二）简易精神状态检查表（mini-mental state examination，MMSE）

简易精神状态检查表是一种用于评估认知功能的工具。它由 Folstein 等人于 1975 年编制，被广泛认为是标准化智力状态检查工具之一。MMSE 信度良好，总分与患者 CT 的脑萎缩程度呈正相关。

测量方法：MMSE 由 20 个问题共 30 项组成。每项回答正确计 1 分，错误或不知道计 0 分，不适合计 9 分，拒绝回答或不理解计 8 分。在积累总分时，8 分和 9 分均按 0 分计算。最高分为 30 分。受教育程度文盲小于 17 分、小学小于 20 分、中学以上小于 24 分均为痴呆。

（三）日常生活能力量表（activities of daily living，ADL）

日常生活能力量表通常用于评估老年人在日常生活中独立完成基本生活活动的能力，以及识别是否存在需要进一步干预的健康问题。

日常生活能力量表由美国的 Lawton 氏和 Brody 制定于 1969 年，由躯体生活自理量表（PSMS）和工具性日常生活活动量表（IADL）组成，主要用于评定被试的日常生活能力。

项目和评定标准：ADL 共有 14 项，包括两部分内容。一是躯体生活自理量表，包括上厕所、进食、穿衣、梳洗、行走和洗澡 6 项；二是工具性日常生活能力量表，包括打电话、购物、备餐、做家务、洗衣、使用交通工具、服药和自理经济 8 项。

评定注意事项：评定时按表格逐项询问，如被试因故不能回答或不能正确回答（如痴呆或失语），则可根据家属、护理人员等知情人的观察评定。

如果无从了解，或从未做过的项目，例如没有电话也从来不打电话，记（9），以后按研究规定处理。

结果分析：评定结果可按总分、分量表分和单项分进行分析。总分低于 16 分为完全正常，高于 16 分为有不同程度的功能下降，最高 64 分。单项分 1 分为正常，2～4 分为功能下降。凡有 2 项或 2 项以上不低于 3 分或总分不低于 22 分，为功能有明显障碍。

（四）韦氏智力测验（wechsler adult intelligence scale，WAIS）

韦氏智力测验是世界上应用最广泛的智力测验量表之一，由美国医学心理学家大卫·韦克斯勒（David Wechsler）于 1949 年开始主持编制。该量表经过多次修订和完善，目前已经发展到了第四版（WAIS－Ⅳ）。

二、基于脑结构和功能的影像学早期评估

阿尔茨海默病的影像学诊断主要包括头颅 CT、头颅核磁共振（MRI）等检查。

在头颅 CT 检查中，AD 患者可见脑室扩大和脑沟变宽等弥漫性萎缩现象。除此之外，患者的双侧颞叶内侧受累程度严重，以颞叶前部及海马最明显。这是 AD 的主要诊断依据之一。

MRI 可以观察到大脑中的淀粉样蛋白沉积。淀粉样蛋白沉积是阿尔茨海默病病理改变的重要特征之一，通过 MRI 可以清晰地显示淀粉样蛋白在大脑中的分布情况。MRI 通过测量不同脑区之间的信号传递速度和一致性，还可以评估大脑的功能连接性。在阿尔茨海默病患者中，功能连接性通常会受到影响，表现为不同脑区之间的信号传递减慢或不一致。

近年来，随着医学影像学的飞速发展，多种新技术相继问世，包括 SPECT、fMRI、PET、DWI、DTI、MRS 等。例如，SPECT 灌注成像可见顶叶、颞叶和额叶尤其是双侧颞叶的海马区血流和代谢降低；使用各种标记配体的 PET 成像技术可见淀粉样蛋白脑内的沉积，这也是 AD 的影像学特征之一。这些新的影像学技术正在被用于显示大脑的解剖结构、评价脑功能和代谢、显示分子标记物等，为早期诊断 AD 提供了可能性。

三、基于脑电图的早期评估

脑电图（EEG）是通过电极记录大脑神经元的电活动来反映大脑功能状态的一种检查方法。阿尔茨海默病的脑电图诊断显示，早期患者的脑电图改变主要是波幅降低和 α 节律减慢。少数患者早期就有脑电图 α 波明显减少，甚至完全消失的情况，随着病情进展，可逐渐出现较广泛的 θ 活动，以额、顶叶明显。晚期则表现为弥漫性慢波。因此，脑电图检查对于阿尔茨海默病的诊断和病情评估具有重要意义。具体来看，阿尔茨海默病患者的脑电图可能出现以下变化。

（1）波幅降低：指脑电图波形的振幅减小，提示大脑神经元活动减弱。

（2）α 节律减慢：指脑电图中 α 波的频率减慢，α 波是大脑在清醒、闭眼状态下的主要波形。频率减慢提示大脑功能减退。

（3）θ活动：θ波是脑电图中的一种波形，通常出现在困倦、睡眠或深度冥想状态下。θ活动的增加提示大脑功能进一步减退。

（4）额、顶叶明显：指脑电图异常改变在额叶和顶叶区域尤为显著，这两个区域是大脑认知功能的重要区域。

（5）弥漫性慢波：指脑电图表现为广泛的慢波活动，提示大脑功能严重减退。

四、基于脑脊液检测的早期评估

脑脊液中的β-淀粉样蛋白和Tau蛋白的异常升高可能与阿尔茨海默病的病理过程有关。这些蛋白质的异常改变可能反映了大脑神经元的损伤和死亡。因此，通过检测这些蛋白质的水平，可以提供有关阿尔茨海默病的诊断信息。值得注意的是，脑脊液检测通常主要用于科研领域，而不是常规的临床诊断。

第四节　阿尔茨海默病的预防与管理

现阶段，针对AD的病因和发病机制的研究仍在继续，但尚未发现特效方法能够逆转或阻止病情发展。因此，在缺乏科学的诊疗手段的情况下，对AD的早期预防以及对早期AD患者进行科学管理以改善其痴呆症状就显得尤为重要。

一、阿尔茨海默病的三级预防

临床上针对阿尔茨海默病的预防可分为三级。

第一级预防：也称为病因预防，是最积极、最有效的预防措施。它是在AD尚未发生时针对致病因素（生理因素、心理因素、社会因素等）采取的措施。一级预防的目标是消除或减少可能引起AD的危险因素，防止AD的发生。例如，通过推广健康生活方式、加强健康教育、举办健康知识科普讲座等措施，降低AD的发生风险。

第二级预防：也称为"三早"预防或临床前期预防，即早发现、早诊断、早治疗。二级预防的目标是在阿尔茨海默病初期及时发现并进行治疗，延缓其病程进展，以防止病情进一步恶化。例如，通过定期健康检查、筛查高危人群、及时治疗等措施，可以防止病情加重。

第三级预防：也称为临床预防，是在AD发生后为防止伤残、提高患者生存质量、降低病死率而采取的措施。三级预防的目标是在AD发生后采取有效的对症治疗和康复措施，以减轻症状、延缓病情进展、提高生活质量。例如，对于阿尔茨海默病的中晚期患者，通过合理的药物治疗、生活方式的调整、康复训练等措施，可提高患者的生存质量。

二、阿尔茨海默病的药物干预与治疗

（一）神经递质有关的药物

1. 胆碱酯酶抑制剂

胆碱酯酶抑制剂（cholinesterase inhibitors）是一类能与胆碱酯酶结合并抑制胆碱酯酶活性的药物。这类药物通过抑制胆碱能神经末梢释放的乙酰胆碱（Ach）的水解，增强胆碱能受体的作用，提高大脑中的乙酰胆碱浓度，从而改善阿尔茨海默病患者的认知功能。常用的胆碱酯酶抑制剂包括多奈哌齐、卡巴拉汀、加兰他敏等。

胆碱能神经递质（cholinergic neurotransmitter）是阿尔茨海默病中最重要的神经递质之一。它与学习、记忆等多种高级行为密切相关，并在大脑中广泛分布。它们能够直接抑制乙酰胆碱的分解，从而提高大脑中的乙酰胆碱浓度，改善患者的认知功能。

2. NMDA 受体拮抗剂

这类药物通过抑制 N－甲基－D－天冬氨酸（NMDA）受体的活性，减少神经元死亡和神经退行性变，从而改善阿尔茨海默病患者的认知功能。常用的 NMDA 受体拮抗剂包括美金刚等。

3. 钙离子拮抗剂

阿尔茨海默病患者常常出现神经细胞内钙离子失衡，导致神经元功能受损。钙离子拮抗剂通过抑制钙离子进入神经元，调节神经细胞内钙离子的浓度，维持细胞内钙稳态，防止钙超载。此外，钙离子拮抗剂具有神经保护作用，可以减轻阿尔茨海默病中的神经元死亡和突触丢失。钙离子拮抗剂通过阻断钙离子进入神经元，可以减少神经元的兴奋性毒性损伤和凋亡，保护神经元的结构和功能。

4. 干扰 Aβ 形成和沉积的药物

大脑中 Aβ 形成淀粉样斑块是阿尔茨海默病的主要病理标志之一，其过度产生和沉积被认为是导致神经元损伤和认知功能下降的关键因素。干扰 Aβ 形成和沉积的药物可以增加大脑中 Aβ 的清除，通过促进 Aβ 的降解或转运，减少其在大脑中的积累。

（二）中药调理阿尔茨海默病

使用中药来预防和调理阿尔茨海默病是近年来的研究热点。阿尔茨海默病一般是生活方式、遗传、脑血管疾病等原因所致，为中枢神经系统退行性病变。中医认为阿尔茨海默病是由于患者年老久病、肾精亏虚、髓海不足、元神失养所致，临床上一般使用具有补肾健脑、养血安神、滋阴清热等功效的中药与中成药来辅助预防和治疗阿尔茨海默病。

中药：比较常见的有川芎、人参、何首乌、黄芪等。这些中药具有改善脑循环、辅助扩张血管的功效，对于阿尔茨海默病有一定的改善作用，但需要在医生的指导下使用，避免出现药物不良反应。

中成药：比较常见的有健脑胶囊、复方苁蓉益智胶囊、天王补心丹等。这些中成药具有补肾健脑、养血安神、滋阴清热、补心安神、活血化浊、健脑增智等功效，可用于辅助治疗阿尔茨海默病。

此外，老年人日常多食用如首乌、杜仲、黑芝麻、人参、龙眼肉、柏子仁、大枣等具有益肾固精作用的中药，有利于预防 AD 发病。使用这些食材煲汤对充盈气血、增进心智也有良好的作用。

三、阿尔茨海默病的智力运动与饮食疗法

（一）经常性的脑力运动

脑力运动可以刺激大脑，让思维运转起来，提高脑细胞的活力，降低阿尔茨海默病的发病率。例如，扑克、麻将和棋类等游戏都可以有效刺激区域脑血流量，游戏过程中接收到的动作、声音、图像可以提高脑细胞的活跃度，预防和减缓阿尔茨海默病。

（二）适当的体育锻炼

体育锻炼可以促进神经递质的合成和释放，提高神经元的可塑性，有助于维持大脑的正常功能。此外，体育锻炼还可以改善心血管系统的机能，减少罹患心血管疾病和糖尿病的风险，而这些疾病正是阿尔茨海默病的危险因素。建议老年人每周至少进行 150 min 的中等强度有氧运动，如慢走、打太极拳、跳广场舞等，以保持身体健康和预防阿尔茨海默病。

（三）均衡的膳食结构

均衡的膳食结构可以提供足够的营养素，有助于维持大脑的正常功能。例如，富含维生素 B12、叶酸和维生素 D 的食物可以促进神经元的生长和修复，有助于预防阿尔茨海默病。健康的膳食结构还可以减少炎症和氧化应激，这些是阿尔茨海默病发生的重要因素。富含抗氧化剂的食物（如蔬菜、水果和坚果），可以减少氧化应激，保护大脑免受损伤。此外，一些研究表明，富含不饱和脂肪酸的食物（如橄榄油、鱼油等），可以降低罹患心血管疾病的风险，而心血管疾病是阿尔茨海默病的危险因素之一。

易患阿尔茨海默病的老年人的膳食结构应该遵循以下原则：

（1）多样化：膳食结构应该多样化，包括各种食物种类和营养成分。例如，应该摄入适量的谷类、薯类、杂豆类等主食，以及蔬菜、水果、坚果等富含维生素和矿物质的食品。

（2）适量蛋白质：摄入适量的蛋白质来维持身体健康。可以选择瘦肉、鱼、禽蛋、奶等食品来提供优质蛋白质。

（3）控制脂肪摄入：老年人应该控制脂肪摄入，尤其是饱和脂肪和反式脂肪的摄入。可以选择富含不饱和脂肪酸的植物油，如橄榄油、葵花籽油等。

（4）适量膳食纤维：摄入适量的膳食纤维来促进肠道健康。可以选择全谷类、蔬菜、水果等富含膳食纤维的食品。

表 2-1 是一个老年人的膳食结构示例。

表 2-1　老年人膳食结构示例

餐次	食物种类	推荐分量
早餐	燕麦粥（燕麦片 50 g，牛奶 200 mL）	1 碗
	水果（苹果 1 个）	1 个
午餐	米饭（100 g）	1 碗
	清蒸鱼（100 g）	1 份
	蔬菜沙拉（生菜 50 g，番茄 50 g，黄瓜 50 g）	1 份
晚餐	全麦面包（2 片）	2 片
	煮鸡蛋（1 个）	1 个
	炒时蔬（西兰花 50 g，胡萝卜 50 g）	1 份

四、阿尔茨海默病的护理

晚期的阿尔茨海默病患者往往表现出重度痴呆，身体机能也日渐下降，严重者将会瘫痪在床，难以完成最基本的生活自理。因此，针对患者的规范化、细致化的护理对延缓病情进展、提高患者的生存质量尤为重要。以下是一些具体的方法。

（1）建立良好的沟通：与患者保持积极的沟通，理解他们的需求和感受。使用简单、清晰的语言，避免使用复杂的词语和句子。给予患者足够的耐心和理解，让他们感到被关心和重视。

（2）提供安全环境：确保患者的生活环境安全，避免使用易碎或有毒物品。保持地面干燥，避免滑倒。使用防走失装置，为容易走失的患者佩戴标识牌或 GPS 追踪器。为患者提供舒适的座椅和床铺，确保他们能够舒适地休息。

（3）定期评估和调整护理计划：定期评估患者的认知、行为和情绪状况，根据需要调整护理计划。根据患者的需求和兴趣，提供适当的活动和娱乐，如音乐、游戏、绘画等。

（4）饮食护理：提供均衡的饮食，确保患者获得足够的营养。避免过度饮食或营养不良。鼓励患者多饮水，保持身体水分平衡。

（5）预防并发症：注意预防并发症的发生，如肺炎、褥疮等。定期为患者翻身、拍背，保持呼吸道通畅。定期检查皮肤状况，预防褥疮的发生。

（6）药物治疗和监测：根据医生的建议，为患者提供适当的药物治疗。确保药物按时按量服用，注意观察不良反应和副作用。定期监测患者的认知、行为和情绪状况，及时调整治疗方案。

（7）家庭支持和教育：家属们应为患者提供支持，帮助他们理解和应对阿尔茨海默病。护理机构应教育家属如何照顾患者，提供必要的护理技巧和知识；鼓励家属与患者保持积极的沟通，给予关爱和支持。

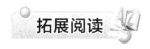

1. 保持健康的生活方式：保持均衡的饮食，包括丰富的蔬菜、水果、全谷类和健康脂肪。避免过度饮酒和吸烟，保持适度的身体活动以及充足的睡眠。

2. 控制慢性疾病：如高血压、糖尿病、高胆固醇等慢性疾病，都可能增加患阿尔茨海默病的风险。因此，定期进行体检，控制这些疾病的发展，有助于预防阿尔茨海默病。

3. 保持社交活动：社交活动可以刺激大脑，保持其活力。参与社区活动、加入兴趣小组、保持与家人和朋友之间的联系，都有助于预防阿尔茨海默病。

4. 维持良好的认知功能：通过学习新的技能、参与智力游戏、阅读等方式，可以保持大脑的活跃度，有助于预防阿尔茨海默病。

5. 控制压力：长期的精神压力可能对大脑造成损害，增加患阿尔茨海默病的风险。因此，学会有效地管理压力，如通过冥想、瑜伽等方式放松身心，有助于预防阿尔茨海默病。

6. 避免头部外伤：头部外伤可能对大脑造成损害，增加患阿尔茨海默病的风险。因此，在日常生活中要尽量避免头部外伤。

拓展阅读

阿尔茨海默病：解开记忆之谜

阿尔茨海默病，一种与老年相关的神经系统疾病，逐渐侵袭患者的大脑，导致记忆和认知功能的持续恶化。这一患病人群这一疾病在我国已经成为一个超过 1 000 万人的庞大群体，其临床症状和研究现状是科学界和社会关注的焦点。

阿尔茨海默病主要以记忆障碍为首要症状，患者逐渐失去对过去和现在的认知。然而，这并不仅仅是简单的遗忘，更是对自身身份的混淆和对时间、空间失去感知。在疾病的进展中，患者可能无法辨认亲人，迷失在记忆的迷宫中。

阿尔茨海默病的确切病因至今尚未完全阐明，但遗传、环境和生活方式的因素被认为都可能与其发病有关。一些基因突变与家族遗传性阿尔茨海默病相关，而环境因素如高血压、糖尿病等也被认为是疾病发病的危险因素。

尽管阿尔茨海默病已被发现 120 多年，但其治疗方法仍然非常有限。目前的药物主要是用于缓解症状，而非治愈疾病。医生和科学家在研究中面临着许多困境，其中一大挑战是研究经费的不足。相较于其他疾病，阿尔茨海默病的研究经费匮乏，这使得科学家在寻找突破的道路上步履维艰。

阿尔茨海默病之所以没有得到足够的社会关注，部分原因是因为其发病过程相对缓慢，不如一些急性疾病那样引人注目。然而，这并不降低其对患者及其家庭的沉重负担。阿尔茨海默病患者的家庭往往成为疾病的直接承受者。在疾病的不同阶段，家庭成员需要面对情感冲击、矛盾与挑战。有的家庭能够平静地应对，有的则可能面临着无法解决的问题。这凸显了社会对于该疾病支持和家庭辅助的不足。

阿尔茨海默病不仅仅是一种生理疾病，更是一场心灵的考验。患者逐渐失去自我，与家人渐行渐远，对患者及其亲人都是一场无法逆转的心灵挑战。心理支持和关怀在疾病的治疗中显得尤为重要。

阿尔茨海默病的研究应当成为全球合作的议题。各国研究机构和科学家、医生应该加强合作，共享信息、经验和研究成果，共同推动对这一疾病的深入了解和治疗方法的发展。

在未来，我们期望能够看到更多针对阿尔茨海默病的治疗手段的突破，不仅能够延缓病情，更能够治愈患者。社会应当更加关注这一问题，提高对阿尔茨海默病的认知，为患者及其家庭提供更多的支持和关怀。同时，通过深入了解这一疾病，我们或许能够找到更多解锁记忆之谜的线索，为患者带来新的曙光。

附录二

一、蒙特利尔认知评估量表（见表2-2）

表2-2　蒙特利尔认知评估量表

视空间与执行功能							得分

视空间与执行功能（连线、复制立方体、画钟表）	轮廓	数字	指针	＿＿/5
【　】	【　】	【　】	【　】	

命名	狮子【　】　　犀牛【　】　　骆驼【　】						＿＿/3

记忆	读出下列词语，而后由患者重复上述过程，重复2次，5分钟后回忆	次数	面孔	天鹅绒	教堂	雏菊	红色	不计分
		第1次						
		第2次						

注意	读出下列数字，请患者重复（每秒一个）	顺背【　】21854	＿＿/2
		倒背【　】742	
	读出下列数字，每当1出现时，患者必须敲打一下桌面。错2个以上时不给分 【　】52139411806215194511141		＿＿/1
	100连续减7　　【　】93【　】86【　】79【　】72【　】65 4~5个正确给3分，2~3个正确给2分，1个正确给1分，全部错误为0分		＿＿/5

续上表

语言	重复	我只知道今天张亮是来帮过忙的人。【 】 狗在房间的时候，猫总是躲在沙发下面。【 】					___/2
	流畅性	在1分钟内尽可能多地说出动物的名字 【 】 ___（N≥11名称）					___/1
抽象	词语相似性：如香蕉－橘子＝水果 【 】火车—自行车　【 】手表—尺子						___/2
延迟回忆	回忆时不能提示	面孔 【 】	天鹅绒 【 】	教堂 【 】	雏菊 【 】	红色 【 】	只在没有提示的情况下计分 ___/5
选项	分类提示						
	多选提示						
定向	【 】日期　【 】月份　【 】年代　【 】星期几　【 】地点 【 】城市						___/6
总分							___/32

二、简易精神状态检查表（见表2-3）

表2-3　简易精神状态检查表

题号	检查内容	记分	项目号
1	现在是哪一年？	□	1
2	现在是什么季节？	□	2
3	现在是几月份？	□	3
4	今天是几号？	□	4
5	今天是星期几？	□	5
6	我们现在是在哪个国家？	□	6
7	我们现在是在哪个城市？	□	7
8	我们现在是在哪个城区？	□	8
9	这里是哪个医院（胡同）？	□	9
10	这里是第几层楼（门牌号是多少）？	□	10

续上表

题号	检查内容	记分	项目号
11	我告诉你三样东西，在我说完之后请你重复一遍它们的名字，"树""钟""汽车"。请你记住，过一会儿我还要你回忆出它们的名字来	树□ 钟□ 汽车□	11 12 13
12	请你计算下面几组算术： $100 - 7 =$ $93 - 7 =$ $86 - 7 =$ $79 - 7 =$ $72 - 7 =$	□ □ □ □ □	14 15 16 17 18
13	现在请你说出刚才我让你记住的那三种东西的名字	树□ 钟□ 汽车□	19 20 21
14	（出示手表）这个东西叫什么？	□	22
15	（出示铅笔）这个东西叫什么？	□	23
16	请你跟我说"如果、并且、但是"	□	24
17	我给你一张纸，请你按我说的去做，现在开始："用右手拿着这张纸"，"用两只手将它对折起来"，"放在你的左腿上"	□ □ □	25 26 27
18	请你念一念这句话，并按上面的意思去做："闭上你的眼睛"	□	28
19	请你写一个完整的句子	□	29
20	（出示图案）请你按这个样子把它画下来 	□	30

三、日常生活能力量表 （见表2–4）

表2–4　日常生活能力量表

ADL 项目	自理	稍依赖	较大依赖	完全依赖
进食	10	5	0	0
洗澡	5	0	0	0
修饰	5	0	0	0
穿衣	10	5	0	0
控制大便	10	5	0	0
控制小便	10	5	0	0
上厕所	10	5	0	0
床椅转移	15	10	5	0
行走	15	10	5	0
上下楼梯	10	5	0	0

第三章
老年心理疾病的风险与管理

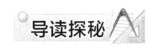 **导读探秘**

　　健康老龄化是 20 世纪 80 年代后期，由于世界人口老龄化的发展而产生的一个新概念。健康老龄化是 21 世纪老年保健的重要内容，指大多数老年人都能保持较好的身心健康，并拥有较好的智力、心理、躯体、社会和经济的功能与状态，让这五大功能的潜力得到充分的发挥。2012 年世界精神卫生日的主题是"健康伴老龄，安乐幸福享晚年"。随着人口老龄化的来临，老年人心理健康问题正日益凸显，故社会各界均须重视和关注老年群体的心理健康。

　　《"健康中国 2030"规划纲要》指出：要突出解决好老年人、流动人口等重点人群的心理健康问题。正确认识老年人的心理特点，有效地保持和促进老年人的心理健康水平，就是应对人口老龄化问题的重要途径之一。具有心理障碍的老年人的致残率明显增高，是对医护资源的巨大消耗，所以维护和促进老年人心理健康对健康老龄化意义重大。

　　60 岁及以上成年人中有大约 14% 的人会出现精神障碍。据统计，这些疾病占老年人总残疾的 10.6%。老年人最常见的心理健康问题是抑郁和焦虑。在全球范围内，大约四分之一（27.2%）的自杀死亡发生在 60 岁或以上的人中。

　　（来源：编者整理）

　　人到老年期阶段，由于身体组织器官的老化，生理功能逐渐减退，加上退休后角色变化，其适应能力、社交能力和生活能力受到一定影响，从而导致老年人产生一系列心理变化。新精神分析派的心理学家埃里克森提出了人格发展八阶段理论，这个理论也被称为心理社会阶段理论。该理论认为，一个人从出生到死亡，心理发展会经历连续的八个阶段，每一个阶段都有特殊的目标、任务和冲突。根据该理论，成年晚期（60 岁以上）处于第八阶段，主要发展任务是自我整合，以获得完善感、避免失望或厌恶。在这一阶段，进入老年期的个体对自己一生进行回顾，不论是否成功，都应接受自己的经历和与众不同、有价值的生活。若对自己的一生作肯定和满意的回答，就能够完全接受自我，获得一种完善感；若消极地看待，否认自己的过去，则会陷入失望或绝望之中。

第一节　老年人心理特点

一、老年人心理变化的特点

（一）感知觉的变化

老年人感觉器官随年龄增长发生明显的变化，视觉、听觉敏锐度逐渐下降，皮肤触觉敏感性降低，阈值提高。因为角膜、晶状体、睫状肌功能的减退，可能导致出现白内障、老花眼、视力减退等现象；老年性听力减退属于生理现象，但机体逐渐的衰老可能会导致老年人出现明显的听力衰减，即误听、漏听，老年人可能会因此有反应慢、敏感、猜忌等偏执观念；同时，老年人的皮肤开始老化，表现为皱纹多、松弛、干燥等，并可能伴有瘙痒和炎症等症状，这些都会让老年人常产生不自信、悲观、疑病等心理。同时，年龄的增长导致老年人的知觉反应相对减慢，知觉的正确性欠佳，可能发生定向力障碍，会干扰其对时间、任务和地点的正确识别。

步入老年之后，由于注意分配不足，老年人对于信息的编码精细深度和程度均下滑，比较容易出现干扰或抑制。记忆随着增龄而发生衰退，即记忆正常老年化，这是自然现象，而且存在个体差异，但是对于不同类型，老年人的记忆力下降幅度不一样。老年人对近期记忆保持效果差、容易遗忘刚发生的事情，但对远期记忆保持效果比较好。老年人的意义记忆（在对事物理解的基础上，依据事物的内在联系，运用有关的知识经验进行的记忆）比较好，机械记忆（对所识记的内容本身不了解或找不到内容相关联系的情况下，通过不断重复的方式进行识记）比较差。老年人在信息的主动提取方面可能会出现记忆障碍等。这些都会影响老年人的日常生活，造成一定的心理困扰，可能会引发挫折感或其他负性情绪。

（二）智力的变化

美国心理学家卡特尔将智力分成液体智力和晶体智力。液体智力以神经生理为基础，是指在信息加工和问题解决过程中所表现出来的能力，比如运算速度、类比、演绎推理能力，一般在20岁的时候，液体智力的发展达到顶峰，随着年龄老化，脑和神经系统结构发生退行性变化而随之减退。晶体智力是通过掌握社会文化经验而获得的智力，比如学会的技能、语言文字能力、判断力等。晶体智力在人的一生中都在发展，且减退速度比较缓慢。老年人由于人生经验丰富，晶体智力保持得相对好点，在实际生活中解决各种复杂问题的效果仍处于较高的水平。

（三）思维的变化

思维以感知为基础又超越感知的界限，是指通过其他媒介作用认识客观事物，借助已有的知识和经验、已知的条件推测未知的事物。老年人由于在记忆和感知觉上的退行性变化，导致思维的敏捷性、流畅性、灵活性和创造性受到一定的影响。

（四）个性的变化

个性又称人格，指个人的一些意识倾向与各种稳定而独特的心理特性的总和。研究发现，老年人的人格在严谨性上得分最高，其次分别是宜人性、外向性、开放性和神经质。老年人的个性仍保持较高的稳定性和连续性，改变相对较小。一般来说，正常老年人的人格改变有一定的范围，但若改变幅度较大，特别跟一般同龄老年人有明显的区别，则要考虑是否出现老年期精神疾病。

（五）情感的变化

情感是人对客观事物的态度体验，包括积极情绪和消极情绪。由于社会角色的变化，老年人退休之后，心理上感到有所失，人际交往也发生了变化，主要消极情绪包括失落感、自卑感和孤独感。

二、老年人心理变化的影响因素

（一）生理因素

随着年龄的增加，人体感官器官逐渐老化，生理功能下降，这对老年人的心理产生了消极负面的影响，可能表现为老年人对生活的兴趣和欲望减少，主观幸福感降低，精力不足、运动能力减弱，记忆力减弱，社交活动减少，感到孤单。

（二）疾病因素

老年性疾病如高血压、冠心病等会促使心理老化，这些因素在某种程度上会影响老年人的生理和心理状态。

（三）社会因素

社会角色的转变，对于老年人来说，可能面临着离退休带来的角色变化，工作、生活环境和经济状况都发生一系列变化，从一个在职者变成了一个旁观者，被动角色容易使得老年人在生活、习惯、人际关系等多方面产生不适应的表现，影响老年人的心理健康状态及对生活的满意度，容易使老年人产生失落、空虚等感受。研究表明，对生活的满意程度是老年人心理健康的主要影响因素之一，对自己的晚年生活越满意，心理就越健康。

（四）家庭因素

老年人离退休后，社会交往范围逐渐缩小，家庭成为老年人主要的生活环境和精神支撑。家庭成员的陪伴、夫妻满意度、亲子满意度对于老年人的心理健康极其重要。儿女在外打工的留守老人由于缺乏儿女陪伴，即使在自己家中养老，其心理健康状态也远不如与儿女一同居住的非留守老人。同时，婚姻状况也会影响老年人的心理健康，配偶是老年人心理支撑与支持的重要来源，没有配偶的老年人的心理健康状况显著低于有配偶的老年人。

（五）生活因素

有些老年人由于退休之后缺乏寄托，感到空虚、愁闷、生活不规律、意志松弛等，会更快导致衰老。同时，有一些老年人可能长期养成吸烟，嗜酒，饮食过甜、过咸或过腻，过度劳累等不健康的生活习惯，导致人体内环境稳定性和自我修复能力减退而导致疾病，从而引发一系列心理问题。

三、老年人心理健康

（一）老年人心理健康的标准

1948 年，联合国世界卫生组织明确指出："健康不仅仅是没有疾病和衰弱的表现，健康乃是身体上、心理上和社会适应方面良好而完满的状态"。心理健康是一个连续体，正常与异常之间的界限是相对的，不是绝对的。关于心理健康的定义，不同学者有不同的看法，其中影响较大的是由美国心理学家马斯洛和米特尔曼提出的十条标准，即：①充分的安全感；②充分了解自己，并对自己的能力做出适当的估计；③生活的目标切合实际；④与现实的环境保持接触；⑤能保持人格的完整与和谐；⑥具有从经验中学习的能力；⑦能保持良好的人际关系；⑧适度的情绪表达与控制；⑨在不违背社会规范的条件下，对个人的基本需要做恰当的满足；⑩在不违背集体意志的前提下，能较好地发挥自己的个性。

我国心理学专家许淑莲等人在研发适用于中国老年人的心理健康问卷时提出了理想的心理健康框架，包括五个方面：①性格健全、开朗乐观；②情绪稳定、善于调适；③社会适应良好、能应对各种应激事件；④人际关系和谐、有一定的交往能力；⑤认知功能基本正常。

（二）老年人心理健康常见问题

老年人由于身体机能的变化和其他因素相互影响，可能会出现焦虑症、抑郁症，产生孤独感等心理健康问题（见图 3–1）。2021 年 3 月，由中国科学院心理研究所主办发布的《我国老年人的心理健康现状》指出，以北京市老年人为例，处于轻度抑郁状态的老年人占 1/5（19.05%），存在中高程度的抑郁情绪的老年人占 1/10（12.17%），存在抑郁的老年人占 1/3。同时，研究发现老年人的焦虑症复发率很高。在医院中，老年焦虑症的患病率高达 4%~10%，且不包含有症状而未被诊断的 15%~20% 老年焦虑症患者。社区调查的老年焦虑症患病率为 3%~11%。

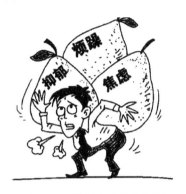

图 3-1　常见心理健康问题

第二节　老年焦虑症的风险与管理

一、焦虑症的定义及类别

焦虑是一种常见的情绪状态，是比较主要和经常出现的心理失调问题之一。不是所有的焦虑都是不好的，适度焦虑可以提高个人的警觉度，提高个人的注意力和兴奋性，帮助个体克服压力源和挖掘个人的内在潜力，调动人的积极性和主动性，能够有效提高工作效率，并提高个人的成就感。但是如果个体产生夸大现实面临困境的、偏激的或杞人忧天的、与现实不相符合的过度焦虑情绪，则可能会影响个体身心健康，严重的话会演变成病理性焦虑障碍。

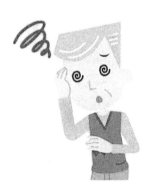

图 3-2　焦虑症

焦虑症（见图 3-2）表现为没有事实根据也无明确客观对象和具体观念内容的提心吊胆和恐惧不安，还有自主神经症状和肌肉紧张以及运动性不安。根据美国精神疾病诊断与统计手册第五版，焦虑障碍包括分离焦虑症、选择性不语症、特定畏惧症、社交焦虑症、广泛性焦虑症、恐慌症、特定场所畏惧症以及另一身体病况引起的焦虑障碍等，其中广泛性焦虑症和恐慌症是焦虑障碍两种比较常见的类型。

（一）恐慌症（panic disorder）

恐慌症又称急性焦虑发作，症状无法归因于某物质或另一身体病况，同时无法以其他精神疾病做更好的解释。有以下两种表现：

（1）反复的非预期性恐慌发作，个体突然产生一股强烈的恐惧和不适，在几分钟之内达到高峰，并且在这段时间内出现以下至少四种症状：心悸或心跳加快、流汗、发抖或战栗、呼吸短促或透不过气、梗死感、胸部疼痛或不适、恶心或腹部不适、感觉头晕或快要晕倒、冷战或发热、感觉异常（麻木或刺痛）、失去现实感后失去自我感、害怕失去控制、害怕即将死亡。

（2）至少其中一次发作有下列其中一个或两个症状，为期至少一个月：持续关注或担心恐慌再发作或发作的后果，出现与发作相关、明显适应不良的行为。

（二）广泛性焦虑症（generalized anxiety disorder，GAD）

广泛性焦虑症又称慢性焦虑障碍，症状无法归因于某物质或另一身体病况，同时无法以其他精神疾病做更好的解释。表现为以下几个方面：

（1）个体对许多事件或活动有过度的焦虑和担忧，至少半年内有此症状的时间比没有的多。

（2）个体认为难以控制此担忧。

（3）此焦虑和担忧有以下至少3个症状：坐立不安或感觉紧张或心情不定、容易疲劳、注意力不集中、易怒、肌肉紧绷和睡眠困扰。

（4）此焦虑、担忧或身体不适症状引起临床上显著苦恼或社交、职业或其他重要功能减损。

二、老年焦虑症的定义及风险

焦虑症是老年人常见的心理疾病之一，发病率较高。老年焦虑症是指发生在老年期的紧张、不安、忧虑的一种心理紊乱的情绪状态，这种状态在机体面对威胁或危险时产生，并伴随相关的生理症状。临床表现是出现焦虑、紧张等情绪障碍，并可能伴随着头晕、心悸、胸闷、出汗、呼吸困难以及肠胃道症状等。老年焦虑症的临床表现为一种胆战心惊和惊慌失措的情绪状态，通常不存在明确的事实依据，客观对象不明确，观念内容也不具体，往往伴随出现一些自主神经功能紊乱的临床症状，如头晕、胸闷、心慌、呼吸困难、口干、排尿困难、厌食恶心、便秘等，此外还可能存在肌肉紧张、运动性不安等。

焦虑症产生的危害有很多，不仅会影响个体的身体健康，降低其生活质量，影响其正常的生活活动能力和社会支持能力，同时也会对个体的家庭甚至社会产生影响，所以需要引起多方重视。

三、老年焦虑症的影响因素

不同的理论对焦虑症的发病机制有不同的观点。精神分析理论强调潜意识对个体的影响，认为内心的矛盾冲突导致焦虑。行为主义理论认为，观念与感觉之间形成条件反射，某种刺激或情境引起个体焦虑和恐惧反应，当再次出现类似的刺激或情境时，会导致个体再次产生焦虑和恐惧体验。很多焦虑症患者都会出现过度的恐惧反应，并伴随相应的生理、生化变化。人本主义理论认为，当个体无法满足自我实现的需要，可能会产生焦虑。认知理论认为，个体对事件或刺激的认知评价是发生焦虑的中介。

焦虑症的产生与生物、心理、社会多因素的相互作用有关系。缺乏感情支持者、遭受负面性事件者、慢性疾病患者、长期服药患者、性格固执者都属于焦虑症的易感人群和常见人群。研究发现，女性老年人、睡眠时长较短的老年人更容易焦虑，有教育背景的老年人焦虑风险较低，同时生活富裕程度也是影响老年人焦虑发生的因素。随着年龄增长，老年人的行动迟缓、器官老化，患内分泌疾病、心脑血管疾病等的概率增加，同时长期服用某些药物也会影响身体重要脏器，老年人对病情和药物的副作用认识不全面，有些会产生恐惧感，甚至产生焦虑。同时，老年人经历社会角色的改变，从原先家里的顶梁柱变成退休人员，子女逐渐长大，可能会经历丧失配偶、亲人离世、经济拮据等事件，这些都可能会导致老年人焦虑担忧的情绪出现。此外，遗传因素、生物化学因素等也可能导致老年人焦虑障碍的产生。

四、老年焦虑症的鉴别与评估

医护人员借助身体检查、量表等，结合老年人的语言、躯体状况以及诱发原因评估其焦虑程度。

（1）身体病况比如缺血性心脏病、低血糖等躯体疾病可能会使个体出现心慌、呼吸困难、胸闷等情况，在鉴别诊断时，需要完善个体健康史，排除器质性疾病；同时可借助血常规、心电图、脑 CT、血糖、甲状腺激素、神经系统检查等检查和化验提前帮助发现可能导致焦虑的躯体性疾病。

（2）某些物质如药物的使用可能会导致个体出现焦虑或恐慌的症状，可根据病史或检验结果帮助鉴别。

（3）采用标准化量表比如汉密尔顿焦虑量表、Zung 氏焦虑自评量表、广泛性焦虑量表等对老年人的焦虑程度进行测量，同时还可通过 SF－36 量表、社会支持量表、生活满意度量表等测量老年人的心理水平以及社会支持水平。（相关量表详见附录三）

五、老年焦虑症的治疗与管理

目前西医关于焦虑症治疗的研究分为药物治疗和非药物治疗。既往的研究表明心理治疗、口服药物、健康宣教、健康锻炼以及生活环境的转换均能有效地治疗焦虑症。

（一）药物治疗

常见的药物治疗包括以下几种。

（1）抗抑郁药：三环类抗抑郁药物（比如阿米替林、多塞平）具有抗抑郁的效果，同时对个体的睡眠质量也有显著的提高作用。

（2）苯二氮䓬类药物：在我国焦虑障碍防治指南中提到，早期使用苯二氮䓬类药物能有效改善个体的睡眠质量，同时减少抗抑郁药物导致的不耐受情况。但是该类药物可能会对个体的运动和认知功能有一定损伤，特别对于老年患者来说可能会导致出现摔倒等情况，因此在临床上使用该类药物的疗程须比较短，如地西泮、劳拉西泮等药物睡眠呼吸暂停综合征患者禁用，艾司唑仑老年高血压患者慎用。

（3）其他抗抑郁药：比如曲唑酮具有明显的抗焦虑及镇静作用，临床效果比较明显。服用药物可能会产生依赖性和耐受性，突然停药会出现戒断综合征，用药过程需要遵医嘱。

（二）心理治疗

心理治疗是临床中治疗焦虑症的重要组成部分，目的在于帮助焦虑症患者改善心理、情绪以及认知行为，指导患者采用合适的方法对问题进行处理，帮助改善焦虑症患者的临床症状和生活质量。目前对于焦虑症患者来说，认知行为疗法（cognitive behavior theory，CBT）运用较为广泛。认知行为疗法主要是通过改变患者对自己、对他人或对周围环境的看法与行为，从而达到消除不良情绪和行为的一种方式。在焦虑症患者的认知中，常出现两类认知错误，第一类是夸大负性事件的结果，第二类是过分在意负性事件出现的可能性，从而导致症状加重。既往研究显示，认知行为疗法可以改善焦虑症患者的社会功能和生活质量。焦虑可能会增加老年患者的自卑感或失落感，令其产生消极的生活态度。在心理治疗过程中，医生通过与患者建立良好的沟通和信任，了解患者的基本情况，帮助患者识别自身不合理的认知信念及形成过程，同时引导其产生正确认知，解除其精神负担，改变患者的生活水平和健康质量。但心理治疗需要有一定的疗程才能起作用，而且对于老年患者来说，可能不太能理解心理治疗的方法，依从性和接受度会比较低。

（三）改变生活方式

（1）当个体处于焦虑的精神状态下，可能会对以前的爱好不感兴趣。可以通过生活方式的改变，帮助个体重拾兴趣爱好，维持积极的人际交流，丰富社交活动，帮助提高自身的自我效能感、成就感和心理状态等。

（2）建议老年人适当加强体育锻炼，参加户外活动，维持良好的生活和作息习惯也能帮助减轻焦虑症状。

（3）保持安全、安静、湿温度适宜的睡眠环境，保证良好充足的睡眠。

（4）饮食习惯：患有焦虑症的老年人可能会因为消极情绪的影响出现食欲减退、胃肠功能紊乱等现象，生活中应选择营养丰富、易消化的食物。要鼓励其进食。

（四）健康宣教

政府社区部门加强健康教育与健康促进，增加通俗易懂的健康宣教。宣教内容可以包括慢性病常识、积极的生活态度、心理健康和科普的养生知识等，鼓励老年人正确看待生活事件，学会自我疏导、自我放松。同时，要鼓励老年人定期进行身体检查，积极预防和及时治疗可能会引起焦虑的身体疾病，保证身心健康。

（五）多方面的保障

社区可以针对性地采取一些干预措施，比如完善社区的绿化环境，增加公众场所和健身娱乐设备，保障社会安全，这些都有利于老年人主动增加外出社交和活动的次数，养成良好的生活习惯。

第三节　抑郁症的风险与管理

一、抑郁症的定义及分类

（一）抑郁症的定义

抑郁症（depression）是一种常见的、严重的精神障碍，主要表现为持续的情绪低落、兴趣减退、快感缺失、精力不足、自我评价降低、注意力减退、食欲和睡眠紊乱等症状。抑郁症不仅影响个人的情绪和心理状态，还会对其日常生活、工作和社交能力造成显著的负面影响。严重的抑郁症患者可能会出现自杀的念头或行为，因此需要及时的诊断和治疗。

（二）抑郁症的分类

抑郁症可以根据其症状的严重程度、持续时间及病因进行分类。以下是几种常见的抑郁症类别：

1. **重度抑郁症**（major depressive disorder，MDD）

主要特征：持续至少两周的显著情绪低落、兴趣丧失和快感缺失，伴随其他症状如睡眠障碍、食欲变化、疲劳、注意力不集中、自我评价降低和自杀念头等。严重影响个人的日常生活和功能。

2. **持续性抑郁障碍**（persistent depressive disorder，PDD）

持续性抑郁障碍也称为心境恶劣（dysthymia）。

主要特征：症状较轻但持续时间较长，至少持续两年（儿童和青少年为一年）。虽然症状较轻，但由于持续时间长，仍会显著影响生活质量。

3. 双相情感障碍（bipolar disorder）

主要特征：既有抑郁发作，又有躁狂或轻躁狂发作。情绪波动较大，抑郁期和躁狂期交替出现，严重影响个人生活和功能。

4. 产后抑郁症（postpartum depression）

主要特征：在分娩后出现抑郁症状，通常在产后几周内开始。影响新妈妈的情绪和功能，可能会影响母婴关系和婴儿的健康发展。

5. 季节性情感障碍（seasonal affective disorder，SAD）

主要特征：在特定季节（通常是秋冬季节）出现抑郁症状，春夏季节症状缓解。季节性情绪波动，可能会影响日常生活和功能。

6. 非典型抑郁症（atypical depression）

主要特征：抑郁症状伴随特定的非典型症状，如体重增加、过度睡眠、四肢沉重感和对负面事件的敏感反应等。症状表现与典型抑郁症不同，但仍会显著影响生活质量。

每种类型的抑郁症都有其独特的症状和治疗方法，早期识别和干预对于有效管理和治疗抑郁症至关重要。

二、老年抑郁症的定义及风险

老年抑郁症是指存在于老年期这一特定人群的抑郁症，是比较常见的功能性精神障碍之一。与非抑郁症患者相比，抑郁症患者更容易出现失能现象。研究显示，出现抑郁症状的老年人的失能现象高于未出现抑郁症状的老年人。老年抑郁症具有致残率高、认知能力下降、痴呆风险增加、自杀风险及死亡率升高等特点，其高复发性更是令患者痛苦不堪。

由DSM-5诊断标准可知，抑郁症发作典型表现为情绪低落、思维迟缓以及活动减少。对于老年抑郁症患者来说，最常见的症状为情感低落，主要表现为持久的情绪低落、兴趣爱好减退、自我评价降低等。超过一半的老年抑郁症患者伴有焦虑、紧张、担心等消极情绪，有时一些躯体性疾病会掩盖抑郁症状。在思维方面，抑郁症患者思维联想缓慢，反应比较迟钝。对于老年抑郁症患者来说，需与老年痴呆相互鉴别。老年抑郁可随着情感状态的改善而有所减少。老年抑郁症患者可能还会出现一些躯体症状，比如疼痛综合征、消化系统症状和心血管系统症状等，还可能出现睡眠障碍、入睡困难等表现。老年抑郁症患者可能会过度关注自己的身体健康状况，主动要求治疗，以躯体不适为主述，但否认或忽视情绪症状，认为躯体不适是导致情绪低落的原因。

三、老年抑郁症的影响因素

抑郁症的产生与生物、心理、社会多因素的相互作用有关系，影响老年人产生抑郁症的因素有以下几种。

（一）生物因素

抑郁障碍患者存在多种神经递质水平或相关神经通路的功能异常，根据单胺假说，5-羟色胺（5-HT）能、多巴胺能和去甲肾上腺素能系统在抑郁障碍的发病中扮演重要角色。同时，抑郁障碍还可能与遗传、神经生化、神经内分泌异常、脑电生理异常等密切相关。

（二）心理因素

认知理论者贝克（Aaron Beck）提出认知是情绪和行为反应的中介，人们对事情的解释决定了其感受的性质，认知方面的错误解释是发生情绪障碍的基础。贝克从认知治疗角度的三个关键要素去理解抑郁症患者的认知问题，提出了抑郁认知三角（见图3-3）。有研究发现，老年抑郁症患者具有较高水平的非理性信念，相对于正常人更易采用非黑即白、以偏概全的方法评论事物。老年人自身角色的转变，空虚、寂寞以及消极的认知方式对抑郁症发作也有一定的影响。心理学家塞利格曼提出，习得性无助可能是人类某些抑郁症状产生的原因，即人们觉得自己没办法控制重要的生活事件。同时，老年人可能较易患有多种急慢性疾病，身体各部位均处于退化阶段，疾病带来的压力和由此产生的多种负面情绪与抑郁症有一定的关系。

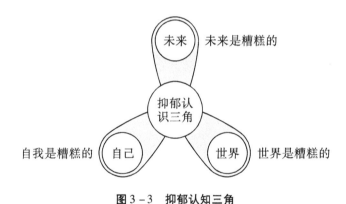

图3-3 抑郁认知三角

（三）社会因素

抑郁障碍经常在应激性生活时间出现后产生。老年人处于一个特殊时期，遇到的应激事件比较多，比如退休、丧偶、亲人离世、子女分居、经济状况等。

四、老年抑郁症的鉴别与评估

在临床上，医护工作人员根据全面客观的病史采集和系统周密的精神检查，结合个体的症状，进行评估与诊断。

（1）医护人员了解患者的健康史，包括是否长期存在躯体不适的症状，是否患有慢性疾病或躯体功能障碍，可评估患者是否存在由于老年期抑郁症发作的相关因素。

（2）可借助超声影像方法（比如 CT/MRI 等）显示脑室和大脑皮质的情况。

（3）可用标准化的量表对老年期抑郁症患者的抑郁程度进行评估，包括汉密尔顿抑郁量表、老年抑郁量表、Zung 氏抑郁自评量表、加州大学洛杉矶分校孤独感量表等。（相关量表详见附录三）

（4）使用"5R"标准评估抑郁障碍治疗及预后。

抑郁障碍的治疗要达到三个目标：①提高临床治愈率，最大限度减少病残率和自杀率，减少复发风险。②提高生存质量，恢复社会功能，达到稳定和真正意义上的痊愈，而不仅是症状的消失。③预防复发。药物虽非病因治疗，却可以减少复发风险，尤其对于既往有发作史、家族史、女性、产后、伴慢性躯体疾病、缺乏社会支持和物质依赖等高危人群的治疗有显著效果。评估抑郁症治疗及预后的"5R"标准，如图 3−4 所示。

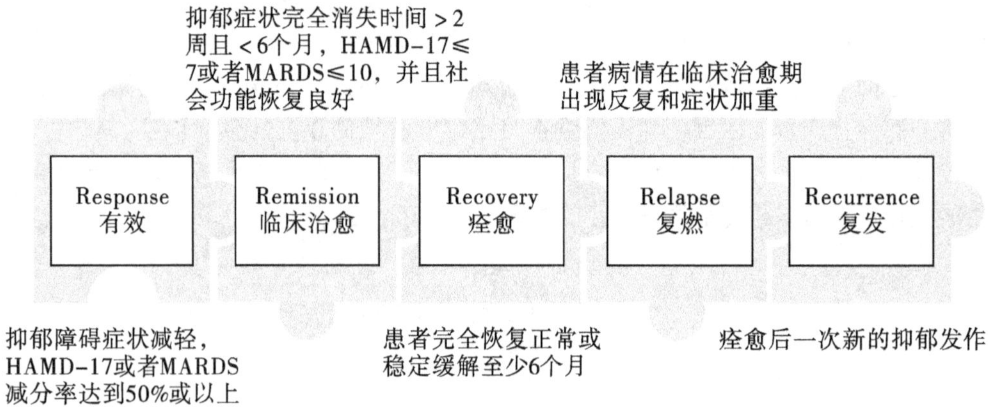

图 3−4　评估抑郁症治疗及预后的"5R"标准

五、老年抑郁症的治疗与管理

（一）药物治疗

老年期药物治疗原则上与其他年龄段相同，需要严格遵医嘱，密切观察药物疗效及可能会出现的不良反应。临床上一般采用的抗抑郁药有两种：①三环或四环类抗抑郁药，以丙咪嗪、阿米替林等药为代表，其优点是疗效明确但可能导致一定的副作用，比如口干、便秘等；②选择性 5−羟色胺再摄取抑制剂，如氟西汀、舍曲林等，优点是疗效显著，能有效治疗老年抑郁症，不良反应相对少一点。

（二）心理治疗

心理治疗在治疗抑郁症过程中，特别是对存在认知障碍和明确的社会心理应激因素的抑郁症患者起着显著的作用，可单独或联合药物治疗一起使用。目前，比较常用的心理治疗方法有认知行为疗法、支持性心理治疗、正念认知疗法等。支持性心理治疗一般在基层医疗卫生机构开展，主要方式是医护人员通过倾听、安慰、解释、指导和鼓励等方法帮助患者正确认识和对待自身疾病，使患者能够主动配合治疗。认知行为疗法的核心是通过调节认知过程，重新建立合理、积极的想法，引导患者正确评价客观事物，以积极的态度和方式应对问题，从而减少负面情绪，如图3-5所示。认知行为疗法主要从认知干预和行为干预两方面进行。认知干预主要为了帮助患者转变思想体系，从根本上纠正情感和行为的问题，行为干预是借助行为等方法，减少患者不良的行为问题。

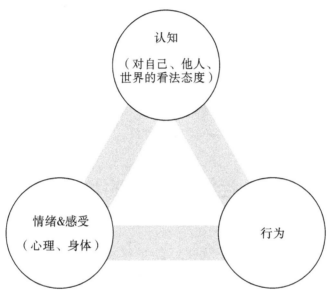

图3-5　认知行为疗法

（三）物理治疗

近年来，人们更关注用脑部刺激疗法治疗严重的抑郁症障碍患者，例如电休克疗法（ECT）、重复经颅磁刺激等。研究发现，对于抗抑郁药物治疗无效的重度抑郁症，可选择电休克疗法，它能使病情迅速得到缓解，有效率可高达70%~90%。

（四）健康宣教

政府和社区部门加强健康教育与健康促进，增加通俗易懂的健康宣教，宣教内容可以包括慢性病常识、积极的生活态度、心理健康、科普的养生知识、定期开展老年抑郁症问诊等，鼓励老年人正确看待生活事件，学会自我疏导，自我放松，同时鼓励老年人定期进行身体检查，积极预防和及时治疗可能会引起的身体疾病，保证身心健康。

（五）改善生活方式

建议老年人适当加强体育锻炼，参加户外活动，维持良好的生活和作息习惯；保持安全、安静、湿温度适宜的睡眠环境，保证良好充足的睡眠；消化系统的不适是老年抑郁症患者比较常出现的问题，在饮食上需要注意营养均衡，多食用含粗纤维丰富的食物，少食多餐，多饮水，忌烟酒，避免辛辣刺激性食物。

（六）多方面的保障

社区和政府可以帮助提高老年人的社会支持水平，通过针对性地采取一些干预措施，比如完善社区的绿化环境，推进基础设施建设，建设老年人活动中心等，保障社会安全，有利于老年人主动增加外出社交和活动的次数，养成良好的生活习惯。子女应经常探望和照料老年人，如果没办法经常陪在老年人身边，也可通过打电话、打视频等方式给予老年人精神上的关怀，维持老年人家庭支持水平。

（七）预防自杀

老年抑郁症患者更容易出现自杀轻生的念头。医护人员及家属应当密切关注老年人的日常行为、情绪表现，识别自杀倾向，避免意外。

第四节　老年孤独感的风险与管理

一、老年孤独感的定义及表现

孤独感，即感知到的社交隔离（perceived social isolation），它是个体人际关系无论从数量还是质量方面都不能满足其社交需要时所产生的一种消极的主观情绪体验，而不是客观状态。孤独感不等同于抑郁或应激，而是作为一个相对独立的变量的个体的身体和心理健康产生的消极而长远的影响。老年孤独感是指老年人由于自身与外界隔绝或者受到外界排斥时产生孤独的封闭心理。研究发现老年人孤独感的概念包括亲密关系缺失、社会隔离和自我异化三个核心属性。其中，亲密关系缺失是指老年人缺乏某种稳定的亲和的关系；社会隔离是指老年人与社会之间完全或接近完全缺乏联系的状态；自我异化是一种自我核心和身份分离的感觉，包括空虚和去人格化。

有老年孤独感的个体，可能会表现为：①语言交流障碍。有孤独感的老年人不会主动与他人述说自己内心深处真实的感受，包括烦恼。②社会行为异常。老年人处于孤独状态时，会比较少参加社会活动，兴趣爱好也变少。孤独有时候也会导致老年人选择更多不良的生活方式，比如吸烟、酗酒、不运动等。随着社会的发展，空巢、独居老人人数越发庞大，老年人的孤独感问题日趋严重。减少孤独感可以防止抑郁情绪的产生。

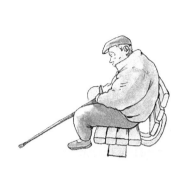
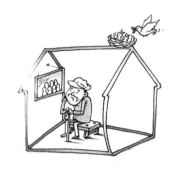

图 3 - 6　老年孤独感

二、老年孤独感的影响因素

导致老年人孤独感的原因有以下几种。

1. 生理因素

研究发现，慢性病、多发病、身体疼痛、听力受损、身体残疾、生活自理能力指数低、使用精神类药、睡眠质量差等可影响老年人出现孤独感。

2. 心理因素

通常老年人存在焦虑、抑郁、认知缺陷等心理问题时孤独感更重。心理健康不良的老年人情绪不稳，对生活中出现的应激事件以错误的和消极的想法去看待，对周围人信任度下降，会更加敏感、易怒，易导致社交不良，从而产生孤独感。同时，自我效能低的老年人更容易产生孤独感。

3. 社会支持

社会支持主要来自家庭成员、亲友、同事等。有研究发现，家庭支持和朋友支持能提高老年人的主观幸福感，减少老年人孤独感的发生。因此，社会支持对老年人孤独感有重要影响。

科林斯（Collins）等人于 2002 年提出的健康生态学模型，将影响老年人孤独感的因素分为以下五个方面：①个体特质，包括遗传、年龄、性别、种族、残疾、功能障碍和慢性病数量；②行为特征，包括吸烟、饮酒、睡眠质量、心理健康状况、社会参与、社会隔离、心理资本、觉知压力、主观幸福感、自我效能、社会归属感、是否经常参加体育锻炼、健康自评能力、自我感知健康、生活态度、老化态度及日常生活能力；③人际网络，包括婚姻状况、社会支持、认知功能、情感支持、居住方式、社交质量、社会关怀、亲戚网络、子女代际关系与孩子的关系质量；④生活环境，包括职业、养老方式、居住地、经济收入、社会经济地位、互联网使用（抖音、微信等）、社交媒体、生活态度取向、孝顺期待、家庭支持及负面的生活事件；⑤文化政策，包括医疗保障、教育、宗教信仰。这一模型为老年人孤独感提供了潜在类别的剖面分析介质，也拓展了系统的干预理念。分析此模型，老年孤独感应通过全面评估，系统或综合干预可有效促进老年孤独感现状的逆转，如图3-7所示。

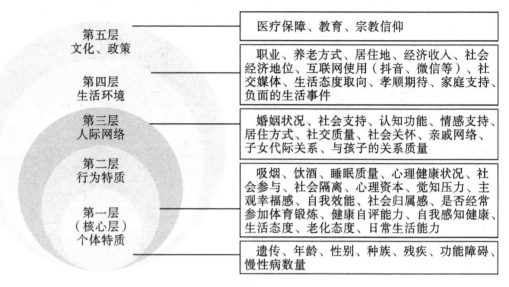

图3-7 老年孤独感的影响因素模型

三、老年孤独感的鉴别与评估

（1）医护工作人员了解老年人的健康史，包括是否有糖尿病、高血压等慢性疾病以及评估躯体功能状态，观察是否有诱发老年孤独感的多方面因素。

（2）采用标准化评定量表、心理测试、心理咨询等方式对老年人孤独程度进行评估。目前比较常用的量表有加州大学洛杉矶分校孤独感量表、老年抑郁量表等（详见附录三）。

四、老年孤独感的预防与管理

1. 改善生活方式

鼓励老年人每天坚持适当的体育锻炼，参加户外活动，减轻孤独感。维持良好的生活和作息习惯，培养或重拾自己的兴趣爱好，做到老有所为、老有所乐，可以积极参加老年大学、老年社团的活动，多与人交流，改善社交网络。平时老年人可以给自己设定一些容易达到的小目标，提高自我效能感。

2. 学会自我欣赏

由于社会角色的变化，老年人退休之后可能会产生被社会淘汰、自己没有价值的感觉，其实这是不正确的想法。老年人要学会自我欣赏，要积极看到自身的优势和经验，充满自信。

3．心理干预

国内外文献报道显示，老年孤独感的心理干预包括认知行为疗法、团体回忆疗法和正念训练等。

4．多方面的保障

社区可以帮助提高老年人的社会支持水平，作为老年人生活的主要范围，社区通过针对性采取一些干预措施，比如完善社区的绿化环境，推进基础设施建设，建设老年人活动中心等，保障社会安全，有利于老年人主动增加外出社交和活动的次数，养成良好的生活习惯。子女应经常探望和照料老年人，也可通过打电话、打视频等方式给予老年人精神上的关怀，提高老年人的家庭支持水平。

防护小贴士

1．社会为老年人提供足够的活动场所和丰富的活动设备，通过利用公园、社区场地、老年人活动中心等各类公共空间来满足老年人的锻炼需求。倡导树立全民健身的健康意识，通过开展各类健康宣讲活动，帮助老年人培养定期锻炼的意识，同时找到适宜自己的锻炼方式。

2．社区多开展老年人相关的健身运动或其他团体活动，为老年人的社交活动提供机会，帮助老年人在合作中结交到新朋友，改善无聊孤独的生活状态，在集体中获得归属感，在活动中提高自我效能感，拥有更为积极的自我认识。

3．重视家庭成员的支持作用。子女需要加强情感上对父母的支持。因为老年人的生活社交圈子变小，家庭成员尤其是子女一般是他们的重要情感倾诉对象。子女与父母的情感交流互动有助于缓解老人的消极情绪，减少孤独感，改善其心理健康状况。

4．保持健康的生活方式：保持营养均衡的饮食，避免过度饮酒和吸烟，保持适度的身体活动，以及充足的睡眠。

拓展阅读

疑病症是疑病性神经官能症的简称，是以患者一心想着自己的身体健康，担心某些器官患有其想象的难以治愈的疾病为特征的神经官能症。老年疑病症是神经症的一种，属于常见的心理疾患。如果老年疑病症没能得到及时的缓解和治疗，在心理上就有可能从怀疑自己有病发展为对疾病的恐惧，甚至是对死亡的恐惧，即所谓的"老年恐惧症"，这将对老年人的身心健康产生更严重的不利后果。

老年疑病症的临床表现包括以下几个方面：

1．个体长时间地相信自己体内某个或某些部分有病，求医时诉说很多与病情相关的情况，从病因、首发症状、部位到就医经过，均详细介绍，生怕自己漏说某些信息点。

2. 个体对自身变化非常敏感，哪怕是一些细小变化，也显得尤其关注，同时会不自觉地加以夸大和曲解，形成患有严重疾病的证据。

3. 个体常常感到烦恼、忧虑甚至恐慌，其严重程度与实际情况极不相符。他们对自己的病症极为焦虑，别人劝得越多，疑病就越重。

4. 即使多项客观的身体检查结果证实个体没有病变，其依然不能相信。医生的再三解释和保证不能使其消除疑虑，甚至个体会认为医生故意欺骗或隐瞒。

对于老年疑病症的防治，心理调节是很重要的。包括帮助老年患者转移注意，使老年患者专注于某一项工作，或者热衷于某一种兴趣爱好，或者多参与一些社交活动，多交朋友，倾诉情感。同时，医护人员或家庭成员要帮助老年患者建立乐观主义的情绪，以积极的态度对待生活。

附录三

一、汉密尔顿焦虑量表（Hamilton anxiety scale，HAMA）

汉密尔顿焦虑量表为临床中常见的量表，主要用于成年人的焦虑情况评定。（见表3-1）

表3-1　汉密尔顿焦虑量表

序号	项目	无（0分）	轻（1分）	中（2分）	重（3分）	极重（4分）
1	焦虑心境					
2	紧张					
3	害怕					
4	失眠					
5	认知功能					
6	抑郁心境					
7	肌肉系统症状					
8	感觉系统症状					
9	心血管系统症状					
10	呼吸系统症状					
11	胃肠道症状					
12	生殖泌尿系统症状					

续上表

序号	项目	无（0分）	轻（1分）	中（2分）	重（3分）	极重（4分）
13	自主神经系统症状					
14	会谈时行为表现					

项目说明：

1. 焦虑心境：担心、担忧，感到有最坏的事情将要发生，容易激惹。

2. 紧张：紧张感、易疲劳、不能放松，情绪反应，易哭、颤抖、感到不安。

3. 害怕：害怕黑暗、陌生人、一人独处、动物、乘车或旅行及人多的场合。

4. 失眠：难以入睡、易醒、睡得不深、多梦、梦魇、夜惊、醒后感疲倦。

5. 认知功能：或称记忆、注意障碍。注意力不能集中，记忆力差。

6. 抑郁心境：丧失兴趣，对以往爱好缺乏快感，忧郁，早醒，昼重夜轻。

7. 肌肉系统症状：肌肉酸痛、活动不灵活、肌肉抽动、肢体抽动、牙齿打战、声音发抖。

8. 感觉系统症状：视物模糊、发冷发热、有软弱无力感、浑身刺痛。

9. 心血管系统症状：心动过速、心悸、胸痛、血管跳动感、昏倒感、心搏脱漏。

10. 呼吸系统症状：胸闷、有窒息感、叹息、呼吸困难。

11. 胃肠道症状：吞咽困难、嗳气、消化不良（进食后腹痛、胃部烧灼痛、腹胀、恶心、胃部饱感）、肠鸣、腹泻、体重减轻、便秘。

12. 生殖泌尿系统症状：尿意频数、尿急、停经、性冷淡、过早射精、勃起不能、阳痿。

13. 自主神经系统症状：口干、潮红、苍白、易出汗、易起"鸡皮疙瘩"、紧张性头痛、毛发竖起。

14. 会谈时行为表现：（1）一般表现，如紧张、不能松弛、忐忑不安、咬手指、紧紧握拳、摸弄手帕、面肌抽动、不停顿足、手发抖、皱眉、表情僵硬、肌张力高、叹息样呼吸、面色苍白；（2）生理表现，如吞咽、打嗝、安静时心率快、呼吸快（20次/min以上）、腱反射亢进、震颤、瞳孔放大、眼睑跳动、易出汗、眼球突出。

评分标准：

HAMA共包含14个项目，每个项目采用5级评分法，分数为0～4，对应标准为：0分为无症状、1分为轻、2分为中等、3分为重、4分为极重。最后计算条目的总分，总分>29为严重焦虑、总分为21～29为存在明显焦虑情况、总分为14～20为存在焦虑情况、总分在7～13为可能有焦虑情况、总分<6为无焦虑情况。

二、Zung 氏焦虑自评量表（self-rating anxiety scale，SAS）

Zung 氏焦虑自评量表由 William W. K. Zung 于 1971 年编制。本量表含有 20 个反映焦

虑主观感受的项目，每个项目按症状出现的频度分为 4 级评分。（见表 3 - 2）

表 3 - 2　Zung 氏焦虑自评量表

序号	项　　目	偶/无	有时	经常	持续
1	我总是觉得容易紧张和着急				
2	我无故觉得害怕				
3	我老是心里烦乱或觉得惊恐				
4	我觉得我可能将要发疯				
5	我认为一切都很好，不会发生什么不幸				
6	我手脚经常发抖打战				
7	我因为头痛、头颈痛和背痛而苦恼				
8	我容易衰弱和疲乏				
9	我觉得心平气和，并且极易安静坐着				
10	我觉得心跳得快				
11	我因为头晕而苦恼				
12	我有晕倒发作或觉得要晕倒似的				
13	我吸气呼气都感到很容易				
14	我的手脚麻木和刺痛				
15	我因为胃痛和消化不良而苦恼				
16	我常常要小便				
17	我的手脚常常是干燥温暖的				
18	我脸红发热				
19	我容易入睡并且一夜睡得很好				
20	我做噩梦				

说明：

偶/无，指过去一周内，出现这类情况的日子不超过一天；有时，指过去一周内，有 1～2 天出现这类情况；经常，指过去一周内，有 3～4 天出现这类情况；持续，指过去一周内，有 5～7 天出现这类情况。

评分标准：

Zung 氏焦虑自评量表共含有 20 个反映焦虑主观感受的项目，每个项目按症状出现的频率分为 4 级评分。"偶/无"为 1 分，"有时"为 2 分，"经常"为 3 分，"持续"为 4 分。20 个项目的得分相加即为总分。所得分数越高，表示被评估者的焦虑情况越严重。

分数在 50 分以下，说明处于正常状态；分数为 50～59 分，说明存在轻度焦虑；分数为 60～69 分，说明处于中度焦虑状态；分数在 70 分以上，说明处于重度焦虑状态。

三、Zung 氏抑郁自评量表（self-rating depression scale，SDS）

Zung 氏抑郁自评量表是美国心理学家 William W. K. Zung 于 1965 年编制的，用于衡量抑郁状态的轻重程度及其在治疗中的变化。该量表在我国的心理学基础研究以及实践评估中应用广泛，实践证明具有良好的信度和效度。（见表 3-3）

表 3-3　Zung 氏抑郁自评量表

序号	项　目	偶/无	有时	经常	持续
1	我觉得闷闷不乐，情绪低沉				
2	我觉得一天之中早晨最好				
3	我一阵阵地哭出来或是想哭				
4	我晚上睡眠不好				
5	我吃的和平时一样多				
6	我与异性接触时和以往一样感到愉快				
7	我发觉我的体重在下降				
8	我有便秘的苦恼				
9	我心跳比平时快				
10	我无缘无故感到疲乏				
11	我的头脑和平时一样清楚				
12	我觉得经常做的事情并没有困难				
13	我觉得不安而平静不下来				
14	我对将来抱有希望				
15	我比平常容易激动				
16	我觉得做出决定是容易的				
17	我觉得自己是个有用的人，有人需要我				
18	我的生活过得很有意思				
19	我认为如果我死了别人会生活得更好些				
20	平常感兴趣的事我仍然照样感兴趣				

说明：

偶/无，指过去一周内，出现这类情况的日子不超过一天；有时，指过去一周内，有1～2天出现这类情况；经常，指过去一周内，有3～4天出现这类情况；持续，指过去一周内，有5～7天出现这类情况。

评分标准：

Zung氏抑郁自评量表共20个条目，每个条目按1～4级评分。"偶/无"为1分，"有时"为2分，"经常"为3分，"持续"为4分。20个项目的得分相加即为总分。所得分数越高，表示被评估者的焦虑情况越严重。分数在40分以下为无抑郁；分数为40～47分为轻度抑郁；分数为48～55分为中度抑郁；分数在56分以上为重度抑郁。

四、老年抑郁量表（geriatric depression scale，GDS）

老年抑郁量表是由布兰克（Brank）等人在1982年创制，专用于老年人抑郁的筛查，其特点是能更敏感地检查老年抑郁患者所特有的躯体症状，避免因老年人在这个年龄阶段正常的躯体症状主诉多而被误诊为抑郁症。（见表3-4）

指导语：选择最切合您最近1周来的感受的答案（"是"或"否"），在表3-4中打"√"。

表3-4 老年抑郁量表

序号	题　目	是	否
1	你对生活基本上满意吗？		
2	你是否已经放弃了很多活动和项目？		
3	你是否觉得生活空虚？		
4	你是否常感到厌倦？		
5	你觉得未来有希望吗？		
6	你是否因为脑子里一些想法摆脱不掉而烦恼？		
7	你是否大部分时间精力充沛？		
8	你是否害怕会有不幸的事落到你头上？		
9	你是否大部分时间感到幸福？		
10	你是否感到孤立无援？		
11	你是否经常坐立不安、心烦意乱？		
12	你是否希望待在家里而不愿去做些新鲜事？		
13	你是否常常担心将来？		

续上表

序号	题 目	是	否
14	你是否觉得记忆力比以前差?		
15	你觉得现在活着很惬意吗?		
16	你是否常感到心情沉重、郁闷?		
17	你是否觉得像现在这样活着毫无意义?		
18	你是否总为过去的事忧愁?		
19	你觉得生活很令人兴奋吗?		
20	你开始一件新的工作很困难吗?		
21	你觉得生活充满活力吗?		
22	你是否觉得你的处境已毫无希望?		
23	你是否觉得大多数人比你强得多?		
24	你是否常为些小事伤心?		
25	你是否常觉得想哭?		
26	你集中精力有困难吗?		
27	你早晨起来很快活吗?		
28	你希望避开聚会吗?		
29	你做决定很容易吗?		
30	你的头脑像往常一样清晰吗?		

说明及评分标准:

该问卷包含老年期抑郁症最常见的 12 种临床核心症状:郁闷、兴趣减退、轻生观念或行为、自责、缺乏愉快体验、无助绝望、焦虑不安、睡眠紊乱、疲乏感、躯体不适、食欲或体重改变及懒散迟缓等。每条目按"有""无"分别计 1、0 分,得分 ≥3 提示有抑郁情绪。当界值为 3 时,其区分老年抑郁症状和正常的敏感度和特异度分别为 93.3% 和 87.1%,能较好识别老年人的抑郁症状。

五、汉密尔顿抑郁量表（Hamilton depression scale，HAMD）

汉密尔顿抑郁量表是由汉密尔顿于 1960 年编制,是临床上评定抑郁状态时应用得最为普遍的量表。该量表应由经过培训的两名评定者对患者进行检查,一般采用交谈与观察的方式,检查结束后,两名评定者分别独立评分。

表 3 – 5　汉密尔顿抑郁量表

序号	项　目	分值
1	抑郁情绪： 0 没有； 1 只在问到时才诉述； 2 在访谈中自发地表达； 3 不用言语也可以从表情、姿势、声音或欲哭中流露出这种情绪； 4 病人的自发言语和非语言表达几乎完全表现为这种情绪	
2	有罪感： 0 没有； 1 责备自己，感到自己已连累他人； 2 认为自己犯了罪，或反复思考以往的过失和错误； 3 认为目前的疾病，是对自己错误的惩罚，或有罪恶妄想； 4 罪恶妄想伴有指责或威胁性幻觉	
3	自杀： 0 没有； 1 觉得活着没有意义； 2 希望自己已经死去，或常想到与死有关的事； 3 消极观念自杀念头； 4 有严重自杀行为	
4	入睡困难（初段失眠）： 0 没有； 1 主诉有入睡困难，上床半小时后仍不能入睡，注意平时病人入睡的时间； 2 主诉每晚均有入睡困难	
5	睡眠不深（中段失眠）： 0 没有； 1 睡眠浅，多噩梦； 2 半夜（晚 12 点钟以前）曾醒来（不包括上厕所）	
6	早醒（末段失眠）： 0 没有； 1 有早醒，比平时早醒 1 小时，但能重新入睡，应排除平时习惯； 2 早醒后无法重新入睡	

续上表

序号	项　　　目	分值
7	工作和兴趣： 0 没有； 1 提问时才诉述； 2 自发地直接或间接表达对活动、工作或学习失去兴趣，如感到没精打采、犹豫不决、不能坚持或需强迫自己去工作或活动； 3 活动时间减少或成效下降，住院时病人每天参加病房劳动或娱乐不满 3 小时； 4 因目前的疾病而停止工作，住院者不参加任何活动或者没有他人帮助便不能完成病室日常事务（注意不能凡住院就打 4 分）	
8	阻滞（指思维和言语缓慢，注意力难以集中，主动性减退）： 0 没有； 1 精神检查中发现轻度阻滞； 2 精神检查中发现明显阻滞； 3 精神检查进行困难； 4 完全不能回答问题木僵	
9	激越： 0 没有； 1 检查时有些心神不定； 2 明显心神不定或小动作多； 3 不能静坐，检查中曾起立； 4 搓手、咬手指、扯头发、咬嘴唇	
10	精神性焦虑： 0 没有； 1 问及时诉说； 2 自发地表达； 3 表情和言谈流露出明显忧虑； 4 明显惊恐	
11	躯体性焦虑（指焦虑的生理症状，包括：口干、腹胀、腹泻、打嗝、腹绞痛、心悸、头痛、过度换气和叹气，以及尿频和出汗）： 0 没有； 1 轻度； 2 中度，有肯定的上述症状； 3 重度，上述症状严重，影响生活或需要处理； 4 严重影响生活和活动	

续上表

序号	项　　目	分值
12	胃肠道症状： 0 没有； 1 食欲减退，但不需他人鼓励便自行进食； 2 进食需他人催促或请求和需要应用泻药或助消化药	
13	全身症状： 0 没有； 1 四肢，背部或颈部沉重感，背痛、头痛、肌肉疼痛、全身乏力或疲倦； 2 症状明显	
14	性症状（指性欲减退、月经紊乱等）： 0 没有； 1 轻度； 2 重度； 3 不能肯定，或该项对被评者不适合（不计入总分）	
15	疑病： 0 没有； 1 对身体过分关注； 2 反复考虑健康问题； 3 有疑病妄想； 4 伴幻觉的疑病妄想	
16	体重减轻：按病史评定： 0 没有； 1 患者诉说可能有体重减轻；按体重记录评定：①一周内体重减轻超过0.5公斤；②一周内体重减轻超过1公斤； 2 肯定体重减轻	
17	自知力： 0 知道自己有病，表现为抑郁； 1 知道自己有病，但归咎于伙食太差、环境问题、工作过忙、病毒感染或需要休息； 2 完全否认有病	

评定标准：

汉密尔顿抑郁量表能很好地反映调查对象抑郁情绪的程度，可用于评价调查对象抑郁情绪的程度及对各种药物、心理干预后的效果评估。总分≥31分者，为重度抑郁；21分≤总分≤30分者，为中度抑郁；7分≤总分≤20分者，为轻度抑郁；总分＜7分者，为没有抑郁情绪。

六、加州大学洛杉矶分校孤独感量表（University of California at Los Angeles-loneliness scale，UCLA）

加州大学洛杉矶分校孤独感量表首版于 1978 年由鲁塞尔（RusseII）等人编制而成，之后于 1980 年和 1988 年经过两次修订后形成第 3 版。此量表为自评量表，主要评价社会交往期待与实际水平差距而产生的孤独感。（见表 3-6）

表 3-6　孤独感量表

序号	题　目	从不	很少	有时	一直
1	你常感到与周围人的关系和谐吗？				
2	你常感到缺少伙伴吗？				
3	你常感到没人可以信赖吗？				
4	你常感到寂寞吗？				
5	你常感到属于朋友们的一员吗？				
6	你常感到与周围的人有许多共同点吗？				
7	你常感到与任何人都不亲密吗？				
8	你常感到你的兴趣与想法和周围人不一样吗？				
9	你常感到想要与人来往、结交朋友吗？				
10	你常感到与人亲近吗？				
11	你常感到被人冷落吗？				
12	你常感到与别人来往毫无意义吗？				
13	你常感到没有人很了解你吗？				
14	你常感到与别人隔开吗？				
15	你常感到当你愿意时就能找到伙伴吗？				
16	你常感到有人真正了解你吗？				
17	你常感到羞怯吗？				
18	你常感到人们围着你但并不关心你吗？				
19	你常感到有人愿意与你交谈吗？				
20	你常感到有人值得你信赖吗？				

评定标准：

量表共 20 个条目，采用 Likert 4 级评分法，"从不"到"一直"分别计为 1~4 分。含有 11 个正序条目（2，3，4，7，8，11，12，13，14，17，18）与 9 个反序条目（1，5，6，9，10，15，16，19，20）。分数≤39 分为无孤独感；分数 40~59 分为轻度孤独；分数 60~79 分为中度孤独；分数≥80 分为重度孤独。

第四章
睡眠问题的风险与管理

导读探秘

2023 年 3 月 17 日，"3·21"世界睡眠日中国主题发布会暨大型科普活动启动仪式在中国科技会堂举办。2023 年世界睡眠日中国主题是"良好睡眠，健康之源"。同时，会上发布了《中国睡眠研究报告 2023》（以下简称《报告》）。

中国睡眠研究会副理事长、北京大学医学部睡眠医学中心副主任高雪梅对《报告》做深度解读。据介绍，《报告》数据源于 2022 年中国社会心态调查。这一调查由中国社会科学院社会学研究所社会心理学研究中心在 2022 年 7—11 月组织实施。根据第六次全国人口普查数据，在全国 30 个省（自治区、直辖市）进行分层抽样和 PPS 概率抽样，抽取 145 个县（市、区）的 314 个城镇社区，对其中在现地址居住 6 个月及以上、18～70 周岁的居民进行抽样调查。受疫情影响，截至 2022 年 10 月调查了 265 个城镇社区，调查计划执行率为 84.39%，获得 6 168 份有效问卷。

《报告》显示，就不同群体的睡眠状况而言，民众的睡眠时长有待增加、睡眠质量自评有待提升。2022 年，受访者每晚平均睡眠时长为 7.4 h，近半数受访者每晚平均睡眠时长不足 8 h（47.55%），16.79% 的受访者每晚平均睡眠时长不足 7 h。受访者睡眠质量自评均值为 3.11，大部分受访者的睡眠质量自评为"尚好"或"非常好"（占比为 89.60%），有 22.60% 的受访者的睡眠质量自评为"非常好"，有 10.40% 的受访者的睡眠质量自评为"不好"或"非常差"；随着年龄的增长，总体上受访者的睡眠时长呈缩短趋势，睡眠质量自评呈下降趋势。男性受访者和女性受访者的每晚平均睡眠时长差异不大，但男性受访者比女性受访者的睡眠质量自评略高。随着收入的增长，总体上受访者睡眠时长呈倒 U 形分布，而睡眠质量自评则呈上升趋势。不同受教育程度群体的睡眠时长、睡眠质量自评存在一定差异；研究生及以上学历群体的睡眠时长偏短、睡眠质量自评偏低，其中有 25.71% 的受访者的睡眠质量自评为"不好"，这使研究生及以上学历群体成为与低受教育程度群体（小学及以下群体）类似的"睡眠剥夺群体"。对比不同主观社会阶层受访者的睡眠状况可发现，随着主观社会阶层的上升，受访者的每晚平均睡眠时长逐渐增加，睡眠质量自评逐渐上升。对比不同户口受访者的睡眠状况可发现，二者无显著差异，城市受访者的睡眠质量自评比农村受访者略高。

（来源：《中国睡眠研究报告 2023》，光明网，2023 – 03 – 20。）

思考：
你认为为什么睡眠问题值得重视？

第一节　睡眠及其作用

一、睡眠及其类型

睡眠是跟清醒相对的意识状态，是人们日常生活中比较熟悉的活动之一。睡眠是指一种自然且可逆的状态，通常表现为身体对周围环境反应减弱，相对不活动，对感觉刺激的阈值上升，骨骼肌松弛以及运动减少或者消逝，并保持特异睡眠姿势，伴有意识丧失但可以觉醒过来。

人类的睡眠由两个核心睡眠阶段组成：慢波睡眠（slow wave sleep，SWS）和快速眼动（rapid-eye-movement，REM）睡眠，这两个阶段作为一个组合，以循环的方式交替进行，多次反复，如图 4 – 1 所示。在人类夜间睡眠的早期阶段，慢波睡眠占主导地位，并伴随着睡眠时长的强度而有所减弱。快速眼动睡眠在睡眠结束阶段会变得比较强烈和广泛。慢波睡眠的特征是缓慢的高振幅脑电图振荡，处于该阶段的个体各种感觉功能减退，意识丧失。而快速眼动睡眠的特点是类似觉醒的低振幅振荡的大脑活动，伴随快速的眼球活动和肌肉无力。

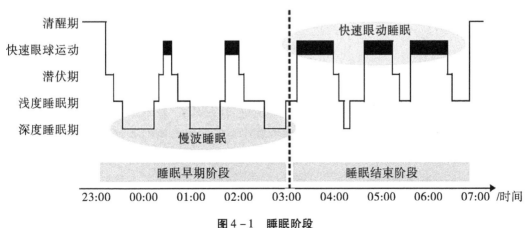

图 4 – 1　睡眠阶段

二、睡眠的作用

睡眠是生活中极其重要的组成部分，每个人的一生有三分之一的时间是在睡眠中度过的，良好的睡眠既是保障身心健康的重要基础，更是维持大脑体力、保持人体健康极其重要的前提条件。睡眠在促进健康方面起着至关重要的作用。研究表明，睡眠障碍对传染病的罹患风险、包括心血管疾病和癌症在内的几种主要疾病的发生和发展以及抑郁症的发病率有着强大的影响。对于成年人来说，睡眠可能维持着机体每一个主要的生理系统，包括免疫、新陈代谢、体温调节、内分泌和心血管功能。同时，睡眠也会影响许多认知和情感神经过程，比如学习和记忆、情绪管理、注意力、动机、决策和运动控制。由此可见，睡眠是一种对健康至关重要的恢复性行为，具体表现为以下几方面。

（一）影响身心健康状态

睡眠跟个体的总体健康状态紧密联系。睡眠不足之后，中枢神经系统的许多基因会改变表达，其中很多是负责胆固醇合成酶和脂质转运蛋白。睡眠不足也跟肥胖症、糖尿病、葡萄糖不耐症或者心血管疾病息息相关。睡眠紊乱可能会导致一些精神疾病的发展，比如焦虑症和忧郁症。学者通过研究和实践发现，一些睡眠紊乱的治疗可能对精神疾病有一定的积极作用。由此可见，充足良好的睡眠对个体的身心健康都有一定程度的影响。

（二）保存能量，促进新陈代谢

睡眠的一些功能对个体的新陈代谢至关重要。睡眠时人体基础代谢维持在较低水平，同时体温降低，这样有助于恢复清醒时产生的能量损失，耗能较少。在睡眠的慢波睡眠中，会减少葡萄糖的需求。睡眠时降低的能量需求可能是因为睡眠时肌肉张力不足或者松弛，清醒状态下活跃的肌肉会消耗很多的能量。在睡眠状态下中枢神经系统的许多基因会改变转录，其产物参与复杂大分子的合成，会影响清醒状态的神经递质的恢复。由此可见，睡眠对于保持低能量需求的状态很重要，有助于储存能量和保证清醒时机体新陈代谢正常工作。

（三）增强免疫

正常的睡眠对保障机体的免疫系统十分重要，长期睡眠不好会显著影响机体的防御能力。慢波睡眠中的深度睡眠具有增强机体免疫力的功能。有多位学者研究并证实了睡眠和免疫系统的潜在关系，有学者研究发现睡眠对个体免疫接种之后的抗体滴度有积极的影响。

（四）促进神经发育

特定的睡眠阶段可能在神经发育中发挥作用，研究发现快速眼动阶段具有这个功能，特别在胎儿发育阶段中快速眼动阶段可以提供内源性刺激。

（五）增强记忆

睡眠是记忆巩固和维持的重要阶段。根据主动系统巩固理论，陈述性记忆尤其会在睡眠阶段的非快速眼动阶段被巩固并整合到现有的知识网络中。近年关于记忆过程的理论提出，清醒状态、非快速眼动阶段和快速眼动阶段的连续的状态有助于建立记忆模式，包括记忆细节的巩固和将新记忆整合到已有知识网络中，也就是决策和行为。

三、睡眠障碍

睡眠障碍是指患者由于某些原因没办法入睡或者睡眠过多感到痛苦的状态，睡眠与觉醒的时间节律紊乱，导致很难进行日常的社会生活。根据《精神疾病诊断与统计手册》（DSM‐5），睡眠障碍症有失眠症、嗜睡症、猝睡症，与呼吸相关的睡眠障碍症包括阻塞性睡眠呼吸中止呼吸不足、中枢性睡眠呼吸中止、与睡眠有关的肺泡通气低下、日夜节律睡醒障碍症，类睡症包括非快速眼动睡眠障碍症、梦魇症、快速眼动睡眠行为障碍症、腿部不宁症候群、物质/医药引发的睡眠障碍症。以下为上述多种睡眠障碍的诊断标准。

（一）失眠症（insomnia disorder）

（1）主要的抱怨是不满意睡眠的质量，伴随以下至少一个症状：
①难以入睡；②维持睡眠困难，频繁醒来或醒来之后难以入睡；③清晨很早醒，无法再睡觉。
（2）引起临床上显著苦恼或社交、职业、教育、学习、行为或其他重要领域功能受损。
（3）每周至少有3个晚上难以睡眠。
（4）难以睡眠的情况至少3个月。
（5）尽管有足够的机会睡眠，还是会出现难以睡眠的情况。
（6）失眠无法以不发生于另一睡眠障碍症的病程做更好的解释。
（7）失眠无法归因于某物质的生理效应所导致。
（8）共存的精神疾病和身体病况，无法适当解释失眠。

（二）阻塞性睡眠呼吸暂停低通气综合征（obstructive sleep apnea hypopnea，OSAHS）

出现（1）或（2）其中之一的症状：
（1）多导睡眠图（polysomnography，PSG）检查显示至少每小时睡眠中出现5次阻塞性呼吸中止或每小时睡眠至少5次呼吸不足，和以下睡眠症状之一：①夜间呼吸干扰，比如打鼾、喷鼻息、喘气或在睡眠时呼吸中止；②无法以另一精神疾病做更好解释：白天嗜睡、疲劳或尽管有足够机会睡觉，但睡眠不能恢复体力，不是由另一身体病况所引起。

（2）无论伴随症状如何，PSG 显示每小时睡眠呼吸中止或出现呼吸不足 15 次或以上。

（三）不安腿综合征（restless legs syndrome，RLS）

（1）一个移动腿部的冲动，通常伴随有腿部不舒服、不愉快的感觉，有以下各项特点：①在休息或不活动的期间，移动腿部的冲动开始或恶化；②移动腿部的冲动，借着动作部分或完全缓解；③移动腿部的冲动在傍晚或晚上比白天情况恶化，或仅发生在傍晚或晚上。

（2）准则（1）的症状每周至少出现 3 次，并共持续至少 3 个月。

（3）准则（1）的症状都伴随着临床上显著苦恼或社交、职业或其他重要领域功能减损。

（4）准则（1）无法归因另一精神疾病或身体病况，也不能用一种行为状况更好解释。

（5）症状无法归因于物质滥用或医药的生理效应所致。

（四）发作性睡病（narcolepsy）

同一天反复出现一个无法抗拒睡眠需求的阶段，陷入睡眠或小睡。在过去 3 个月中每周至少出现 3 次。至少出现以下其中一项：

（1）猝倒发作，定义为①或②，每个月至少发生数次：①个人有长期的疾病，会短暂发作，在意识清醒时因大笑或开玩笑而突然丧失两侧肌肉的张力；②于儿童或在 6 个月内发病的人身上，没有任何明显的情感触发原因而自发性做鬼脸、张开下巴并伸舌头或整体肌张力低下。

（2）缺乏下视丘泌素，需测量脑脊髓液的下视丘泌素－1 免疫反应值。脑脊髓液的下视丘泌素数值低，不是在急性脑损伤、发炎或感染的情况下被观察到。

（3）多导睡眠图显示快速眼动睡眠潜伏期小于或等于 15 min，或多重睡眠潜伏期显示：平均睡眠潜伏期小于或等于 8 min，或两个或更多的快速眼动期间的时间。

（五）日夜节律睡眠障碍（circadian rhythm sleep-wake disorders）

（1）主要因为日夜节律系统的改变，或内因性日夜节律和个人的生理环境或社会或专业形成所造成的睡醒时间不协调所造成的持续或反复的睡眠中断模式。

（2）睡眠中断导致过度嗜睡或失眠，或两者都有。

（3）睡眠困扰引起临床上显著苦恼或社交、职业或其他重要领域功能减损。

第二节 老年人的睡眠现状及影响因素

一、老年人睡眠现状

根据我国第七次全国人口普查的结果，2020 年，大陆地区 60 岁及以上的老年人口总量为 2.64 亿人，已占到总人口的 18.7%。从人口结构看，近 10 年间，中国已跨过了第一个快速人口老龄化期，我们很快还需应对一个更快速的人口老龄化期。老年人的健康问题得到越来越广泛的关注。睡眠问题作为常见的健康问题，普遍存在于老年人群体中，近 10 年来关于老年人睡眠障碍的研究热度也持续增加，失眠、睡眠障碍相关的抑郁、焦虑等心理问题以及相关危险因素的调查研究是国内外老年人睡眠障碍领域的共同研究热点。随着年龄的增加，睡眠的宏观结构（比如睡眠时长和睡眠阶段）和微观结构（比如睡眠震荡的数量和质量）都会发生相应的变化，包括睡眠时间提前、更加早起、睡眠潜伏期变长、睡眠整体时间变短、睡眠碎片增加、睡眠过程中觉醒和浅睡时间更多、睡眠过程中慢波睡眠的数量减少，如图 4-2 所示。国外研究显示，有 28% 的老年人患有睡眠障碍。学者研究我国城乡社区 60 岁及以上老年人睡眠质量，睡眠质量差检出率为 30%，存在睡眠问题的前 3 个因子主要是睡眠效率差、入睡时间 ≥30 min 和睡眠时间 <6 h。生理方面，老年人睡眠能力下降，深睡眠比例下降，浅睡眠比例上升，年龄越大，睡眠越浅。

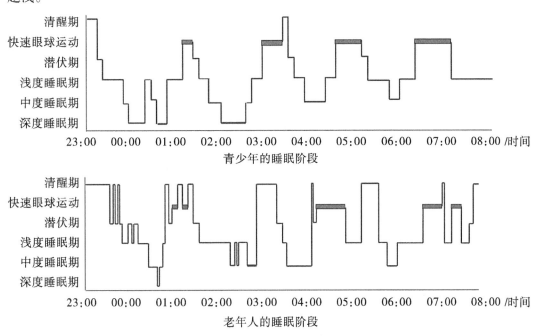

图 4-2 不同年龄的睡眠阶段

老年群体常见的睡眠改变为睡眠、觉醒改变，比如睡眠阶段和睡眠周期的改变、睡眠觉醒节律的改变。老年群体常见的睡眠问题包括继发性失眠和原发性失眠。脑血管疾病、癌症、风湿疾病等容易继发失眠，阿尔茨海默病患者清醒的频率和时间均增加，同时 REM 和 SWS 睡眠减少。其次某些药物和物质也会诱发失眠，抗精神病药物抑制 REM 睡眠，含有抗组胺成分的非处方药物也会破坏睡眠结构。原发性失眠包括《精神疾病诊断与统计手册》（DSM－5）提到的多种睡眠障碍，老年人比较常见的睡眠障碍有阻塞性睡眠呼吸暂停低通气综合征、不安腿综合征、发作性睡病、日夜节律睡眠障碍等。

了解老年人睡眠方面的现状，不仅可以让老年人群体更清楚了解自己的睡眠特点，也可以为老年人提供参考依据，帮助老年人更好改善睡眠，促进老年人积极、健康面对晚年，符合"健康老龄化"和"积极老龄化"的口号。

二、老年人睡眠影响因素

老年人由于生理老化、疾病等因素，容易出现睡眠问题。不过，日常生活的变化可能也会引发睡眠问题。为了改善老年人的睡眠情况，可以从以下 5 个影响因素进行考虑。

1. 年龄

随着年龄的增长，老年人体力工作及活动量有所降低，所需要的睡眠时间会随之减少。同时，老年人的睡眠周期跟其他年龄阶段也不一样。

2. 环境变化

老年人对睡眠环境的要求比较严格，睡眠浅、容易醒，因此环境嘈杂、光线较亮的环境更容易影响老年人的睡眠。

3. 心理因素

居家养老老人的睡眠质量与情绪低落呈显著负相关，老年人的活动范围缩小，交往范围也随着活动范围缩小而缩小，同时，一些同龄朋友逐渐去世，这可能导致老年人缺乏倾诉的对象。子女远离身边也可能导致老年人由于无法得到有效照顾或无法承担孙辈教育而产生心理压力，导致情绪不稳定，影响睡眠。

4. 生活方式

老年人可能面临退休等问题，社会角色的变化可能导致在家里生活的时间变多，比较少跟外面接触，从而导致与他人交流的机会相对变少，可能会减弱体内生物钟机制。研究发现，每天喝茶是睡眠质量的危险因素，可能与茶叶中含有咖啡因等物质所产生的醒神作用有关。同时吸烟与老年人睡眠质量也有关系。另外，老年人在退休后面临生活方式和习惯的改变，体力活动减少、久坐不动等行为易导致体重上升，增加肥胖的发生率，引发肺部疾病，进而影响老年人睡眠质量。

5. 生理健康状况

研究发现，患有糖尿病、消化系统疾病或者肌肉骨骼疾病会增加老年人睡眠质量差的风险，疼痛感越强的老年人越有睡眠障碍加重的趋势。躯体疼痛、患有慢性病等身体不适感，可能会阻碍老年人进入睡眠需要的放松状态。同时，因疾病所服用的某些药物也会影响老年人的睡眠质量。

第三节 老年人睡眠问题的诊断、预防与治疗

一、老年人睡眠问题的诊断

（一）全面了解患者的健康史

医护人员应该详细了解患者的健康史，比如高血压、冠心病等诊断及用药情况，排除身体各种疾病或其他精神疾病所引发的症状，比如焦虑症患者、抑郁症患者也常伴有睡眠问题。

（二）问诊

医护人员询问患者的入睡状况（上床时间、入睡情况）、睡眠的持续情况、每天的睡眠时间、夜间醒来的情况及原因、做梦的情况等；同时，也可多方面收集患者家人、同寝室居住人员的反馈。

（三）采用标准化量表

比如采用匹兹堡睡眠质量指数（Pittsburgh sleep quality index，PSQI）、失眠严重指数量表（insomnia severity index，ISI）、Epworth 嗜睡量表（Epworth sleepiness scale，ESS）、阿森斯失眠量表（Athens insomnia scale，AIS）等进行主观睡眠评估。量表见附录四。

（四）睡眠日记

鼓励患者记录每天的睡眠情况，包括上床时间、认为睡眠的时间段、使用药物的时间、饮食与排泄、睡醒时的心情等，记录时间至少持续一周。如图 4 - 3 所示。

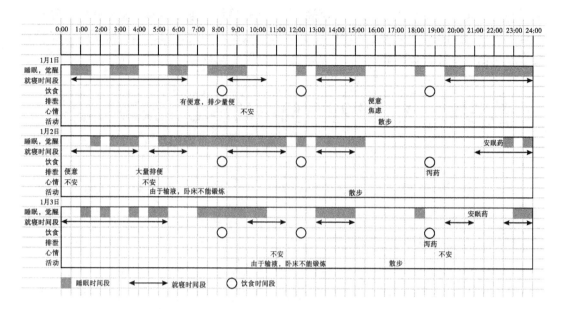

图 4-3　睡眠日记

（五）医学检查

借助一些检查比如多导睡眠图监测（见图 4-4）等。多导睡眠图是最常用的客观评估工具，主要用于梦境研究、睡眠和睡眠呼吸暂停综合征的诊断。通过夜间连续的呼吸、动脉血氧饱和度、脑电图、心电图、心率等指标的监测，可以了解患者有无呼吸暂停、暂停的次数、暂停的时间、发生暂停时最低动脉血氧值及对身体健康影响的程度，是国际公认的诊断睡眠呼吸暂停低通气综合征的金标准。PSG 可以检测到受试者在睡眠过程的多项生理指标，能够客观量化地评估受试者的睡眠情况。

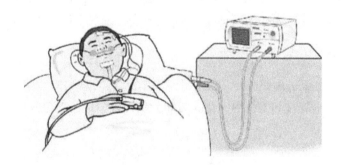

图 4-4　多导睡眠图监测

二、老年人睡眠问题的预防与管理

睡眠时间过长、过短都会影响老年人的生活质量。英国某研究团队进行的荟萃分析研究发现，每晚睡眠7~8 h的人死亡率最低，美国睡眠基金会认为这也是最佳的老年人夜间睡眠时间。老年人的睡眠特点有其年龄段的独特性，可考虑结合个体的身体状况和生活习惯，从以下几方面改善睡眠，以使其达到推荐的睡眠时长和良好的睡眠质量。

（一）饮食调理

日常饮食以清淡为宜，吃易消化食品，忌辛辣刺激及肥甘厚腻的食物，避免使用咖啡因、香烟、酒精等物质，饮茶要适量并把握好饮茶时间，避免睡前饮茶。规律饮食，三餐适当分配，避免进食过多或过饱，睡前不宜饮太多水和吃东西，包括含水分多的水果，减轻胃肠负担，避免频繁起夜影响睡眠。

（二）失眠老人的护理

陪伴家属可以注意观察老人的睡眠，及时查找原因。护理是我国老年人睡眠障碍研究领域的热点之一，实施护理干预可以有效改善睡眠障碍老年人的睡眠质量。由于药物干预出现的副作用对老年人影响较大，针对老年患者应首先考虑非药物干预措施，作为主要实施者的护理人员发挥着重要作用。研究表明，利于睡眠的住院环境和医务人员的教育相结合是针对老年人睡眠障碍最有效的干预策略。应当加强老年人群体的睡眠健康护理工作，将睡眠健康护理纳入睡眠障碍群体的日常管理中。

（三）认知行为干预

当前证据表明，在众多非药物干预失眠治疗方法中，认知行为干预是具有最多实证研究支持其疗效的方法。其主要分为睡眠限制、刺激控制、放松训练、睡眠卫生和认知疗法，由于它结合了行为睡眠医学和心理治疗原理，需要指导或实施者接受相应的实操训练和培训。刺激控制疗法主要基于条件反射的原理，将床和睡眠联结起来，如果在晚间无法睡眠的时候就离开床/卧室，但是这一策略对于某些行动不便的老年人群体需慎重使用。睡眠限制主要是通过减少个体在床上醒着的时间，使其在床上的时间尽量接近实际睡眠时间。认知行为干预是一种心理治疗的方法，主要帮助个体留意、识别、评估和更有效回应一些不当的想法和信念，减少对失眠的担心和焦虑情绪。放松训练是指身体和精神由紧张状态朝向松弛状态的过程。放松主要是消除肌肉的紧张。睡觉前可以通过呼吸放松法、肌肉放松法、静坐冥想等放松训练抑制兴奋，使个体放松，降低警醒水平，促进睡眠。

（四）生活方式的改善

生活方式的改善是睡眠障碍干预的方案之一，除了医疗和精神心理因素外，疼痛、房间温度高低、久坐以及不适当的生活方式和环境也会影响夜间睡眠，从而导致睡眠障碍和睡眠节律紊乱。

在生活中，要保持舒适的睡眠环境，睡觉前调整屋内的空气湿度和温度，关灯拉窗帘（有条件的话避光），降低房间的亮度，根据实际情况关门窗，适度通风，保证空气清新，同时创造静音的睡眠环境，降低睡觉期间多次醒来的可能性。保证床的舒适性和干净度，挑选适宜的床垫、被子和枕头，有利于全身放松，帮助提高睡眠质量。

体育锻炼可以减轻老年人的焦虑程度，放松机体，改善老年人的睡眠质量。研究表明，通过中国传统锻炼如太极拳、八段锦等老年人可减轻疲惫感，舒缓压力，促进深度睡眠。传统运动健身项目可帮助老年人改善主观睡眠质量、减少入睡所需要的时间、提高睡眠效率，可能是由于运动可以增加能量消耗，促进大脑释放内啡肽，提高机体的新陈代谢，促进机体深度睡眠。同时，体育锻炼可以使老年人身体放松以及提高核心体温，帮助老年人更快进入睡眠状态以及维持睡眠。老年人可根据睡眠问题的维度不同，选择相应的运动方式，促进自身的睡眠质量。日常生活中，应当鼓励老年人进行适当的体育锻炼，比如打太极拳、八段锦健身气功、散步、有氧运动等（见图4-5），促进体内血液循环和新陈代谢。但是要避免在睡前进行剧烈运动，以免影响睡眠。

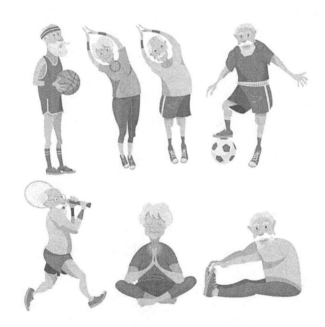

图4-5　老年人体育锻炼

（五）建立良好的睡眠卫生习惯

对睡眠要有正确的认识，养成规律的作息时间，保证固定的睡眠时间，白天适量进行运动，避免午睡时间过长，在睡觉前避免长时间使用电子产品以免过度兴奋，影响入睡时间，比如看电视、玩手机等。

指导老年人通过深呼吸和冥想等缓解睡前紧张，养成睡前放松的习惯。

（六）西医药物治疗

如果老年人出现了睡眠问题，建议选择有睡眠专科的医院就诊，寻求专业医生的帮助，制定合理的治疗方案。因为老年人对药物的反应和代谢与其他年龄阶段的人不一样，老年人在进行药物治疗时，应当注意药物的副作用对睡眠产生的影响，有些药物可能会导致嗜睡或失眠，应该严格遵医嘱服药，不要盲目自行服用药物，同时在医生的指导下调整用药时间和用药量，尽可能选择半衰期较短和白天镇静作用较少的药物，能单用就不联用。常用的药物有以下几类：

1. 非苯二氮䓬类药物

包括唑吡坦、右佐匹克隆等。对于患有慢性阻塞性肺病和轻中度阻塞性睡眠呼吸暂停的老年失眠患者来说，唑吡坦较为安全。但是唑吡坦可能会引起包括遗忘、头晕、恶心等副作用，不规范停药也会引起症状反弹。右佐匹克隆有中枢抑制作用，起效比较快，应当在睡前服用，切记不能与酒精一起服用，服药之后应当尽量避免危险性动作，比如驾驶等。

2. 苯二氮䓬类药物

包括艾司唑仑、阿普唑仑、氯硝西泮、地西泮、劳拉西泮等。对于老年患者来说，长期服用该类药物可能会产生依赖，同时患者服用该类药物之后可能会出现嗜睡、腹胀、跌倒等副作用，所以老年人应当遵医嘱谨慎使用，避免长期使用。

3. 褪黑素类药物

褪黑素具有改善睡眠的作用，褪黑素缓释剂能够提高部分生理状态下的褪黑素水平。

4. 抗抑郁药物

包括多塞平、曲唑酮、米氮平、选择性5－羟色胺再摄取抑制剂、5－羟色胺和去肾上腺素再摄取抑制剂等。多塞平可用于治疗睡眠维持困难性失眠，但会导致心血管系统的副作用，老年人应该小心使用；曲唑酮可帮助缩短入睡时间、延长慢波睡眠，服用过程应注意低血压的不良反应；米氮平能有效改善睡眠结构，但肥胖的老年患者应谨慎使用，该药物对体重增加的副作用比较明显；选择性5－羟色胺再摄取抑制剂、5－羟色胺和去肾上腺素再摄取抑制剂可以治疗抑郁、焦虑等障碍，从而改善患者的失眠症状。

（七）中医治疗

针药结合可以改善失眠症认知功能。中医学认为，中医体质与睡眠质量具有相关性，良好的睡眠有利于维持人阴阳平衡，气血和畅，五脏安和。中药干预中有一些经典方剂，比如心火亢盛—朱砂安神丸、肝郁化火—龙胆泻肝汤、痰热内扰—黄连温胆汤、胃气不和—保和丸、阴虚火旺—黄连阿胶汤、心胆气虚—安神定志丸等，同时服用中成药包括乌灵胶囊、百乐眠胶囊、柏子养心丸等也有利于改善睡眠情况。非药物干扰中，中医一般使用体针、头皮针、灸法、推拿、拔罐、穴位敷贴等方式。

（八）物理干预

失眠障碍常用的物理治疗方式有经颅磁刺激、光照疗法等。

1. 经颅磁刺激

患者可在医生的指导下通过经颅磁刺激进行治疗。经颅磁刺激是一种非侵入性的磁刺激，通过磁场调节大脑皮层的兴奋度。失眠时，大脑皮层处于高兴奋状态，低频刺激可以有效改善睡眠质量。

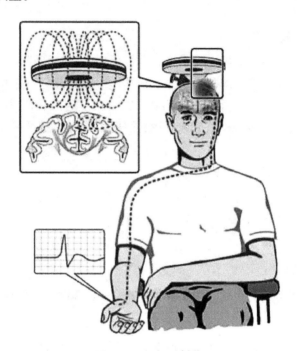

图 4-6 经颅磁刺激

2. 光照疗法

光刺激影响位于下丘脑控制昼夜节律的视交叉上核，抑制松果体褪黑素的分泌。光照疗法是指将患者置于光源下，通过强光照射患者的皮肤，帮助建立和巩固规律的睡眠周期，对睡眠障碍有一定的辅助治疗作用。

（九）社会支持

社会支持一般指来自家庭、亲友和社会其他方面（团体、社区等）对个体精神和物质上的慰藉、关怀、尊重和帮助。研究表明，社会支持水平越高，睡眠障碍率越低。社会支持可以丰富老年人的信息来源，增加引发健康相关行为（如睡眠习惯等）的负面影响。良好的社会支持有利于个体应对突发事件以及各种困难情境。

在家庭方面，家庭成员应该多给予老年人积极的关怀，减少老年人心理压力，多沟通交流；鼓励老年人培养自己的兴趣爱好，比如下象棋等，使老年人在活动中陶冶情操，增加生活乐趣，与外界多交流。社区等可以给予老年人适当的社会支持，包括组织相关活动、讲座等。

（十）心理调节

老年人的精神状态也会影响睡眠，在日常生活中可以进行适当的心理调节，放松心情，避免思虑过度。老年人往往面临更多的生活压力和情绪波动，可以通过与他人交流、参加社交活动、进行放松训练等方式来积极应对压力，缓解情绪。同时，面临社会角色的变化，老年人可以重新安排自己的工作、学习和生活。

（十一）健康教育

可以借助小组宣传、座谈会、社区健康教育活动、微信公众号推送、健康宣传册等方式进行健康教育，教育内容包括但不限于睡眠障碍的病因、临床表现、治疗目标、有效干预和治疗手段等。通过健康教育的方式，帮助老年人正确认识睡眠障碍，提高自我的管理能力和睡眠质量。

防护小贴士

1. 注意老年人睡眠卫生：养成规律的作息时间。
2. 维持良好的睡眠环境：睡眠环境避光、通风，保持空气流通。
3. 适当合理饮食：睡觉前不要吃太饱以及喝太多水，控制咖啡因比如茶、咖啡、奶茶等摄入。
4. 适当做户外运动，比如散步、打太极等。

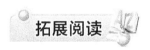

拓展阅读

智慧睡眠监测技术

随着科技的不断发展，人工智能逐渐渗透到生活的方方面面。特别是在老龄化日益严重的今天，智慧养老成了大家关注的焦点。智慧养老是指利用物联网、云计算、大数据、智能硬件等新一代信息技术产品，实现个人、家庭、社区、机构与健康养老资源的有效对接和优化配置，推动健康养老服务智慧化升级，提升健康养老服务质量效率水平。在智慧养老中，睡眠监测技术是其中一大重要板块。睡眠监测技术是评估睡眠质量、发现影响睡眠因素从而改善睡眠的重要手段。其通过对老年人睡眠过程中的生理指标进行实时采集与分析，以评估其睡眠质量。监测指标包括心率、呼吸、血氧饱和度、脑电波等活动数据。通过对这些数据的分析，可以了解老年人的睡眠状况，为其提供个性化的睡眠建议。

当前的监测方式主要可分为接触式和非接触式两种监测方式。其中非接触式监测方式根据传感器类型和采集的信号的不同又可分为基于声音的睡眠监测方式、基于雷达的睡眠监测方式以及基于床上用具的睡眠监测方式等。

一、接触式

早期的睡眠监测设备大都采用接触式的方式采集睡眠数据，多导睡眠仪是最具代表性的接触式监测仪器。在使用多导睡眠仪监测睡眠时，需要在受测者身上安装大量电极，记录一整晚的睡眠过程，采集多种生理信息。还有将智能手环等接触式睡眠监测设备佩戴在受测者手上或身上，实时采集睡眠数据。

二、非接触式

基于声音的睡眠监测方式是指音频传感器通过采集人体夜间睡眠时的音频信号，得到包含呼吸声的音频信号，通过算法来检测呼吸事件得到人体生理参数。

基于雷达的睡眠监测方式利用多普勒定理对得到的雷达回波进行信号处理，从而提取出相应的呼吸、心跳以及体动信号。

基于床垫的睡眠监测方式可以内置传感器，床垫压力感应器可以精准地记录老年人的睡姿、翻身、起床等状态，可全面监测睡眠过程中的生理指标。

附录四

一、匹兹堡睡眠质量指数量表（PSQI）

由美国匹兹堡大学精神科医生伯伊斯（Buysse）博士等编制、刘贤臣等翻译成中文的匹兹堡睡眠质量指数量表是应用较广的用于评价个体最近一个月的睡眠质量好坏的主观评定量表。该量表适用于睡眠障碍患者、精神障碍患者评价睡眠质量，同时也适用于一般人睡眠质量的评估。

1. 近1月，晚上通常是_____点睡觉？（请以24小时制数字形式填写）
2. 在最近一个月中，你每晚通常要多长时间才能入睡？（从上床到入睡）_____。
①≤15 min　②16~30 min　③31~60 min　④>60 min
3. 近1月，早上通常_____点起床？（请以24小时制数字形式填写）
4. 近1个月，每夜通常实际睡眠_____小时。（不等于卧床时间）
5. 近1个月，因下列情况（见表4-1）影响睡眠而烦恼的次数：［矩阵单选题］

表4-1

项　目	无	<1次/周	1-2次/周	>=3次/周
a. 入睡困难（30 min 内不能入睡）				
b. 夜间易醒或早醒				

续上表

项　目	无	<1 次/周	1－2 次/周	>＝3 次/周
c. 夜间去厕所				
d. 呼吸不畅				
e. 咳嗽或鼾声高				
f. 感觉冷				
g. 感觉热				
h. 做噩梦				
i. 疼痛不适				
j. 其他影响睡眠的事情				

注：其他影响睡眠的事情是：＿＿＿＿＿＿＿＿＿＿＿＿＿＿＿＿＿＿＿＿＿＿＿。

6. 近1月，总的来说，您认为自己的睡眠［单选题］

①很好　②较好　③较差　④很差

7. 近1月，你用催眠药的情况［单选题］

①没有　②<1 次/周　③1～2 次/周　④≥3 次/周

8. 近1月，你常感觉到困倦吗？［单选题］

①没有　②1 次/周　③1～2 次/周　④≥3 次/周

9. 近1月，你感到做事的精力不足吗？［单选题］

①没有　②<1 次/周　③1～2 次/周

二、失眠严重指数量表（ISI）

失眠严重指数量表是对最近两周自我认知失眠症状的自评测量工具，相比于 PSQI，该量表针对性地评估了失眠严重程度。量表总共7个条目，每个条目0～4分，分值越高代表失眠程度越严重。总分28分，0～7分代表无显著失眠，8～14分代表亚失眠状态，15～21分代表临床失眠（轻度），22～28分代表严重失眠。（见表4－2）

表4－2　失眠严重指数量表

项目	选项					分值
1. 入睡困难	无 0	轻度 1	中度 2	重度 3	极重度 4	
2. 睡眠维持困难	无 0	轻度 1	中度 2	重度 3	极重度 4	
3. 早醒	无 0	轻度 1	中度 2	重度 3	极重度 4	

续上表

项目	选项					分值
4. 对你目前的睡眠模式满意/不满意程度如何?	非常满意 0	满意 1	不太满意 2	不满意 3	非常不满意 4	
5. 你认为你的失眠在多大程度上影响了你的日常功能?	无 0	轻度 1	中度 2	重度 3	极重度 4	
6. 你的失眠问题影响了你的生活质量,你觉得在别人眼中你的失眠情况如何?	无 0	轻度 1	中度 2	重度 3	极重度 4	
7. 你对目前的睡眠问题的担心/痛苦程度如何?	无 0	轻度 1	中度 2	重度 3	极重度 4	
总　分						

三、Epworth 嗜睡量表（ESS）

Epworth 嗜睡量表由澳大利亚墨尔本的埃普沃思（Epworth）医院设计,是一种简便地自我评估白天嗜睡程度的量表。

指导:在以下情况中你会犯困吗?在近几个月的生活中,假如你最近经历过以下某些事情,也请你尝试填上它们会给你带来的影响。从表 4-3 中选出你最有可能的情况（0 分:从不打瞌睡;1 分:轻度可能打瞌睡;2 分:中度可能打瞌睡;3 分:很可能打瞌睡）。

表 4-3　Epworth 嗜睡量表

情况	打瞌睡的可能				分值
	从不打瞌睡	轻度可能	中度可能	很可能	
1. 开会或坐着阅读书刊					
2. 看电视					
3. 公共场所坐着不动（如在戏院看戏或上课）					
4. 作为乘客在公共汽车或私家车坐 1 h,中间不休息					
5. 下午躺着休息时					
6. 坐下与人谈话					

续上表

情况	打瞌睡的可能				分值
	从不打瞌睡	轻度可能	中度可能	很可能	
7. 餐后安静地坐着					
8. 塞车时停车数分钟					
总　分					

评分标准：

该量表要求受试者报告在不同时段不同情景下打瞌睡的可能性来评估其日间嗜睡程度。评分结束后，将所有场景的分值进行累加，得出被评估者的嗜睡总分。嗜睡总分的范围是 0～24 分，嗜睡总分越高，表示被评估者的嗜睡程度越严重。根据嗜睡总分，可以将被评估者的嗜睡程度分为以下五个等级：0～5 分表示正常嗜睡程度，6～10 分表示轻度嗜睡状态，11～12 分表示中度嗜睡状态，13～15 分表示较重嗜睡状态，16～24 分表示严重嗜睡状态。

四、阿森斯失眠量表（AIS）

阿森斯失眠量表于 1985 年由美国俄亥俄州立大学医学院设计，帮助人们评估失眠情况。该量表由于自测结果准确且使用方便，在临床上得到广泛应用，成为国际医学界公认的评价失眠的标准量表。量表共 8 个条目，每个条目从无到严重分为 0～3 分四级评分，总得分在 0～24 分。总评分 <4 分为无睡眠障碍，总评分为 4～6 分为可疑失眠，总评分 >6 分为失眠。

注意： 题目的答案无对错之分，你不需要考虑哪个答案"应该"更好，而是凭你心里的第一反应做出选择。

表 4 - 4　阿森斯失眠量表

项目	选　　项				分值
1. 入睡延迟（关灯后到入睡的时间）	0：没有问题（ <10 min）	1：轻微（10～30 min）	2：明显（30～60 min）	3：显著或基本没睡（ >1 h）	
2. 夜间睡眠中断（每晚醒来次数）	0：没有问题（ <1）	1：轻微（ <2）	2：明显（ <4）	3：显著或基本没睡（ >4）	
3. 早醒	0：没有问题	1：轻微	2：明显	3：显著或基本没睡	
4. 睡眠时间	0：没有问题	1：轻微不足	2：明显不足	3：显著或基本没睡	

续上表

项目	选　项				分值
5. 对总体睡眠质量评价（不论睡眠时间长短）	0：没有问题	1：轻微不足	2：明显不足	3：显著或基本没睡	
6. 对白天情绪的影响	0：没有问题	1：轻微影响	2：明显影响	3：显著影响	
7. 对白天功能的影响（身体与心理）	0：没有问题	1：轻微影响	2：明显影响	3：显著影响	
8. 白天困意情况	0：没有问题	1：轻微	2：明显	3：强烈	
总　分					

第五章
跌倒的风险与管理

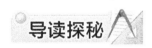

银发浪潮加速来袭，我们做好准备了吗？

据统计，截至 2019 年底，我国 60 岁及以上人口已超过 2.5 亿，占比超 18% 。我国人口老龄化现象日益严峻，老年群体越来越受到社会的关注。中国疾病监测系统的数据显示，跌倒已成为我国 65 岁以上老年人因伤致死的首位原因。根据测算，我国每年有 4 000 多万老年人至少发生 1 次跌倒，其中约一半发生在家中。

2019 年 6 月 11 日，在国家卫健委发起的"老年健康宣传周"期间，由国家卫健委老龄健康司指导、中国老年学和老年医学学会主办、安馨养老支持的"全国老龄健康传播与促进行动 2019（敬老孝老，防跌倒，家安心）"项目启动，并由中国老年学和老年医学学会老龄传播分会、中国疾控中心慢病中心、国家卫健委北京老年医学研究所等七家机构联合发布《老年人防跌倒联合提示》（以下简称《提示》），呼吁全社会从强化老年人个人意识、促进居家适老化改造等方面努力，重视跌倒对老年人健康和生命的严重威胁。

2020 年 7 月，民政部等 9 部门联合印发《关于加快实施老年人居家适老化改造工程的指导意见》（以下简称《指导意见》），结合近年来一些省市先行开展的有益探索、各方期待，将适老化改造在全国范围内快速推广。《指导意见》指出：促进养老服务基础设施建设，其中包括实施老年人居家适老化改造工程。《提示》也强调，家中是老年人跌倒发生最多的地方，适老化的居家环境可以有效降低老年人家中跌倒事件的发生率。

根据我国居家养老占养老绝对主流的实际，目前有超过 2 亿的老年人选择在家自我照顾。但由于无障碍设施普遍缺失，家庭反而成了老年人跌倒的危险空间。

"为 5 000 名失能、半失能老人提供家庭适老化改造"被列入 2020 年江苏省南京市民生实事；四川省从 2019 年全面开始实施适老化改造，目前已完成 4 万户适老化改造工作；辽宁省沈阳市今年为首批 3 000 户符合条件的家庭进行适老化改造……这些地区的政策呼应了日益增长的居家适老化改造需求。

背靠南京东路商业街的上海市外滩街道，老旧特征明显，住户老龄化程度高，对适老化改造有着迫切需求。街道通过自筹资金，在市、区适老化改造资金的基础上，聚焦社区重点人群，首先为 36 户困难、无子女、失能、高龄老年人家庭进行了适老化改造。

为降低老年人居家跌倒风险，多省市正在陆续探索适老化改造方法。

（资料来源：整合中国质量新闻网、新华网。）

思考：

除了适老化改造外，我们还可以采取哪些措施来保障老年人健康？

跌倒（tumble）是指突发、不自主的、非故意的体位改变，倒在地上或更低的平面上。对跌倒现象的研究，最早可追溯至 20 世纪 70 年代，美国的医疗团队最先开始关注病人跌倒的问题，并采取了若干预防措施以降低跌倒事件的发生率。直至 20 世纪 90 年代，跌倒风险管理才得到更为广泛的应用，医疗机构已经开始构建跌倒预防体系，采用更为全面完备的策略来防范患者跌倒。

跌倒风险管理（fall risk management）是指通过一系列措施和策略来预防和减少跌倒事件的发生，以及在跌倒发生时进行及时有效的干预和救援。此概念最早源于医疗保健领域，旨在帮助患者预防跌倒，减少因跌倒导致的损伤和疼痛。

早期的跌倒风险管理，在医学领域是通过记录患者病史和临床表现以及常规的物理评估来发现高危患者，这些患者会被分类为有可能跌倒的群体，并主要依赖于物理障碍物的设置（如增加扶手、减少障碍物等）来加以预防。然而，这些传统的预防措施存在着许多局限性，如准确性低、效率低、无法提供实时的风险预警等。随着科技的发展，现代的跌倒风险管理逐渐呈现出智能化、网络化和个性化的趋势。例如，通过传感器和物联网技术，医生可以实时监测病患的运动状态和活动情况，从而在患者即将跌倒时及时预警。此外，通过运用 AI 技术，可以为患者提供个性化的跌倒风险评估和预防方案，使跌倒风险管理更加精准、高效。

第一节　老年人容易发生跌倒的原因及场景

一、老年人易跌倒的原因

作为威胁老年人健康的"头号杀手"，跌倒的原因主要与其生理或病理变化所导致的身体机能下降有关，通常来讲有以下几种情况。

1. 衰老导致感觉迟钝、反应变慢

当环境突然改变时，老年人往往不能正确判断环境结构及障碍物，在身体失去平衡时不能及时做出适宜的动作，容易跌倒。

2．视力问题

老年人的视力可能逐渐减退，他们可能难以清晰地看到地面上的障碍物或不平整的区域，从而增加跌倒的风险。

3．易患中枢神经系统疾病

某些神经系统疾病，如帕金森病、中风等，可能引起老年人的平衡和协调能力下降，增加跌倒的可能性。

4．骨骼肌肉系统退化和平衡能力下降

随着年龄的增长，老年人的肌肉力量、平衡能力和关节灵活性下降，或由于腰背、脊柱的劳损退变使脊柱对下肢的调节能力下降，这使得他们在行走或进行其他活动时更容易失去平衡而跌倒。

5．药物副作用

老年人可能需要服用多种药物，某些药物会导致患者晕眩、嗜睡或低血压等，增加跌倒的风险。

二、老年人易跌倒的场景

（一）家里并不安全

根据中国健康养老产业联盟发布的《老年人防跌指南》显示，在我国，平均每10位老人中就有3～4人发生过跌倒，而居家环境又极容易使老人发生跌倒。我国老年人的跌倒，一半以上发生在家里，"最安全的地方"对老年人来说也处处充满风险。独自在家的老人行动能力有限，而他们自身的平衡能力又日益下降，很有可能面临意外跌倒等突发问题，当意外发生时，如果儿女不在家，他们很难依靠自身力量展开自救，往往因为延误了最佳治疗时间而受到不可估量的伤害。那么家里哪些场景容易发生跌倒呢？

1．卫生间（浴室）

卫生间是老年人最容易跌倒的场所之一。由于卫生间地面湿滑，老年人可能会在洗澡、上厕所或洗手时失去平衡而跌倒。此外，如果卫生间的设施不合适，例如没有扶手或防滑地毯，老年人夜间如厕时踩到湿滑的地面，或在排便后由坐到站起时也会导致跌倒。

2．厨房

厨房地面可能会有油渍、水渍等，容易让老年人滑倒。厨房的设计不合理，如过高的橱柜、置物架等，可能导致老年人伸手取物时重心不稳而跌倒。此外，厨房内的设施摆放位置杂乱也可能会对老年人的行走造成障碍。

3．卧室

卧室也是老年人容易跌倒的场所之一。老年人晚上起夜或早上起床时可能会失去平衡，或从躺着到站起，体位改变过快时，容易发生跌倒。尤其是床垫过高或过软，跌倒的风险成倍增加。此外，卧室的地面材料、家具的摆放等也会影响老年人的行走安全。

4．客厅

客厅通常会摆放有地毯、电线、家具等，如果摆放不当或维护不善，都可能导致老年人跌倒。家中淘气的小朋友在跑跳时不小心撞到老人，也是在客厅易发生的潜在风险之一。

5．楼梯

室内的楼梯是老年人跌倒的高发区域。老年人可能会因为脚步不稳、视力不好或手脚不协调等原因而跌倒。如果楼梯的扶手不牢固或缺失，也会增加老年人跌倒的风险。

6．阳台

家中的衣物通常在阳台晾晒，若衣物未彻底甩干，晾晒时滴下来的水会导致地面湿滑，老年人行走或做家务时经过湿滑处易滑倒。

（二）户外更加危机四伏

随着我国健康教育的广泛开展，越来越多的老年人投入到户外运动中，他们常与朋友相邀前往公园进行晨练，或是加入广场舞的行列。然而，户外环境同样存在很多风险，如因不熟悉路况、道路建设情况或天气因素导致的摔跤，即使是每日行走固定路线，稍有疏忽也可能酿成摔倒事故。在不平稳或有障碍物的路面行走，上下坡、上下楼梯、上下车辆、上下扶手电梯、转弯时，或者遇上雨雪天气甚至在天色昏暗的时候出行，都应格外谨慎，因为这些场合都容易发生跌倒事件。具体来看，老年人在户外跌倒的主要场景有以下几种。

1．乘坐扶梯时

老年人的平衡力较差，肢体协调性减弱，乘坐扶梯时容易站立不稳而向前或后倾倒。

2．乘坐公共交通工具时

老年人大多乘坐公交车外出，当他们需要跨越较高的台阶或者抓握不稳栏杆上的扶手时，容易失去平衡而跌倒。此外，上下车时人多拥挤，也是老年人摔倒的高发原因。

3．冬季外出活动时

冬季衣物厚重致使行动不便，容易导致老年人在下雪后形成的冰面、积水路面、有水渍的地面（地砖）等处滑倒。

4．服药后

很多老年人服用的常见药物会对血压、视觉、平衡力、意识等造成影响。若在服药后立即外出或在户外服药，易发生跌倒。

5. 运动时

老年人冬季过早出去晨练，若未做好热身运动，则容易不慎滑倒摔伤或扭伤。

6. 人行道或街道上

老年人在步行时，很有可能会被不平整的地面（上下坡或隆起、凹陷），路上的线、绳、隔离墩、窨井盖等障碍物绊倒。

7. 公园或花园中

老年人在公园或花园散步时，容易被意外碰撞，例如儿童、宠物、自行车、人群挤撞等。

8. 户外突发疾病

因中暑、低血糖、高血压、心脏病等原因摔倒。

老年人的身体机能较差，一次轻微的跌倒或摔伤都可能是与死神的交手。无论是室内或是户外，都不能保证完全的安全。一旦发生跌倒，造成的后果将会非常严重。因此，采取适当的措施，来减少老年人户外跌倒的风险是必要的。如进行防跌倒安全知识讲座，以增强老年人的安全意识、改善步行环境、加强公共交通设施的安全性、提高公共场所的照明和标识清晰度等。同时，也可以鼓励老年人在安全的前提下进行一些锻炼，如太极拳、散步、平衡训练、步行等，以提高他们的平衡能力和步行稳定性。

第二节　老年人跌倒的风险评估

一、什么样的老人容易跌倒

1. 神经系统疾病患者

帕金森病、老年痴呆症、中风和其他神经系统疾病会影响到平衡功能，患有这些疾病的老年人往往步态不稳，判断能力受损，导致跌倒的风险增加。

2. 视觉和听觉障碍者

视觉和听觉的下降可能会影响老年人对周围环境的感知和反应能力，当环境因素改变时，这类老人往往不能第一时间察觉危险的到来。

3. 肌肉力量弱或平衡能力差者

如果老年人的下肢肌肉力量较弱或平衡能力较差，那么他们在行走或站立时可能会失去稳定性，导致跌倒。

4. 服用特定药物者

服用某些药物，特别是影响神经系统或直立性低血压的药物，如降压药、降糖药、利尿剂等，可能会增加老年人跌倒的风险。

5. 患有感染等其他疾病者

感染等疾病可能会使老年人感到虚弱、头晕或意识模糊，从而增加跌倒的风险。

6. 骨质疏松症患者

骨质疏松症是老年人常见的疾病之一，它使得老年人本就老化的骨骼变得更加脆弱，跌倒时容易造成骨折等严重后果。

二、六项测试跌倒风险的小测试

（一）5 次起坐测试

事先准备一把椅子，嘱老年人端坐在椅子上（椅背高约 45 cm，扶手高约 20 cm），双手交叉放在胸前，双脚着地，背部不要靠着椅子，用最快的速度完成 5 次连续的起立和坐下动作，记录完成时间并将 5 次测试的结果加权平均。各年龄段老年人的测试正常结果可参考表 5 – 1。

表 5 – 1　不同年龄段老年人 5 次起坐测试标准

年龄段	起立时间/s	坐下时间/s	总时间/s
60 ~ 64 岁	10.0 ~ 13.0	7.0 ~ 9.0	17.0 ~ 22.0
65 ~ 69 岁	10.5 ~ 14.0	7.5 ~ 10.0	18.0 ~ 24.0
70 ~ 74 岁	11.0 ~ 15.0	8.0 ~ 11.0	19.0 ~ 26.0
75 岁及以上	12.0 ~ 18.0	8.5 ~ 13.0	20.5 ~ 31.0

通过分析得到的数据，可以评估老年人的下肢肌力、平衡能力和协调性等方面的表现，从而对跌倒风险进行评估。总体来说，随着年龄的增长，老年人的肌肉力量和反应速度会逐渐下降，因此完成 5 次起坐测试所需的时间也会相应增加。如果老年人无法完成起立和坐下的动作，或测试结果超出了相应年龄段的参考范围，可能提示存在跌倒风险，建议进一步进行评估和干预。

（二）全足站立测试

全足站立测试是一种评估老年人平衡能力的测试，通过观察老年人在双脚并拢站立时的稳定性和时间来评估其跌倒风险。根据测试结果，可以制定相应的预防措施，以降低老年人跌倒的风险。测试方法可参考表 5 – 2。

表 5 - 2　全足站立测试

测试项目	描述	结果/s
全足站立测试	老年人双脚并拢站立，计时开始后保持姿势稳定，当失去平衡时停止计时	低于 10 s 为优秀，10～20 s 为良好，超过 20 s 存在跌倒风险

该测试对于评估老年人的跌倒风险具有一定的参考价值，但并不是绝对的。有些老年人可能在全足站立测试中表现不佳，但是在实际行走中却能够保持稳定。因此，在进行评估时需要考虑老年人的具体情况，包括年龄、身体状况、认知状况、药物使用等因素。

（三）起立—行走测试

起立—行走测试（TUG）是一种简便且适用于评估老年人平衡功能及跌倒风险的测试方法。其具体步骤包括：

（1）患者坐在一个稳定的带有扶手的椅子上（约 45 cm 高）；允许使用扶手或常规的步行辅助手段。

（2）嘱受试者从椅子上站起，向前直线行走 3 m，转身返回并再次坐下，记录受试者从开始到返回座位所用时间（以秒为单位）。测试方法可参考表 5 - 3。

表 5 - 3　起立—行走测试

测试项目	描述	结果/s	注意事项
起立—行走测试	老年人坐在椅子上，计时开始后从椅子上站起并向前行走 3 m，然后转身返回椅子并坐下，计时结束	低于 12 s 为优秀，12～20 s 为良好，超过 20 s 存在跌倒风险。如果不能完成起身、行走、转身、走回原处、坐下的整个过程，则跌倒风险较高	正式测试前，允许患者练习 1～2 次，以确保患者理解整个测试过程

（四）双脚前后站立测试

测试时老年人需要直立站立，将一只脚向前迈出一步，使前脚的脚跟紧贴着后脚的大脚趾，两只脚的脚掌应该完全贴在地面上。计时结束后，评估者会观察老年人的表现，包括保持时间、身体晃动程度、是否需要调整姿势等，来判断老年人的平衡能力。测试方法可参考表 5 - 4。

表 5 – 4　双脚前后站立测试

测试项目	描述	结果/s	注意事项
双脚前后站立测试	老年人双脚前后分开站立，前脚的脚跟抵到后脚的大脚趾位置，保持姿势稳定	低于 10 s 为优秀，10 ~ 20 s 为良好，超过 20 s 存在跌倒风险	老年人需要双臂自然下垂，放松身体，注意保持呼吸平稳、目视前方，尽量保持身体稳定，同时计时开始

（五）临床反应力评估仪测试

反应力下降是老年人跌倒的重要原因之一，因此通过评估老年人的反应能力和平衡能力，可以为预防老年人跌倒提供重要的参考依据。而临床反应力评估测试仪是一种常用的评估老年人跌倒风险的方法。该测试通过测量老年人在突然遇到刺激时身体的反应速度和平衡能力，以评估其跌倒风险。具体步骤见表 5 – 5。

表 5 – 5　临床反应力评估仪测试

测试内容	描述	标准
反应时间	测量从刺激信号发出到老年人做出反应的时间	正常值范围为 1.0 ~ 1.5 s
平衡能力	通过测量老年人在反应过程中的身体晃动或倾斜程度来评估平衡能力	正常值范围为 0 ~ 10 度
动作执行速度	测量老年人在反应过程中完成动作的速度	正常值范围为 0 ~ 10 个单位/s
动作稳定性	通过测量老年人在反应过程中完成动作的稳定性来评估动作稳定性	正常值范围为 0 ~ 10 个单位

（六）肌肉力量测试

肌肉力量不足可能会导致老年人更容易跌倒。通过肌肉力量测试，可以预测老年人的跌倒风险，从而采取相应的预防措施。具体步骤见表 5 – 6。

表 5 – 6　肌肉力量测试

测试项目	测试方法	正常值范围	备注
握力	测量老年人双手紧握力计时的握力值	正常值范围：男性为 25 ~ 35 kg，女性为 15 ~ 25 kg	可反映上肢肌肉力量
仰卧起坐	老年人仰卧于垫子上，双手交叉放于胸前，双腿弯曲，连续做仰卧起坐动作，记录完成的次数	正常值范围：男性为 20 ~ 30 次，女性为 15 ~ 25 次	可反映躯干肌肉力量

续上表

测试项目	测试方法	正常值范围	备注
俯卧撑	老年人俯卧于垫子上，双手与肩同宽，手臂伸直撑起，记录能连续撑起的次数	正常值范围：男性为 10 ～ 15 次，女性为 5 ～ 10 次	可反映上肢肌肉力量和胸肌、肩部肌肉力量
腿举	老年人平躺于垫子上，双腿并拢伸直，做腿举动作，记录能连续举起的次数	正常值范围：男性为 15 ～ 20 次，女性为 10 ～ 15 次	可反映下肢肌肉力量
弹跳力	老年人站立，双手自然下垂，双脚同时离地跳起，记录能连续跳起的次数	正常值范围：男性为 15 ～ 20 次，女性为 10 ～ 15 次	可反映下肢肌肉力量和爆发力

还需要注意的是，以上的几项测试只是评估跌倒风险的简单方法，如需获得更加精准有效的测试结果，还需要结合其他评估工具和老年人的具体情况进行综合判断。同时，老年人自身的感知和反馈也非常重要，如果受试者在测试过程中感到不适或困难，应及时停止测试并寻求专业帮助。

三、跌倒风险评估量表

（一）跌倒风险评估量表的作用

跌倒风险评估量表是一种用来定量评估老年人跌倒风险的工具，被广泛应用于医院、养老院、康复中心等医疗机构中。它可以帮助医护人员、康复师等评估老年人的身体状况，识别出可能存在跌倒风险的患者，从而制定相应的预防措施，降低老年人跌倒的发生率。

（二）跌倒风险评估量表的分类

跌倒风险评估量表可以根据其评估内容分为两类：一类是综合性评估量表，另一类是针对性评估量表。

1. 综合性评估量表

这类量表对老年人的多个身体指标进行评估，包括肌肉力量、平衡能力、步行能力、视觉听觉等多个方面，从而全面评估老年人的身体状况和跌倒风险。

2. 针对性评估量表

这类量表主要针对老年人容易跌倒的某一特定原因进行评估，如药物副作用、疾病等，这类量表通常比较简单，易于操作。

3. 国内外常用的几种跌倒风险评估量表

（1）跌倒风险综合评估量表。

①Morse 跌倒风险评估量表（Morse fall scale，MFS）。

②Hendrich Ⅱ 跌倒风险评估量表（Hendrich Ⅱ fall risk model，HFRM）。

评分标准：最高分为 20 分，＞15 分为跌倒高风险，5～14 分为跌倒中风险，＜5 分为跌倒低风险。

③约翰霍普金斯跌倒风险评估量表（Johns Hopkins fall risk assessment scale，JHFRAS）。

④托马斯跌倒风险评估量表（St Thomas's risk assessment tool）。

（2）跌倒相关心理评估量表。

①特异性活动平衡自信量表（activities – specific balance confidence，ABC）。

评分标准：每项条目从 0～100 分共 11 个等级赋分，总分为各条目的平均分；分数 ＜50：信心较低；50～80 分：中等水平信心；80 分以上：高水平信心。

②跌倒效能量表（falls efficacy scale，FES）。

③平衡功能量表。

（3）功能性伸展测试（functional reach test，FRT）。

FRT 是评估老年人或者残疾患者摔倒风险的临床指标，能较好地反映老年人的躯干肌肉力量、控制能力以及身体动态平衡能力。FRT 所需器材为一个嵌在墙壁上有刻度的码尺，并标示患者肩部的高度（肩峰）。受试者靠墙站立（不触碰），肩关节屈曲 90°，肘关节伸展，前臂旋前，腕关节伸展，手掌朝下。令其尽力向前伸展手臂，同时保持站立姿势，在双脚不移动、足底不抬起的前提下测量手臂前伸的距离。

以前伸距离 ≥25.4 cm 的老年人为正常对照组，将 6 个月内跌倒次数 ≥2 次定义为跌倒可能，发现前伸距离在 15.2～25.4 cm、＜15.2 cm、完全不能前伸者，跌倒的可能性分别为对照组的 2 倍、4 倍、8 倍。

（4）SF – 36 生活质量调查表。

4. 跌倒风险评估量表的局限性

（1）人为主观性：跌倒风险评估量表的评估结果往往受到医护人员的主观影响，不同的人对同一个患者的评估结果可能存在差异。

（2）指标局限性：跌倒风险评估量表的指标往往有限，不能完全涵盖老年人容易跌倒的所有原因，因此评估结果可能存在一定的局限性。

（3）误差性：由于操作失误或患者配合程度等原因，跌倒风险评估量表的评估结果可能会出现误差。

（4）缺乏统一标准：目前还没有统一的跌倒风险评估量表标准，不同的医疗机构可能采用不同的评估量表，这给跌倒预防工作带来了一定的困难。

因目前没有一个评估量表可涵盖临床所有跌倒风险因素，因此，在使用跌倒风险评估量表进行评估的同时，要做到动态评估，以增加评估的全面性和及时性。重点关注评估跌倒风险因素，使用时可根据临床实际情况对常见风险因素进行增减。客观判断跌倒风险等级，为采取针对性预防措施提供依据。

第三节　跌倒的预防和处理

一、老年人如何预防跌倒？

（一）危险意识不可少

跌倒并非纯属意外，跌倒发生很多都是由于麻痹大意，很多跌倒其实是可以预防的。俗话说"小心驶得万年船"，树牢预防跌倒的意识是老年人保持身体健康的重要一环。老年人可以参加防跌倒教育课程，学习如何预防跌倒以及跌倒后的应急处理措施。通过学习防跌倒知识，老年人可以更加了解自己的身体状况和行动能力，从而更好地预防跌倒。

通过增强防跌倒意识，老年人可以减少跌倒和受伤的风险，从而提高生活质量。他们可以更加自由地进行活动和参与社交，增强身体和心理的健康，家庭和社会也就不需要承担过多的照顾和支持责任，从而减轻家庭和社会的负担。

（二）身心健康要跟上

保持身心健康对于老年人来说至关重要，它不仅能够降低跌倒风险，提高生活质量，又能预防慢性疾病，从而减轻家庭和社会负担，还可以促进社交互动，增强老年人的自信心和自尊心。

（1）保证每日维生素 D 的摄入：维生素 D 有助于维持骨骼健康，预防骨质疏松和骨折。老年人可以通过增加阳光照射时间、食用富含维生素 D 的食物或补充维生素 D 来提高体内维生素 D 的水平。

（2）保持水分摄入充足：老年人容易脱水，脱水可能导致头晕、跌倒等意外。建议老年人每天保持足够的水分摄入，以保持身体正常的代谢功能。

（3）坚持适当的体育锻炼：适当的锻炼可以增强肌肉力量和平衡能力，提高身体的灵活性。老年人可以选择一些适合自己身体状况的锻炼方式，如散步、太极拳等。

（4）良好的睡眠：充足的睡眠是老年人身体健康的基石。子女要经常关注他们的睡眠质量，采取措施改善睡眠环境，为老年人提供安静、整洁、舒适的睡眠环境。

（5）心理健康：关注老年人的心理健康，提供必要的心理支持和疏导。鼓励他们参与社交活动，与家人和朋友保持联系，提高生活满意度和幸福感。

（6）定期体检：老年人定期体检对于预防疾病、早期发现疾病、监测治疗效果、及时就医、提高生活质量及减轻家庭和社会负担都具有非常重要的意义。特别是对有高血压、糖尿病等慢性疾病的老年人，可及时发现并处理可能导致跌倒的风险因素。

（三）居家环境适老化

居家环境适老化是指针对老年人的生活特点，对家庭环境进行改造和优化，以提高他们的生活质量。在进行适老化改造时，应该根据老年人的需求和实际情况进行评估和设计，以确保改造后的环境能为他们的生活带来便利，提升满意度和安全系数。具体来看，我们可以进行以下改造。

1. 地面防滑处理

使用防滑地砖：选择表面粗糙或有防滑处理的地砖，增加地面的摩擦系数，降低滑倒风险。

铺设防滑地垫：在厨房、浴室等湿润区域，可以铺设防滑地垫，吸收水分，减少滑倒的可能。

2. 家具的高度和布局调整

沙发的选择：选择有扶手的沙发，方便老年人起立和坐下，减轻腰部和膝盖的压力。

餐桌的选择：餐桌的高度应适中，椅子应有靠背和扶手，提高就餐的舒适性和安全性，降低就座时跌倒的风险。

3. 卫生间的改造

安装坐便器旁扶手：帮助老年人在使用坐便器时保持平衡，方便起立和坐下，避免跌倒。

淋浴房安装扶手和座椅：提供稳定的支撑，减轻洗澡时的疲劳和风险。

使用防滑瓷砖和防滑垫：降低在湿滑的卫生间环境中滑倒的风险。

4. 厨房的改造

安装可调节高度的厨房台面：根据老年人的身高和习惯，调整台面的高度，减轻腰部、腿部的负担。

5. 智能设备的安装

智能照明系统：通过智能照明系统，老年人可以方便地控制房间的灯光亮度和色温，提高视觉舒适度，在保护视力的同时也可防止因看不清路而导致跌倒。

智能恒温系统：安装智能恒温系统，自动调节室内温度，确保老年人生活在舒适的温度环境中。

6. 安全报警系统的安装

智能摄像头：安装智能摄像头，随时监控家中的情况，确保老年人的安全。同时，子女或亲属也可以通过手机随时查看家中的情况，当老人发生跌倒或其他意外情况时，及时提供帮助。

7. 紧急呼叫系统的设置

在客厅、卧室、卫生间等关键位置设置紧急呼叫按钮，一旦发生跌倒或突发情况，老年人可以迅速寻求帮助。

（四）外出别忘"小帮手"

1. 拐杖

手杖可以提供额外的支撑和平衡，减少跌倒的风险。老年人在外出时可以选择适合自己的手杖，将长度调节到适合自己，并确保其底部有防滑装置，将其放置于触手可及的地方。

2. 合适的鞋子

老年人应该选择具有良好支撑、防滑、减震功能的鞋子，以增加脚部的支撑力和稳定性，降低跌倒的风险。

3. 智能手表或手环

有条件的老人可以配备一款具备跌倒检测功能的智能手表或手环。一旦检测到老年人发生跌倒，它们可以自动发送警报信息给家人或紧急联系人，以便及时提供帮助。

（五）服药过后先休息

服用过如镇静催眠药、抗抑郁药、抗癫痫药、降压药和降糖药等药物后，老年人可能会出现注意力不集中、感到疲倦或困倦、头晕、视物模糊等反应。因此服药后应该注意及时休息，避免过度活动。一般来说，若老年人有外出需求，建议在服药后一到两小时再出门，防止因服药后的副反应如走路不稳、体位不平衡等造成跌倒。

此外，若老年人同时患有多种疾病，需要同时服用多种药物，但药物之间相互作用及不良反应的风险较大，此时，老年人服药应尽量减少药物种类，合用药物最好不超过5种。无论是处方药、非处方药、保健品、中药，都应该在医生的指导下使用。老年人不应擅自更改药物的剂量或停药。如果需要调整剂量或更换药物，应该先咨询医生的意见。

（六）视听能力下降莫大意

老年人由于年龄增长，容易出现视力、听力的退行性病变，而很多跌倒的发生都是由于老年人视物不清或听音不明导致的，因此，积极地应对视听下降的问题很重要，绝不能轻视大意。

在饮食上，每餐适当增加富含维生素 A、D 和 Omega－3 等营养素的食物摄入，有助于保护眼睛和听力，预防视听下降。若已发现老年人视听下降的问题，应及时就医诊断和治疗。必要时可以根据老年人的需要，提供合适的助听器、老花镜或阅读放大镜等辅助器具，提高老年人的生活质量，保障老年人的安全，防止跌倒等意外事件的发生。

二、跌倒发生后如何处理？

（一）摔倒瞬间变换体位可以减小伤害

当老年人意识到自己即将摔倒时，可以尽量使身体向前倾，让重心尽量向前移动。同时，尽量伸展手臂，这样可以使手臂或手腕先着地，而不是让身体直接撞击地面，减轻对身体的冲击。

此外，老年人可以尝试弯曲膝盖和臀部，让身体呈现一个"坐姿"着陆的姿势。如果老年人侧身摔倒，可以尝试卷曲身体，让背部和臀部同时着地。如果可以的话，在摔倒的瞬间顺势翻滚，让身体沿着力的方向滚动，而不是被反弹或停滞。

（二）跌倒后的初步处理和求救

首先，要保持冷静，避免恐慌和紧张。不要立即起身，避免造成二次伤害。先初步查看一下伤势，如果未发现明显创伤，也没有明显的疼痛，可以试着慢慢起身。检查被撞击部位是否有出血、肿胀等症状。如果有出血，应进行止血处理。将受伤部位抬高，有助于减少出血和肿胀。若随身携带有布条或绷带，可以自行包扎止血。

如果发现伤势严重，感到疼痛或不适，不要强行移动或站立，以免加重伤势。此时，应尽快打电话向家人、朋友或急救机构寻求帮助，或大声向周围人呼救。在等待救援的过程中，尽量保持体温。

注意后续观察。即使跌倒后没有明显不适，也建议进行住院观察，以及时发现可能存在的隐患。例如，某些跌倒可能会引起脑部出血等严重后果，而初期症状可能不明显。

跌倒风险管理是一个持续的过程，需要不断地评估、调整和改进。通过实施有效的跌倒风险管理措施，我们可以最大限度地减少跌倒事件的发生，保护老年人的身体健康和生命安全。同时，跌倒风险管理也需要社会各方面的支持和参与，包括政府、医疗机构、家庭和社区等。只有共同努力，才能为老年人提供一个更安全、更健康的生活环境。

防护小贴士

1. 保持平衡：在行走或站立时，尽量保持身体平衡。避免在不稳定的地面上行走，如湿滑的地板或不平整的地面。

2. 保持稳定：避免在行走或站立时进行突然的动作，如突然转身或弯腰。尽量保持稳定的步伐和姿势。

3. 穿合适的鞋子：选择适合的鞋子，避免穿高跟鞋或拖鞋。鞋子应该有良好的抓地力和支撑力。

4. 保持警觉：时刻保持警觉，注意周围的环境和障碍物。避免在行走时分心，如听音乐或看手机。

5．调整光线：确保房间光线充足，避免在黑暗的环境中行走。如果需要使用灯光，选择柔和的灯光，避免刺眼的光线。

6．定期检查视力：定期检查视力，确保眼睛健康。如果视力下降，及时佩戴合适的眼镜或隐形眼镜。

7．避免过度疲劳：避免过度疲劳，适当休息。在疲劳时，尽量减少行走或站立的时间。

8．保持健康：保持健康的身体状态，加强锻炼和运动。提高身体的平衡能力和肌肉力量。

9．寻求帮助：如果感到容易跌倒或有其他健康问题，及时寻求医生的帮助和建议。

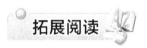
拓展阅读

老年人跌倒监测新技术

随着人口老龄化的加剧，老年人跌倒问题越来越受到社会的关注。为了更好地保障老年人的健康和安全，跌倒监测技术不断发展和创新，目前主要包括传感器技术、人工智能算法、数据分析技术、移动应用程序、可穿戴设备、无线传输技术、实时报警系统、健康服务平台、预防措施和培训与教育等方面。

一、传感器技术

传感器技术是老年人跌倒监测技术中的重要组成部分。通过在老年人的家居环境中布置各种传感器，如红外传感器、压力传感器等，可以实时监测老年人的行为和身体状况。一旦发生跌倒等异常情况，传感器将立即发出报警信号。

二、人工智能算法

人工智能算法在老年人跌倒监测中发挥着越来越重要的作用。通过机器学习等技术，人工智能算法可以对传感器收集的数据进行分析和处理，自动识别和判断老年人的行为和身体状况。一旦发现异常情况，系统将立即发出警报。

三、数据分析技术

数据分析技术可以对大量的传感器数据进行处理和分析，提取出有用的信息和特征，为后续的监测和预警提供支持。通过对数据的深入挖掘和分析，可以更好地了解老年人的生活习惯和身体状况，为预防跌倒等意外情况提供依据。

四、移动应用程序

移动应用程序是老年人跌倒监测技术的重要载体之一。通过移动应用程序，老年人可以随时随地了解自己的身体状况和安全情况。同时，亲属和医护人员也可以通过移动应用程序实时了解老年人的情况，及时采取相应的措施。

五、可穿戴设备

可穿戴设备是一种方便、实用的老年人跌倒监测技术。通过佩戴智能手环、智能手表等可穿戴设备，老年人可以随时监测自己的身体状况和运动情况。一旦发生跌倒等异常情况，可穿戴设备将立即发出警报，并通过移动应用程序通知亲属和医护人员。

附录五

一、Morse 跌倒风险评估量表（见表 5 - 7）

表 5 - 7　Morse 跌倒风险评估量表

项目	评价标准	分值	得分
1. 跌倒史	近三个月内无跌倒史	0	
	近三个月内有跌倒史	25	
2. 超过 1 个医学诊断	没有	0	
	有	15	
3. 行走辅助	不需要/完全卧床/有专人扶持	0	
	拐杖/手杖/助行器	15	
	依扶家居行走	30	
4. 静脉输液/置管/使用特殊药物	没有	0	
	有	20	
5. 步态	正常/卧床休息/轮椅代步	0	
	虚弱乏力	10	
	平衡失调/不平衡	20	
6. 认知状态	了解自己能力，量力而行	0	
	高估自己能力/忘记自己受限制/意识障碍/躁动不安/沟通障碍/睡眠障碍	15	

评分标准：

跌倒低危人群：<25 分；跌倒中危人群：25~45 分；跌倒高危人群：>45 分。

二、Hendrich Ⅱ 跌倒风险评估量表（见表 5 - 8）

表 5 - 8　Hendrich Ⅱ 跌倒风险评估量表

风险因素		分值	得分
1. 意识浑浊/定向障碍/冲动	未出现	0	
	出现	4	
2. 症状性抑郁	未出现	0	
	出现	2	
3. 排泄改变	未出现	0	
	出现	1	
4. 头晕/眩晕	未出现	0	
	出现	1	
5. 性别	女	0	
	男	1	
6. 任何抗癫痫药：如卡马西平、丙戊酸、拉莫三嗪、苯巴比妥、苯妥英钠、普罗米酮、托吡酯、双丙戊酸钠等	使用	0	
	未使用	2	
7. 任何苯二氮䓬药物：如阿普唑仑、氯硝西泮、劳拉西泮、咪达唑仑、三唑仑等	使用	0	
	未使用	1	
8. 起来及行走试验	可一次性站起，且迈步不失去平衡	0	
	可一次性站起，但身体前冲	1	
	数次尝试方可站起	3	
	需帮助下方可站起	4	
总　分			

评分标准：

最高分为 20 分，总分 >15 分为跌倒高风险，5 ~ 14 分为跌倒中风险，总分 <5 分为跌倒低风险。

三、约翰霍普金斯跌倒风险评估量表 （见表 5 - 9）

表 5 - 9　约翰霍普金斯跌倒风险评估量表

第一部分	低风险		高风险		
	患者昏迷或完全瘫痪		住院前 6 个月内有 >1 次跌倒史	住院期间有跌倒史	
第二部分		项目		分值	得分
	患者年龄	60 ~ 69 岁		1	
		70 ~ 79 岁		2	
		≥80 岁		3	
	大小便排泄	失禁		2	
		紧急和频繁的排泄		2	
		紧急和频繁的失禁		4	
	患者携带管道数	1 根		1	
		2 根		2	
		3 根及 3 根以上		3	
	活动能力（多选）	患者移动/转运或行走时需要辅助或监管		2	
		步态不稳		2	
		视觉或听觉障碍而影响活动		2	
	认知能力（多选）	定向力障碍		1	
		烦躁		2	
		认知限制或障碍		4	
	跌倒史	最近 6 个月有 1 次不明原因跌倒的经历		5	
	高危药物	高危用药如镇痛药（患者自控镇痛 PCA 和阿片类药）、抗惊厥药、降压利尿剂、催眠药、泻药、镇静剂和精神类药数量	1 个高危药物	3	
			2 个及以上	5	
			24 h 内有镇静史	7	

说明：

1. 如果患者情况不符合量表第一部分的任何条目，则进入第二部分的评定。

2. 第二部分评分标准：活动和认知部分为多选，其余部分为单选，满分 35 分，得分 <6 分为低风险，6 ~ 13 分为中度风险，得分 >13 分为高风险。

四、托马斯跌倒风险评估量表（见表5－10）

表5－10 托马斯跌倒风险评估量表

项 目	选项	分值	得分
最近1年内或住院中曾发生跌倒	否	0	
	是	1	
意识欠清，无定向感或躁动不安（任一项）	否	0	
	是	1	
主诉视觉不佳，影响日常生活功能	否	0	
	是	1	
常需上厕所（如尿频、腹泻）	否	0	
	是	1	
活动无耐力，只能短暂站立，需要协助或使用辅助器材可下床	否	0	
	是	1	

评分说明： 评估近1年的情况，总分为5分，得分>2分即定义为跌倒高危人群。

五、特异性活动平衡自信量表（见表5－11）

填表说明： 请就下列每一项，在不影响平衡的情况下，在0%~100%的比例中填写其中一个比例（如30%），说明你对这项活动的信心程度。如果你目前没有相关的活动，试着想象一下，假设你必须完成这项活动，你会有多自信；如果你通常在完成下列活动时使用助行器或者他人辅助，请你给出你得到这些外界支持时完成下列活动的信心程度。

（1）在房间里散步（0%~100%）

（2）上下楼梯（0%~100%）

（3）弯腰到地上捡起一双鞋子（0%~100%）

（4）在与我一样高的架子上拿东西（0%~100%）

（5）踮起脚，在比我高的地方拿东西（0%~100%）

（6）站在凳子上拿东西（0%~100%）

（7）扫地（0%~100%）

（8）外出搭乘出租车（0%~100%）

（9）上下公交车（0%~100%）

（10）穿过停车场去商场（0%~100%）

（11）走上或走下短的斜坡（0%～100%）

（12）一个人到拥挤的商场去，周围的人走得很快（0%～100%）

（13）在拥挤的商场里，被人撞了一下（0%～100%）

（14）拉住扶手，上下自动扶梯（0%～100%）

（15）手里拿着东西，不能握住扶手、上下自动扶梯（0%～100%）

（16）在结了冰的路面上行走（0%～100%）

表5-11　特异性活动平衡自信量表

项目	信心程度	等级/%	分值	得分
1	一点信心也没有	0	0	
2		10	10	
3		20	20	
4		30	30	
5		40	40	
6	一般的信心	50	50	
7		60	60	
8		70	70	
9		80	80	
10		90	90	
11	有充足的信心	100	100	

评分标准： 每个条目从0～100分共11个等级赋分，总分为各条目的平均分。得分越高，表示平衡信心越强。总分<50分：信心较低；总分为50～80分：中等水平信心；总分>80分：高水平信心。

六、跌倒效能量表（见表5-12）

表5-12　跌倒效能量表

项目	活动	得分
1	洗个澡或淋浴	
2	把手伸进橱柜或壁橱	
3	在房子里四处走走	
4	准备饭菜（但不要求搬重物或热的东西）	

续上表

项目	活动	得分
5	上下床	
6	开门或接电话	
7	上下椅子	
8	穿衣服或脱衣服	
9	个人仪容整洁（如洗脸）	
10	能自理上下洗手间	
总　分		

说明：

　　该量表用于测评老年人日常活动时对跌倒的自我效能或对不发生跌倒的自信程度。量表包含 10 个条目，每个条目 1～10 分共 10 个等级，其中 1 分表示一点信心也没有，5 分表示信心一般，10 分表示非常有信心。最后得分为所有条目的平均分，分值范围为 10～100 分，得分越高表示跌倒效能越好。

七、平衡功能量表

以 Berg 平衡量表（berg balance scale，BBS）为例，内容如下：

1. 从座位站起。

在被测者坐在有扶手的椅子上时给予指令：请站起来，尝试不要用手支撑。

（4分）不用手扶能够独立地站起并保持稳定。

（3分）用手扶着能够独立地站起。

（2分）几次尝试后自己用手扶着站起。

（1分）需要他人小量的帮助才能够站起或保持稳定。

（0分）需要他人中等或大量的帮助才能够站起或保持稳定。

2. 无支持站立。

给予指令：请在无支撑的情况下站立 2 min。

（4分）能够安全地站立 2 min。

（3分）在监视下能够站立。

（2分）在无支持的条件下能够站立 30 s。

（1分）需要若干次尝试才能无支持地站立 30 s。

（0分）无帮助时不能站立 30 s。

3. 无靠背坐位，但双脚着地或放在一个凳子上。

给予指令：请合拢双上肢坐 2 min。

（4分）能够安全地保持坐位 2 min。

（3 分）在监视下能够保持坐位 2 min。

（2 分）能坐 30 s。

（1 分）能坐 10 s。

（0 分）没有靠背支持不能坐 10 s。

4. 从站立位坐下。

给予指令：请坐下。

（4 分）最小量用手帮助安全地坐下。

（3 分）借助双手能够控制身体的下降。

（2 分）用小腿后部顶住椅子来控制身体的下降。

（1 分）独立坐下，但不能控制身体的下降。

（0 分）需要他人帮助坐下。

5. 转移。

给予指令：摆好椅子，让受检者转移到有扶手的椅子上及无扶手的椅子上。可以使用两把椅子（一把有扶手，一把无扶手）或一张床及一把椅子。

（4 分）稍用手扶就能够安全地转移。

（3 分）绝对需要用手扶着才能够安全地转移。

（2 分）需要口头提示或监视才能够转移。

（1 分）需要一个人的帮助。

（0 分）为了安全，需要两个人的帮助或监视。

6. 无支持闭目站立。

给予指令：请闭上眼睛站立 10 s。

（4 分）能够安全地站立 10 s。

（3 分）在监视下能够安全地站立 10 s。

（2 分）能站 3 s。

（1 分）闭眼不能达 3 s，但站立稳定。

（0 分）为了不摔倒而需要两个人帮助。

7. 双脚并拢无支持站立。

给予指令：请在无帮助下双脚并拢站立。

（4 分）能够独立地将双脚并拢并安全地站立 1 min。

（3 分）能够独立地将双脚并拢并在监视下站立 1 min。

（2 分）能够独立地将双脚并拢，但不能保持 30 s。

（1 分）需要别人帮助将双脚并拢，但能够双脚并拢站 15 s。

（0 分）需要别人帮助将双脚并拢，双脚并拢站立不能保持 15 s。

8. 站立位时上肢向前伸展并向前移动。

给予指令：将上肢抬高 90 度，将手指伸直并最大可能前伸。上肢上举 90 度后，将尺子放在手指末梢。手指不要触及尺子。记录经最大努力前倾时手指前伸的距离。如果可能的话，让受检者双上肢同时前伸以防止躯干旋转。

（4 分）能够向前伸出 >25 cm。

（3 分）能够安全地向前伸出 >12 cm。

（2 分）能够安全地向前伸出 >5 cm。

（1 分）上肢能够向前伸出，但需要监视。

（0 分）在向前伸展时失去平衡或需要外部支持。

9. 站立位时从地面捡起物品。

给予指令：捡起置于脚前的鞋子。

（4 分）能够轻易地且安全地将鞋捡起。

（3 分）能够将鞋捡起，但需要监视。

（2 分）伸手向下达 2 ~5 cm，且独立地保持平衡，但不能将鞋捡起。

（1 分）试着做伸手向下捡鞋的动作时需要监视，但仍不能将鞋捡起。

（0 分）不能试着做伸手向下捡鞋的动作，或需要帮助免于失去平衡或摔倒。

10. 站立位转身向后看。

给予指令：把头转向你的左边，往你的正后方看。然后向右边重复一次。检查者在受检者正后方举一物供其注视，以鼓励受检者转头的动作更流畅。

（4 分）从左右侧向后看，体重转移良好。

（3 分）仅从一侧向后看，另一侧体重转移较差。

（2 分）仅能转向侧面，但身体的平衡可以维持。

（1 分）转身时需要监视。

（0 分）需要帮助以防身体失去平衡或摔倒。

11. 转身 360 度。

给予指令：旋转完整 1 周，暂停，然后从另一方向旋转完整 1 周。

（4 分）在 ≤4 s 的时间内安全地转身 360 度。

（3 分）在 ≤4 s 的时间内仅能从一个方向安全地转身 360 度。

（2 分）能够安全地转身 360 度但动作缓慢。

（1 分）需要密切监视或口头提示。

（0 分）转身时需要帮助。

12. 无支持站立时将一只脚放在台阶或凳子上。

给予指令：请交替用脚踏在台阶上或踏板上，连续做直到每只脚接触台阶或踏板 4 次。

（4 分）能够安全且独立地站立，在 20 s 时间内完成 8 次。

（3 分）能够独立地站，完成 8 次时间 >20 s。

（2 分）无须辅助具在监视下能够完成 4 次。

（1 分）需要少量帮助能够完成 >2 次。

（0 分）需要帮助以防止摔倒或完全不能做。

13. 一脚在前无支持站立。

给予指令：将一只脚放在另一只脚的正前方。如果这样不行的话，可扩大步幅，前脚后跟应在后脚脚趾的前面（在评定 3 分时，步幅超过另一只脚的长度，宽度接近正常人走步宽度）。

（4 分）能够独立地将双脚一前一后地排列（无间距）并保持 30 s。

（3 分）能够独立地将一只脚放在另一只脚的前方（有间距）并保持 30 s。

（2 分）能够独立地迈一小步并保持 30 s。

（1 分）向前迈步需要帮助，但能够保持 15 s。

（0 分）迈步或站立时失去平衡。

14. 单腿站立。

给予指令：不需帮助情况下尽最大努力单腿站立。

（4 分）能够独立抬腿并保持时间 >10 s。

（3 分）能够独立抬腿并保持时间 5~10 s。

（2 分）能够独立抬腿并保持时间 >3 s。

（1 分）试图抬腿，不能保持 3 s，但可以维持独立站立。

（0 分）不能抬腿或需要帮助以防摔倒。

评分标准：

得分范围为 0~56 分，分数越高表示平衡能力越强。0~20 分：平衡功能差，患者需要乘坐轮椅；21~40 分：有一定平衡能力，患者可在辅助下步行；41~56 分：平衡功能较好，患者可独立步行；<40 分：有跌倒的危险。

八、 SF-36 生活质量调查表

SF-36 生活质量调查表内容如下：

1. 总体来讲，您的健康状况是：

①非常好　②很好　③好　④一般　⑤差（权重或得分依次为 5、4、3、2、1）

2. 跟 1 年以前比您觉得自己的健康状况是：

①比 1 年前好多了　②比 1 年前好一些　③跟 1 年前差不多　④比 1 年前差一些

⑤比 1 年前差多了（权重或得分依次为 5、4、3、2、1）

3. 以下这些问题都和日常活动有关。请您想一想，您的健康状况是否限制了这些活动？如果有限制，程度如何？（权重或得分依次为 1、2、3）

（1）重体力活动。如跑步举重、参加剧烈运动等：

①限制很大　②有些限制　③毫无限制

（2）适度的活动。如移动一张桌子、扫地、打太极拳、做简单体操等：

①限制很大　②有些限制　③毫无限制

（3）手提日用品。如买菜、购物等：①限制很大　②有些限制　③毫无限制

（4）上几层楼梯：①限制很大　②有些限制　③毫无限制

（5）上一层楼梯：①限制很大　②有些限制　③毫无限制

（6）弯腰、屈膝、下蹲：①限制很大　②有些限制　③毫无限制

（7）步行 1 500 m 以上的路程：①限制很大　②有些限制　③毫无限制

（8）步行 1 000 m 的路程：①限制很大　②有些限制　③毫无限制

（9）步行 100 m 的路程：①限制很大　②有些限制　③毫无限制

（10）自己洗澡、穿衣：①限制很大　②有些限制　③毫无限制

4. 在过去 4 个星期里，您的工作和日常活动有无因为身体健康的原因而出现以下问题？（权重或得分依次为 1、2）

（1）减少了工作或其他活动时间：①是　②不是

（2）本来想要做的事情只能完成一部分：①是　②不是

（3）想要干的工作或活动种类受到限制：①是　②不是

（4）完成工作或其他活动困难增多（比如需要额外的努力）：①是　②不是

5. 在过去 4 个星期里，您的工作和日常活动有无因为情绪的原因（如压抑或忧虑）而出现以下问题？（权重或得分依次为 1、2）

（1）减少了工作或活动时间：①是　②不是

（2）本来想要做的事情只能完成一部分：①是　②不是

（3）干事情不如平时仔细：①是　②不是

6. 在过去 4 个星期里，您的健康或情绪不好在多大程度上影响了您与家人、朋友、邻居或集体的正常社会交往？（权重或得分依次为 5、4、3、2、1）

①完全没有影响　②有一点影响　③中等影响　④影响很大　⑤影响非常大

7. 在过去 4 个星期里，您有身体疼痛吗？（权重或得分依次为 6、5.4、4.2、3.1、2.2、1）

①完全没有疼痛　②有一点疼痛　③中等疼痛　④严重疼痛　⑤很严重疼痛

8. 在过去 4 个星期里，您的身体疼痛影响了您的工作和家务吗？（如果 7 无 8 无，权重或得分依次为 6、4.75、3.5、2.25、1.0；如果为 7 有 8 无，则为 5、4、3、2、1）

①完全没有影响　②有一点影响　③中等影响　④影响很大　⑤影响非常大

9. 以下问题是关于过去 1 个月里您自己的感觉，对每一条问题所说的事情，您的情况是什么样的？

（1）您觉得生活充实。

①所有的时间　②大部分时间　③比较多时间　④一部分时间　⑤小部分时间
⑥没有这种感觉（权重或得分依次为 6、5、4、3、2、1）

（2）您是一个敏感的人。

①所有的时间　②大部分时间　③比较多时间　④一部分时间　⑤小部分时间
⑥没有这种感觉（权重或得分依次为 1、2、3、4、5、6）

（3）您的情绪非常不好，什么事都不能使您高兴起来。

①所有的时间　②大部分时间　③比较多时间　④一部分时间　⑤小部分时间
⑥没有这种感觉（权重或得分依次为 1、2、3、4、5、6）

（4）您的心里很平静。

①所有的时间　②大部分时间　③比较多时间　④一部分时间　⑤小部分时间

⑥没有这种感觉（权重或得分依次为6、5、4、3、2、1）

（5）您做事精力充沛。

①所有的时间　②大部分时间　③比较多时间　④一部分时间　⑤小部分时间
⑥没有这种感觉（权重或得分依次为6、5、4、3、2、1）

（6）您的情绪低落。

①所有的时间　②大部分时间　③比较多时间　④一部分时间　⑤小部分时间
⑥没有这种感觉（权重或得分依次为1、2、3、4、5、6）

（7）您觉得筋疲力尽。

①所有的时间　②大部分时间　③比较多时间　④一部分时间　⑤小部分时间
⑥没有这种感觉（权重或得分依次为1、2、3、4、5、6）

（8）您是个快乐的人。

①所有的时间　②大部分时间　③比较多时间　④一部分时间　⑤小部分时间
⑥没有这种感觉（权重或得分依次为6、5、4、3、2、1）

（9）您感觉厌烦。

①所有的时间　②大部分时间　③比较多时间　④一部分时间　⑤小部分时间
⑥没有这种感觉（权重或得分依次为1、2、3、4、5、6）

10．不健康影响了您的社会活动（如走亲访友）。

①所有的时间　②大部分时间　③比较多时间　④一部分时间　⑤小部分时间
⑥没有这种感觉（权重或得分依次为1、2、3、4、5、6）

11．请看下列每一条问题，哪一种答案最符合您的情况？

（1）我好像比别人容易生病。

①绝对正确　②大部分正确　③不能肯定　④大部分错误　⑤绝对错误（权重或得分依次为1、2、3、4、5）

（2）我跟周围人一样健康。

①绝对正确　②大部分正确　③不能肯定　④大部分错误　⑤绝对错误（权重或得分依次为5、4、3、2、1）

（3）我认为我的健康状况在变坏。

①绝对正确　②大部分正确　③不能肯定　④大部分错误　⑤绝对错误（权重或得分依次为1、2、3、4、5）

（4）我的健康状况非常好。

①绝对正确　②大部分正确　③不能肯定　④大部分错误　⑤绝对错误（权重或得分依次为5、4、3、2、1）

第六章
老年人骨质疏松的风险与管理

导读探秘

2018 年 10 月 20 日是第 21 个世界骨质疏松日，其主题是"战胜骨质疏松"。此前一日，国家卫生健康委员会公开发布了首个中国骨质疏松症流行病学调查结果。结果显示：骨质疏松症已成为我国中老年人群的重要健康问题，50 岁以上人群骨质疏松症患病率为 19.2%，中老年女性骨质疏松问题尤甚，50 岁以上女性患病率达 32.1%，远高于同龄男性的 6%，而 65 岁以上女性骨质疏松症患病率更是达到了 51.6%。此外，我国男性骨质疏松症患病率水平与各国差异不大，但女性患病率水平显著高于欧美国家，与日韩等亚洲国家相近。

国家卫健委疾控局副局长张勇介绍，为掌握我国居民骨质疏松症及其危险因素的流行状况，科学制定骨质疏松症防控政策，2018 年开始，国家在中央转移支付地方重大公共卫生项目支持下，开展了首次中国居民骨质疏松症流行病学调查。

调查由中国疾控中心慢病中心和中华医学会骨质疏松和骨矿盐疾病分会共同牵头，选取北京、山西、吉林等 11 个省份的 44 个县（区）作为调查点。调查采用了多阶段复杂抽样设计，骨密度测量采用国际公认的双能 X 线（DXA）骨密度仪器进行测量。

通过调查得到的主要结论显示，骨质疏松症已经成为我国 50 岁以上人群的重要健康问题，中老年女性骨质疏松问题尤为严重。

为提高人民群众骨骼健康意识，积极倡导健康生活方式，国家卫健委于 2017 年启动了"健康骨骼"专项行动。据介绍，"健康骨骼"专项行动是"三健"专项行动之一，以中青年和老年人为重点人群，开展"健康骨骼、健康人生"系列活动及工作。一是开展流行病学调查，了解我国居民骨骼健康状况。二是开展骨质疏松症防治知识宣传，组织骨质疏松症专题健康讲座或义诊活动，积极推广"骨质疏松自测"等健康工具，提高居民对骨质疏松的认识和健康自我管理能力。推广"健骨运动操"等群众体育活动，组织开展知识竞赛、健骨运动操比赛等活动，激发群众参与骨质疏松症干预活动的主动性，提高群众骨质疏松症防治技能。三是加强基层能力建设，对基层医务人员和健康生活方式指导员开展培训，提高社区骨质疏松症防控指导能力，同时在有条件的县（区）建立骨质疏松症健康管理基地（门诊），重点开展骨质疏松症咨询、筛查、患者管理、区域技术指导、健康教育等工作。

（资料来源：人民网，人民健康网，2018.10.19。）

思考：

1. 研究表明，骨质疏松是每位老年人或多或少都会面临的问题，为什么其中女性的骨质疏松比例远高于男性？

2. 尽管目前已有相关部门开展"健康骨骼"活动或推广，但是效果甚微。我们还可以通过哪些方式宣传骨质疏松危害与防治？

3. 一旦出现骨质疏松的情况，有哪些治疗方式可以保障高质量的生活？

骨质疏松症（osteoporosis，OP）是一种以骨量减少、骨组织微结构破坏为特征的全身性骨骼疾病，它使得骨骼变得脆弱，易发生骨折，给老年人的生活质量和健康带来严重影响。骨质疏松症可分为原发性骨质疏松症和继发性骨质疏松症两大类。

原发性骨质疏松症（primary osteoporosis）是一种常见的骨质疏松症，它指的是在没有其他导致骨质疏松症的原因的情况下出现的骨量丢失与降低、骨脆性增加和易发生骨折的一种全身性骨病。其发病机制尚不完全清楚，可能与雌激素水平降低、缺钙、遗传因素等有关。其主要表现为骨量的丢失与降低、骨脆性增加和易发生骨折等。原发性骨质疏松症又分为绝经后骨质疏松症（Ⅰ型）、老年性骨质疏松症（Ⅱ型）和特发性骨质疏松症（包括青少年型）三种。

继发性骨质疏松症（secondary osteoporosis）是由于某些疾病或药物导致的骨质疏松症，属于特殊类型的骨质疏松症。它的发生可能与一些常见疾病有关，如类风湿关节炎、多发性骨髓瘤、慢性肾功能不全等，或者是长期使用某些药物，如糖皮质激素、抗癫痫药物、免疫抑制剂等。与原发性骨质疏松症不同的是，继发性骨质疏松症的发生相对较快，且程度更为严重。这是因为这些疾病和药物会破坏人体的骨骼代谢平衡，加速骨量流失，从而导致骨质疏松症的发生。

全球大约有2亿人患有骨质疏松症，而骨质疏松症导致的骨折和残疾已成为全球性的健康问题，引起了学界足够的重视。通过了解其风险因素和预防措施，我们可以更好地保护老年人的骨骼健康。同时，随着科技的不断进步和研究的发展，越来越多的药物和技术被应用于骨质疏松的治疗中，为老年人提供了更好的医疗保障。

第一节 骨质疏松症的危害

一、身高变矮与驼背

随着年龄的增长，老年人骨骼中的钙质逐渐流失，使得身高变矮或出现驼背。这些变化可能是由于椎体压缩性骨折所导致的。椎体压缩性骨折（compression fracture of vertebral body）是一种比较常见的老年性疾病，主要是由于老年人骨质疏松，骨骼质量下降，受到外力时容易发生压缩性骨折。

身高变矮或出现驼背不仅仅是外表上的美观问题，更可能预示着一系列严重的健康隐患。首先，驼背会导致身体中心轴线和骨盆位置的改变，这往往会引发老年人的腰腿疼痛。其次，驼背弯曲的脊柱会对心肺造成压迫，限制其正常舒张，导致老年人出现胸闷、憋气等不适症状，严重的情况下还会引发低氧血症及心功能不全。此外，驼背还会对胃肠功能造成负面影响，导致食欲减退、腹胀以及消化不良等状况。有些老年人会因为头部前倾而出现头晕。更为严重的是，驼背增加了其他椎体的受力，使它们更易受到压缩。此外，椎体的不稳定、椎间盘突出以及椎管、椎间孔狭窄等问题都会造成脊髓和神经受压。

因此，早期诊断和治疗是至关重要的，以防止已被压缩的椎体进一步变形，并避免更多的椎体受到压缩。如果老年人发现自己比年轻时身高变矮超过 3 cm，就提示可能存在椎体压缩。此时，建议老年人及时做胸腰椎 X 线检查，以明确诊断。通过 X 线检查，可以清晰地看到椎体的形态和骨折情况，有助于医生判断是否存在压缩性骨折。当老年人出现身高变矮和驼背时，应注意保护腰背部，避免受到外力撞击。同时，应加强锻炼，提高身体素质，预防骨质疏松等疾病的发生。

二、骨折风险

骨质疏松带来的最大危害是骨折。据调查，全球每 3 s 就发生 1 例骨质疏松性骨折，其中 65 岁以上人群的发生率最高。骨质疏松会导致骨骼的强度和稳定性下降，使得骨骼变得更加脆弱和易碎。骨质疏松患者常常因为轻微的跌倒、碰撞或日常活动中出现的压力而发生骨折。

骨质疏松性骨折常见的类型包括髋骨骨折、椎体骨折、股骨近端骨折、桡骨远端骨折和肱骨近端骨折等。其中，髋部骨折是骨质疏松性骨折中最严重的一种，因为它可能导致患者长期卧床、残疾甚至死亡。髋部骨折后，患者可能需要长期康复治疗和护理，这给患者带来了巨大的身体和心理负担。

除了身体上的疼痛和不适，骨质疏松性骨折对患者的生活质量也有着深远的影响。

因为这种骨折可能导致行动不便，这也会对患者的社交和日常生活造成影响。此外，长期卧床不动还会导致肌肉萎缩和身体僵硬，引发其他并发症。对于一些老年人来说，骨质疏松性骨折意味着他们将失去独立生活的能力，给家庭和社会带来沉重的经济负担。

第二节 老年骨质疏松症的评估与诊断

一、国外骨质疏松风险评估工具

风险评估工具的应用可以有效预测骨质疏松症的发生，且具有经济、简单、便捷等优势。具体内容见附录六。

1. IOF 骨质疏松风险 1 min 测试题

我国《原发性骨质疏松症诊疗指南（2017）》推荐将该测试题作为骨质疏松症风险的初筛工具，但目前有关我国人群应用该测试题的研究较少，其骨质疏松症筛检效能还有待进一步探究。

2. 亚洲人骨质疏松自我筛查工具（osteoporosis self assessment tool for asian，OSTA）

亚洲人骨质疏松自我筛查工具是一种用于预测绝经后女性骨质疏松危险程度的工具。它基于多项骨质疏松危险因素测定骨密度，并从中筛选出与骨密度具有显著相关的风险因素。该工具具有较高的特异度和灵敏度，在我国已被列入原发性骨质疏松症诊治指南。

3. 骨质疏松危险简易评价工具（simple calculated osteoporosis risk estimation，SCORE）

骨质疏松危险简易评价工具是一种用于评估骨质疏松症风险和指导预防的简单工具。它基于一些与骨质疏松症相关的风险因素（如年龄、体重、身高、家族史等），通过简单的计算得出一个分数，根据这个分数可以评估个人发生骨质疏松症的风险程度。

4. 骨折风险预测工具（fracture risk assessment tool，FRAX®）

FRAX®工具由世界卫生组织推荐，可以用于评估不同人群的骨折风险，包括绝经后妇女和其他人。该工具旨在帮助医生确定哪些患者需要接受进一步的评估和治疗，以预防骨折的发生。FRAX®工具收录了患者的性别、年龄及其他 8 个独立的临床危险因素，包括既往脆性骨折史、体重、父母髋部骨折史、长期糖皮质激素使用史、类风湿关节炎史、大量饮酒史、吸烟以及是否患有其他导致继发性骨质疏松症的疾病，股骨颈骨密度（bone mineral density，BMD）列为可选因素。在线打开该软件，根据要求选择是或否，即可得出未来 10 年髋部及主要骨质疏松症骨折部位（包括髋部、脊椎、桡骨远端和肱骨）发生骨折风险的概率。

二、国内骨质疏松风险评估工具

1. 中国骨质疏松筛选工具（osteoporosis screening tool for chinese，OSTC）

中国骨质疏松筛选工具是一种专门为中国人群设计的骨质疏松症筛查工具。它基于多个与骨质疏松症相关的风险因素（包括年龄、体重、身高、骨折史等），通过简单的问卷调查和计算，快速评估个人发生骨质疏松症的风险。

OSTC 指数 = 体重（kg）- 2 × 年龄 + 50

若 OSTC > 0，则判定为正常；若 OSTC < 0，则为异常。

2. 上海市绝经后妇女低骨量的简易筛选方法（a simple screening tool for low bone mass of shanghai，STLBMS）

筛选指数 = 2 × 体重(kg)/10 + [-1 × 年龄(岁)/10]

3. 老年人原发性骨质疏松症简易筛检表（simple screening table for primary osteoporosis in old people，STO）

由表 6-1 可知，根据体重与身高缩短百分比可查得筛检指数，270 为最佳临界值。

表 6-1　老年人 POP 简易筛查表

体重/ kg	身高缩短百分比/%										
	0.3	0.6	0.9	1.2	1.5	1.8	2.1	2.4	2.7	3	3.3
44	278	247	217	187	157	126	96	66	35	5	-25
48	306	275	245	215	185	154	124	94	63	33	3
52	334	303	273	243	213	182	152	122	91	61	31
56	362	331	301	271	241	210	180	150	119	89	59
60	390	359	329	299	269	238	208	178	147	117	87
64	418	387	357	327	297	266	236	206	175	145	115
68	446	415	385	355	325	294	264	234	203	173	143
72	474	443	413	383	353	322	292	262	231	201	171
76	502	471	441	411	381	350	320	290	259	229	199
80	530	499	469	439	409	378	348	318	287	257	227
84	558	527	497	467	437	406	376	346	315	285	255

说明：此表用于 60 岁以上老年人原发性骨质疏松症的筛检，表格内数字为筛检指数

4. 原发性骨质疏松症高危人群筛检工具

《骨质疏松危险因素评估调查问卷》由七个部分组成，分别为一般资料的评估、生活方式的评估、骨质疏松相关临床表现的评估、既往疾病史与用药史的评估、家族史的评估、峰值骨量影响因素的评估以及生殖生育史的评估等。问卷采用封闭式提问，完成一份问卷需要 15～20 min。

（1）一般资料的评估：包括年龄、身高、体重等，主要用于评估影响个体骨密度的身体特征。

（2）生活方式的评估：包括高钙食品的摄入情况、吸烟、饮酒、咖啡及运动等，主要用于评估个体存在影响骨密度的生活方式情况。

（3）骨质疏松相关临床表现的评估：包括腰背痛、骨痛、驼背、身高减少、牙齿脱落等，主要用来评估个体存在骨质疏松相关临床表现的情况。

（4）疾病史的评估：包括微创骨折史、长期卧床病史、风湿性关节炎等，用以评估个体存在影响骨密度的疾病情况。

（5）既往用药史：包括钙片、维生素 D、激素等，评估个体使用影响骨密度药物的情况。

（6）家族史的评估：包含父母兄妹驼背、骨折、骨质疏松的情况，评估个体是否存在家族遗传倾向。

（7）峰值骨量影响因素的评估：包含 18 岁前奶制品摄入、运动情况及 18～30 岁时奶制品摄入和运动情况，评估个体影响峰值骨量形成的主要因素。

（8）生殖生育史的评估：由初潮年龄、孕次、产次、是否停经等组成，评估个体影响骨密度的生殖生育情况。

三、骨质疏松症的影像学诊断

骨质疏松症的影像学诊断主要包括骨密度测量和骨影像学检查。

1. 骨密度（bone mineral density，BMD）

骨密度是指单位体积（体积密度）或者单位面积（面积密度）所含的骨量。骨密度测量是诊断骨质疏松症的重要手段之一，通过测量骨密度，可以了解骨骼中矿物质的含量，从而评估骨骼的强度和稳定性。常用的骨密度测量方法包括双能 X 线骨密度仪（DEXA）、定量计算机断层扫描（QCT）和定量超声（QUS）。

其中，DEXA 是目前多国指南公认的最有效的方法，可以测量腰椎、股骨近端和全身的骨密度。具体测量标准见表 6－2。

表6-2 基于 DEXA 骨密度 T 值骨质疏松症诊断标准

分类	T 值
正常	T 值 ≥ -1.0 SD
骨量减少	-2.5 SD < T 值 < -1.0 SD
骨质疏松	T 值 ≤ -2.5 SD
严重骨质疏松	T 值 ≤ -2.5 SD 合并脆性骨折

注：T 值是参考认可的中国人群参考数据库。

QCT 是一种可以分别测量松质骨和皮质骨的体积密度，从而反映骨质疏松情况的技术。QCT 通常测量的是腰椎和/或股骨近端的松质骨骨密度。QCT 可以更敏感地反映骨质疏松情况，目前认为，QCT 低于 80 mg/cm³ 为骨质疏松、80 ~ 120 mg/cm³ 为低骨量和高于 120 mg/cm³ 为正常的诊断标准适用于不同部位骨密度的测量。

QUS 是一种利用超声对物质密度、结构及材料的特征表现来评价骨的质量的经济、简便且无放射性的方法。这种方法通常使用超声波在骨骼中的传播速度和振幅衰减等参数来评估骨密度和骨强度，从而诊断骨质疏松症。QUS 具有设备便携、无放射性、费用低廉等优点，适合用于大规模筛查和长期随访。

2. 骨影像学检查

骨影像学检查包括 X 线平片、CT、磁共振成像（MRI）等。X 线平片是诊断骨质疏松症的常用方法，可以观察骨小梁的稀疏程度、骨皮质的变化以及骨折的情况。CT 和 MRI 可以更准确地反映骨骼的细微结构，观察骨小梁的三维结构，对骨质疏松症的诊断有更高的敏感性。

第三节 骨质疏松的影响因素

一、老年人骨质疏松的影响因素

骨质疏松症是一种慢性骨骼疾病，其主要特征是骨组织量在单位体积内变少，骨组织微结构破坏和骨骼脆性增加。骨质疏松症的发生与多种因素有关，包括年龄、性别、遗传、营养因素、生活方式等。骨质疏松症在各个年龄段人群均可发病，而随着年龄的增长，骨质疏松的风险也在不断增加。据统计，我国有超过 2 亿人患有骨质疏松症，且发病多集中于老年男性及绝经后女性。随着人口老龄化趋势日益显著，防治骨质疏松症所需的医疗资金投入亦将呈现出大幅攀升之势。因此，深入剖析骨质疏松发病的相关因素，构建科学、及时、高效、明确的诊断及治疗方案，对于有效降低医疗成本、缓解当前社会保障机制所面临的经济压力具有举足轻重的实质性意义。

（一） 骨质疏松症与年龄、性别

骨质疏松在各个年龄段人群均可发病，但在不同的人群中患病率不同。从 30～35 岁开始，人体的骨量开始流失，在 36～49 岁之间，骨量缓慢减少，而到了 50～69 岁，骨量会迅速减少。总的来说，骨质疏松症的发生率随着年龄的增长而增加，尤其是在 65 岁以上的老年人中。据统计，老年女性骨质疏松症的发病率高于男性，且与其绝经年限、孕产次数等因素相关。科学研究表明，雌激素通过激发成骨细胞、破骨细胞和骨细胞中的雌激素受体发挥作用，而老年女性在绝经后雌激素水平显著下降，会导致骨代谢异常，增加骨质疏松患病的风险。但也有研究表明月经初潮年龄超过 17 岁、绝经年龄小于 48 岁是女性年老后易患骨质疏松的危险因素之一。

（二） 骨质疏松症与家族史

骨质疏松是一种受到环境和遗传相互影响的代谢性疾病，其发病机制十分复杂。据相关研究表明，骨质疏松家族史是骨质疏松的影响因素之一，尤其是男性患者，有骨质疏松家族史的男性患骨质疏松的风险明显大于无家族史的男性。而骨质疏松患病率与女性骨质疏松家族史的相关影响机制目前尚未明确。

骨质疏松症及骨折的发病率与人体的峰值骨密度大小有关，而骨密度的高低主要受到遗传基因表达的影响。具体来说，成骨基因和破骨基因联合影响着骨骼的质量和结构——成骨基因可以促进骨骼的生长和形成，而破骨基因则会促进骨骼的分解和吸收。因此，一方面，具有较高成骨基因活性的人，骨骼质量和结构往往更佳，骨密度相对更高。另一方面，如果个体的破骨基因活性过高，那么骨骼的分解和吸收就会增加，从而导致骨密度下降，甚至可能出现骨质疏松症等骨骼疾病。正是基于遗传基因调控和表达的差异，不同人种之间的骨密度也具有较大差异。

（三） 骨质疏松症与生活方式

骨质疏松症与运动、睡眠、饮食、日照等生活方式有关。相关研究表明，不健康的生活方式，如过低的运动量（<1 h/d）、不充足的睡眠、不平衡膳食、日照过少、吸烟、饮酒、药物使用等，都可以导致骨质疏松症发生风险的增加。

体育锻炼和充足的日照是老年人骨质疏松的保护因素之一，接受较高强度的体能锻炼以及较长时间接触阳光，都能够有效地降低患上骨质疏松症的风险。体力运动预防骨质疏松的主要机制在于增加骨密度，增强骨质量。进行体力运动时，人体的肌肉和骨骼不断受到刺激，这能促进钙质在骨骼中沉积，并加强骨骼的结构和强度。此外，运动还能调节内分泌系统，促进激素分泌，从而增强成骨细胞活性，加速新骨形成，进一步强化骨骼。

此外，饮食中钙与维生素 D 的摄入不足对骨质疏松的发生也有影响。钙是维持骨骼健康的重要营养素，而维生素 D 则有助于钙的吸收和利用。科学研究表明，为了维持健康的身体机能，成年人每天需要摄入大约 800 mg 的钙以及约 600 国际单位的维生素 D。

对于 65 岁以上的老年人来说，钙和维生素的补充更是必不可少，其中钙的每日摄入量至少要达到 800 mg，维生素 D 至少达到 400U。在日常饮食中，可以通过食用鸡蛋、乳制品、鲑鱼、金枪鱼、蘑菇、鱼肝油等食物来增加钙和维生素 D 的摄入量。对于乳糖不耐受的老年人，酸奶和脱乳糖牛奶是最佳选择。值得注意的是，过多或过少的钙和维生素 D 摄入都可能对身体造成负面影响，在摄入这些营养素时，要根据个人情况和医生的建议来进行调整，以确保获得足够的营养。

（四）骨质疏松症与骨折病史

骨质疏松和骨折之间具有密切联系，既往骨折病史是发生骨质疏松的危险因素之一。其中，首次骨折的发生对老年人预防及治疗骨质疏松至关重要。相关研究表明，身高下降、肌肉萎缩、肌量减少是导致老年人首次骨折的主要原因。而在首次骨折发生前，老年人的骨质疏松却常常被忽略。

老年人发生首次骨折部位主要包括髋部、椎体和手腕等。其中，有髋部骨折史的老年人患骨质疏松症的风险更高。这是因为骨质疏松症患者的骨骼密度降低，骨骼微结构破坏，导致骨骼变脆，容易发生骨折。

因此，尽早意识到首次骨折与骨质疏松的相关关系，并对老年人及其家人展开预防、科普教育具有重要意义。

（五）骨质疏松症与药物

抗骨质疏松药物主要分为钙剂类、维生素 D 及其衍生物类、降钙素类、双膦酸盐类、雌激素及雌激素受体调节剂类。通常来说，这些药物在降低骨折风险、增加骨密度、改善骨痛症状等方面表现出良好的效果。具体而言，抗骨质疏松药物可以刺激骨骼生长，增强骨骼强度，缓解骨质疏松症状。此外，抗骨质疏松药物还可以减少钙流失，增加钙吸收，有助于提高骨质量。然而，这些临床上常用的抗骨质疏松药物也具有一定的副作用，主要包括以下几个方面：

（1）消化系统症状：如恶心、呕吐、便秘等。这些症状通常在开始治疗后的前几周内出现，逐渐适应后会有所缓解。

（2）骨骼肌问题：一些抗骨质疏松药物可能会导致骨骼肌无力或痉挛，尤其是在老年患者中。

（3）心血管疾病：可能会增加心脏病和中风的风险。

（4）肾功能损害：一些抗骨质疏松药物对肾脏有潜在的不良影响。

（5）过敏反应：某些患者可能对抗骨质疏松药物产生过敏反应，如皮疹、瘙痒等。

可见，抗骨质疏松类药物对骨质疏松症患者的治疗效果具有两面性。因此，对抗骨质疏松药物的规范化、精准化使用能够对预防和治疗骨质疏松起到较好的效果。

二、骨质疏松症与慢性病史的关系

慢性疾病，特别是那些影响骨骼代谢和骨骼健康的疾病，可以增加患骨质疏松症的风险。如慢性肾脏疾病、类风湿性关节炎、甲状腺疾病（如甲状腺功能亢进或减退）以及某些胃肠道疾病（如炎症性肠病、乳糜泻等），都可以通过影响钙和维生素 D 的吸收和利用，破坏骨骼的微结构，或导致骨骼重塑失衡，从而增加骨质疏松的风险。

（1）慢性肾脏疾病（CKD）：慢性肾脏疾病是骨质疏松症的高危因素之一。CKD 患者常常存在钙磷代谢异常、活性维生素 D 缺乏以及继发性甲状旁腺功能亢进等问题，导致骨骼重塑失衡，骨密度下降，骨质疏松症发生风险增加。

（2）类风湿性关节炎（RA）：RA 是一种自身免疫性疾病，可能导致关节炎症和骨侵蚀，从而增加患骨质疏松症的风险。RA 患者可能存在维生素 D 缺乏、炎症因子释放以及使用糖皮质激素等药物的情况，进一步加剧骨质疏松症的发生。

（3）甲状腺疾病：甲状腺功能亢进或减退都可能影响骨骼代谢，导致患骨质疏松症的风险增加。甲状腺功能亢进可能导致骨吸收增加，而甲状腺功能减退则可能导致骨形成减少。

（4）炎症性肠病（IBD）：IBD 是一种胃肠道炎症性疾病，可能导致钙和维生素 D 吸收不良，同时长期使用免疫抑制剂也可能加重骨质疏松症的风险。

（5）乳糜泻（CD）：乳糜泻是一种自身免疫性肠道疾病，可能导致钙和维生素 D 吸收不良，同时肠绒毛受损也可能影响骨骼健康。

第四节　老年人骨质疏松的预防

一、骨质疏松骨折预防三角

在骨质疏松骨折预防中，美国国立骨质疏松症和相关骨病研究所提出了"骨质疏松骨折预防三角"（见图 6-1）。骨质疏松骨折预防三角是一种综合性的预防策略，旨在降低骨质疏松症和骨折的风险。它包括三个关键要素：骨密度测量、骨折风险评估以及使用抗骨质疏松药物。

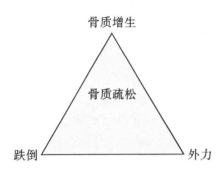

图 6-1 骨质疏松骨折预防三角

二、基于生活方式的干预

（一）均衡饮食

均衡的饮食结构是老年人预防骨质疏松症的关键。老年人应该保持低盐、低脂、高钙、高维生素的饮食习惯，适量摄入蛋白质、维生素 D 等营养素以保证机体具有关键的微量营养物质（维生素和矿物质）以及常量营养物质（蛋白质、脂肪和碳水化合物），同时减少咖啡、浓茶等饮料的摄入，以免影响钙的吸收和利用。

其中，保证充足的蛋白质以及维生素 D 的摄入对预防骨质疏松症有决定性作用。蛋白质可以维持正常的新陈代谢、维持酸碱平衡和水分正常的分布等。适量摄入蛋白质能帮助老年人维持肌肉、骨骼的健康，提高身体的免疫力。维生素 D 可以促进肠道对钙离子的吸收，并通过调整甲状旁腺激素来维持血钙和血磷浓度，以达到维护维持骨钙平衡的目的。2011 年中国骨质疏松症诊疗指南建议，老年人补充剂量为 400 ~ 800 U/d，治疗骨质疏松症补充剂量可以达到 800 ~ 1 200 U/d，这对于预防骨质疏松和骨折具有重要意义。根据我国营养学会对成年人钙元素的推荐，800 ~ 1 000 mg/d 的钙摄入被认为是预防骨质疏松症的最佳剂量。这相当于每天喝 3 杯牛奶和 1 杯酸奶、吃 1 个鸡蛋、1 碟深色蔬菜。在日常生活中，要注意保证每天蛋白质、维生素 D 等营养元素所需的量，以维持身体健康，降低骨质疏松症发生的风险。

（二）养成良好的生活习惯

科学研究表明，年龄和体质量是影响骨密度和骨折的两个决定性因素。BMI < 19 kg/ m² 被认为是体质量不足，这是骨质疏松症的危险因素之一；但过度肥胖也可增加骨折的风险。因此，养成良好的生活习惯、控制体重和增强体质是保持骨骼健康的必要条件。

（1）适当运动。适当的运动可以增强肌肉力量和灵活性，提高骨密度。有氧运动（如散步、慢跑、游泳等）可以增强肌肉力量和灵活性，提高骨密度。此外，重量训练也是很好的选择，可以增加骨骼负荷，促进骨骼的生长和强化。

（2）戒烟限酒。烟草中的有害物质会破坏骨骼细胞，导致骨量减少，而过度饮酒也会影响骨骼的健康。因此，应该避免吸烟和过量饮酒。

（3）保持充足睡眠。保持充足的睡眠有助于调节内分泌，减轻骨骼压力，维护骨骼健康。

（4）预防跌倒。老年人随着年龄的增长，跌倒的风险也逐渐增加。老年人通过保持身体活动、改善家居环境、穿合适的鞋子和衣服、避免过度饮酒和吸烟以及定期检查等措施，可以有效地减少跌倒的风险，保护骨骼健康。这些对跌倒的预防干预，将有助于减少跌倒和骨折。

三、骨健康基本补充剂的使用

1. 仙灵骨葆胶囊

由淫羊藿、续断、丹参、知母、补骨脂、地黄等中药材组成，具有活血通络、强筋壮骨的功效，可以用于治疗瘀血阻络所致的骨质疏松症，症见腰脊疼痛、足膝酸软、乏力。应注意在重症感冒期间不宜服用。

2. 乳酸钙颗粒

乳酸钙颗粒中含有的乳酸钙进入机体后，容易被胃肠道吸收，可以补充人体所需的钙质成分，以此来保护骨头，促进骨骼生长及发育，主要用于预防和治疗钙缺乏症，如骨质疏松、手足抽搐症、骨发育不全、佝偻病等，应注意心肾功能不全者慎用。

3. 硫酸软骨素片

硫酸软骨素片中含有的硫酸软骨素，能够修复关节软骨，增进关节润滑液生成，从而保护骨头并延缓关节退变，可以用于治疗关节痛、关节炎以及肩胛关节痛等。另外，该药还可以用于治疗高脂血症。

除了上述药物之外，还可以通过口服钙片或者是维生素 D 来防止钙质的流失、促进钙质的吸收；也可以选择补益肝肾的中成药物，临床当中常用的像骨康胶囊、恒古骨伤愈合剂、接骨续筋胶囊、骨肽片均具有很好的补益肝肾的作用，同时也能够促进骨折的先期愈合。

四、骨质疏松症患者的护理

（一）疼痛护理

疼痛是骨质疏松症患者最常见的症状，护理人员需要对患者进行疼痛管理，包括注意保暖、防止寒冷的刺激、避免过度活动等，可以尝试使用热敷、按摩、脉冲电磁场、体外冲击波、紫外线等物理治疗方法，以缓解疼痛。

（二）心理护理

骨质疏松症患者除了躯体的感觉可能痛苦之外，还有不同程度的焦虑和悲观的心理。首先，要倾听患者的感受和担忧，理解他们的疼痛和困扰。其次，向患者提供关于骨质疏松症的基本知识，包括病因、治疗方法和管理策略，同时教导患者如何积极应对疼痛，例如通过深呼吸、冥想和放松练习来缓解紧张和焦虑。此外，与患者建立信任关系非常重要，护理人员可以与患者一起设定可实现的治疗和康复目标，以帮助他们保持积极性和动力，增强治疗的信心。

（三）安全护理

骨质疏松症患者一旦跌倒，很容易出现骨折。因此，要确保患者避免在易滑或不平的地面上行走，尤其是在夜间或光线不足的情况下，避免使用不稳定的家具或摆设，确保家具的稳定性和安全性。条件允许的情况下，定期对患者进行安全评估，包括评估他们的平衡能力、步态和身体状况等。根据评估结果，可以提供适当的建议和措施来加强安全护理。

防护小贴士

1. 均衡饮食：保持均衡的饮食，摄入足够的钙、磷、维生素 D 等营养素。尤其是中老年人，应适当增加富含钙、磷的食物的摄入，如牛奶、豆制品、鱼虾等。同时，补充适量的维生素 D 有助于钙的吸收。

2. 适当运动：适当的运动可以增强骨骼的强度和韧性，预防骨质疏松。建议进行负重运动，如散步、慢跑、跳舞等，以增加肌肉对骨骼的刺激。

3. 戒烟限酒：吸烟和过量饮酒会增加患骨质疏松症的风险，因此应尽量避免吸烟和过量饮酒。

4. 保持健康体重：过轻或过重都可能增加患骨质疏松症的风险，因此应保持健康的体重。

5. 定期检查：定期进行骨密度检查，可以及时发现骨密度异常问题并予以针对性治疗。

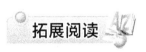

拓展阅读

老年人骨质疏松最新筛查技术

随着人口老龄化的加剧，骨质疏松症已经成为一种常见疾病，严重影响老年人的健康和生活质量。为了有效预防和治疗骨质疏松症，及时进行筛查至关重要。目前有以下八种方法：

一、双能 X 线吸收法（DXA）

双能 X 线吸收法是一种无创、无痛、无辐射的检查方法，通过测量骨矿物质密度（BMD）来评估骨质疏松风险。DXA 具有较高的准确性和可重复性，是世界卫生组织推荐的骨质疏松症诊断标准之一。

二、定量 CT（QCT）

定量 CT 是一种高分辨率的影像学检查方法，可以测量骨皮质厚度、骨小梁密度和结构等参数，从而更全面地评估骨骼健康状况。QCT 对于骨折风险的预测和骨质疏松症的诊断具有重要价值。

三、超声骨密度仪

超声骨密度仪是一种便携式检查设备，通过测量超声波在骨骼中的传播速度和幅度来评估骨密度。该方法具有无创、无痛、无辐射等优点，适用于大规模筛查和流行病学调查。

四、血液生物标志物

血液生物标志物是一种通过检测血液中特定指标来评估骨骼健康的方法。例如，骨碱性磷酸酶（BALP）、骨钙素（OC）等指标可以反映成骨细胞活性，而 CTX－1、NTX 等指标可以反映骨吸收状况。血液生物标志物有助于早期发现骨质疏松症，并评估治疗效果。

五、骨折风险评估工具（FRAX）

骨折风险评估工具是一种基于临床风险因素的评估方法，用于预测未来十年骨折风险。FRAX 结合了患者年龄、性别、体重指数、髋部或椎体骨折家族史等因素，可以较为准确地评估骨折风险，为骨质疏松症的预防和治疗提供依据。

六、生活方式调查

生活方式调查是评估骨质疏松症风险的重要手段之一。调查内容主要包括饮食习惯、运动量、吸烟饮酒习惯、用药情况等。通过调查，可以了解患者的生活习惯和健康状况，从而制定个性化的预防和治疗方案。

七、骨痛评估

骨痛是骨质疏松症的常见症状之一，对于骨质疏松症的诊断和治疗效果评估具有重要意义。疼痛评估可以采用视觉模拟评分法（VAS）、数字评分法（NRS）等量表进行量化评估。了解患者疼痛程度和性质有助于指导治疗方案的选择。

八、监测治疗反应

监测治疗反应是骨质疏松症治疗过程中的重要环节。通过定期监测骨密度、血液生物标志物等指标的变化，可以了解患者病情改善情况以及治疗效果，从而及时调整治疗方案。

老年人骨质疏松筛查技术是预防和治疗骨质疏松症的关键手段。通过采用双能 X 线吸收法（DXA）、定量 CT（QCT）、超声骨密度仪、血液生物标志物等多种方法综合评估骨骼健康状况，结合生活方式调查和骨痛评估等手段全面了解患者情况，可以为制定个性化的预防和治疗方案提供科学依据。同时，监测治疗反应有助于及时调整治疗方案，提高治疗效果。通过早期筛查和综合干预措施，可以有效降低老年人骨质疏松症的发生率和骨折风险，提高老年人的生活质量。

附录六

一、IOF 骨质疏松风险测试题（见表 6-3）

评定标准：只要其中有一题回答结果为"是"，即为阳性，提示存在骨质疏松症的风险，需要从生活方式上预防骨质疏松。测试时间限时 1 min。

表 6-3　IOF 骨质疏松风险测试题

序号	题　　目	回答"是"或"否"
1	父母是否曾被诊断有骨质疏松或曾在轻摔后骨折？	
2	父母中是否一人有驼背？	
3	是否实际年龄超过 40 岁？	
4	是否成年后因为轻摔而发生骨折？	
5	是否经常摔倒（去年超过一次），或因为身体较虚弱而担心摔倒？	
6	40 岁后的身高是否减少超过 3 cm 以上？	
7	是否体质量过轻？（身体质量指数 BMI 值少于 19 kg/m^2）	
8	是否曾服用类固醇激素（例如可的松、泼尼松）连续超过 3 个月？（可的松通常用于治疗哮喘、类风湿关节炎和某些炎性疾病）	
9	是否患有类风湿关节炎？	
10	是否被诊断出有甲状腺功能亢进或是甲状旁腺功能亢进、I 型糖尿病、克罗恩病或乳糜泻等胃肠疾病或营养不良？	
11	女士回答：是否在 45 岁或以前就停经？	
12	女士回答：除了怀孕、绝经或子宫切除外，是否曾停经超过 12 个月？	
13	女士回答：是否在 50 岁前切除卵巢又没有服用雌/孕激素补充剂？	
14	男性回答：是否出现过阳痿、性欲减退或其他雄激素过低的相关症状？	

续上表

序号	题　目	回答"是"或"否"
15	是否经常大量饮酒（每天饮用超过两单位的乙醇，相当于啤酒1斤、葡萄酒3两或烈性酒1两)?	
16	是否目前习惯吸烟，或曾经吸烟?	
17	是否每天运动量少于30 min?（包括做家务、走路和跑步等)	
18	是否不能食用乳制品，又没有服用钙片?	
19	每天从事户外活动时间是否少于10 min，又没有服用维生素D?	

二、亚洲人骨质疏松自我筛查工具（OSTA）

OSTA 指数 = (体重/kg – 年龄) × 0.2

说明：本公式适用于绝经后女性。OSTA 指数 > –1，说明发生骨质疏松的风险较低；OSTA 指数 < –4，说明高风险；–4 < OSTA 指数 < –1，说明中风险。

三、骨质疏松危险简易评价工具（SCORE）

表6–4　骨质疏松危险简易评价工具

种族	黑人（0)；非黑人（5)
类风湿关节炎	无（0)；现患（4)
骨折史	无非创伤性骨折（0)；1次非创伤性骨折（4)；2次非创伤性骨折（8)；3次或以上非创伤性骨折（12)
年龄	
雌激素	曾使用（0)；未曾使用（1)
体重/kg	
分数 = 种族 + 类风湿关节炎 + 骨折史 + 雌激素 + (3 × 年龄/10) – (体重/10)	

说明：1. 非创伤性骨折应仅限于脊柱、髋关节或手腕骨折。

2. 方程参数，如种族等有两个或多个离散值可用于计算。括号中的数字，例如（0)，表示将被使用的值。

3. 分数为 0~6，低风险；分数为 7~15，中风险；分数为 16~50，高风险。

第七章
心脑血管疾病的风险与管理

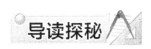

随着医疗技术的不断进步和生活水平的提高，人们的寿命也在不断延长。老年人口的增加使得我们要更加关注他们所面临的健康问题及相关风险。心脑血管疾病是指影响心脏、血管和大脑功能的疾病，如心脏病、中风、高血压等。它们是全球范围内主要导致死亡和残疾的原因之一，而老年人则是最容易受到其影响的群体之一。

心脑血管疾病主要包括高血压、动脉粥样硬化、各种心脏病及脑血管疾病。根据《中国心血管健康与疾病报告2021》显示，心脑血管病已成为我国主要死因，其中农村地区和城市中所占比例分别为46.74%和44.26%，每5名死者中有2人死于心脑血管疾病。据估计，目前心脑血管病发病人数为3.3亿人，其中脑卒中患者1 300万人，冠心病患者1 139万人，心衰患者890万人，肺源性心脏病患者500万人，房颤患者487万人，风湿性心脏病患者250万人，先天性心脏病患者200万人，下肢动脉疾病4 530万人，高血压患者2.45亿人。心脑血管疾病一旦患病，很难治愈，所以预防与健康管理尤为重要。

老年人由于身体器官和代谢功能的退化，心脑血管系统面临着更多的健康风险。心脏肌肉的弹性下降、血管壁的硬化、血液黏稠度的增加等，都会导致老年人心脑血管疾病的易发和发展。此外，老年人往往还同时患有多重慢性疾病，如高血压、高血脂、糖尿病、肥胖等。本章从发病率最高的冠心病、高血压及脑卒中三种主要心脑血管疾病的早期预防、干预与健康管理入手，为您提供应对心脑血管疾病的有效策略。

思考：

根据《中国心血管健康与疾病报告2021》的数据分析，哪些心脑血管疾病在老年人中最为常见？探讨其可能的原因。

第一节　冠心病

一、冠心病诊断依据和标准

冠状动脉粥样硬化性心脏病（coronary atherosclerotic heart disease）也被称为冠心病（coronary heart disease，CHD）或缺血性心脏病（ischemic heart disease）。这种疾病是由于冠状动脉内壁发生粥样硬化导致管腔狭窄或阻塞，从而引起心肌缺血和缺氧，进而导致心脏病。冠心病是动脉粥样硬化导致器官病变的最常见类型之一。近年来对该病进行了进一步的分类，分为以下两大类：一类被称为慢性心肌缺血综合征（chronic ischemic syndrome），包括隐匿型冠心病、稳定型心绞痛和缺血性心肌病等；另一类被称为急性冠状动脉综合征（acute coronary syndrome，ACS），包括非 ST 段抬高性急性冠状动脉综合征（NSTE-ACS）和 ST 段抬高性急性冠状动脉综合征（STE-ACS）。

冠心病是一种病因非常复杂的心血管疾病，其起因是冠状动脉的粥样硬化导致供血不足，进而引发心肌缺血、缺氧和坏死等病理生理反应。冠心病的发病机制十分复杂，涉及多种生物学、环境学和遗传学因素。高血压、高胆固醇、高血糖、肥胖、吸烟、缺乏运动、应激反应、内分泌紊乱等危险因素均与冠心病的发生有关。

二、冠心病的症状和临床表现

1. 慢性心肌缺血综合征

稳定型心绞痛是最常见的心绞痛类型，由心肌缺血引起典型的心绞痛发作。通常在 1～3 个月的时间段内，其临床表现相对稳定。也就是说，每日和每周的疼痛发作次数大致相同，诱发疼痛的劳力和情绪激动程度也相似，每次发作时疼痛的性质和部位均无变化，并且疼痛的持续时间也相近。

典型稳定型心绞痛的发作特点是：在体力劳累时突然发生的心绞痛，其特点是位于胸骨体上段或中段之后的压榨性、闷胀性或窒息性疼痛。有时疼痛还可能扩散到大部分心前区，并放射至左肩、左上肢前内侧，甚至延伸至无名指和小指，范围为手掌大小。此外，严重患者甚至可能出汗，出现类似濒死的恐惧感觉，这往往迫使患者立即停止活动。通常疼痛持续 1～5 min，很少超过 15 min；而通过休息或使用硝酸甘油片，在1～2 min 内（很少超过 5 min）疼痛会缓解、消失。心绞痛常在体力劳累、情绪激动、受寒、饱食或吸烟等情况下发生，贫血、心动过快或休克也可能发作。

不典型的心绞痛可能发生在胸骨下段、左心前区或上腹部，并放射至颈部、下颌、左肩胛部或右前胸。在这种情况下，疼痛可能较轻微，或仅出现左前胸不适或闷感的症状。因此很多老年人会以为是肌肉拉伤或是其他问题而放松了警惕性，导致不能及时就医。

2. 缺血性心肌病

缺血性心肌病（ischemic cardiomyopathy，ICM）是老年人常见的心脏疾病之一，其主要特征是长期心肌缺血导致心肌纤维化，在局部或全面范围内对心脏的收缩和/或舒张功能造成损害。因此，患者可能出现心脏扩大或僵硬、充血性心力衰竭、心律失常等一系列临床症状。尽管在临床表现上与特发性扩张型心肌病相似，然而从本质上来说，缺血性心肌病是由冠状动脉供血减少引发的严重心肌功能障碍。缺血性心肌病的临床表现十分多样化，包括心力衰竭、心绞痛、心脏增大、心律失常、血栓形成和栓塞等方面的症状。

心力衰竭的症状通常呈逐渐加重的趋势，尤其是左心衰竭较为普遍。随着心肌肥厚导致心脏的顺应性下降，舒张功能随之受损。伴随病情的进展，心脏的收缩功能也会受到影响，最终导致右心衰竭，并伴随相应的症状和体征。随着心力衰竭症状的加剧，心绞痛发作会逐渐减少甚至完全消失。

此外，各种心律失常也常见于缺血性心肌病患者，这些心律失常一旦出现常持久存在，其中房性期前收缩、室性期前收缩、心房颤动以及束支传导阻滞等症状较为常见。尤其是在心力衰竭发作时，常同时伴有血栓和栓塞的发生，血栓脱落后易引发肺部或脑部的栓塞，给患者生命带来极大风险。

3. 隐匿型冠心病

隐匿型冠心病，也被称为无症状性冠心病或潜在性冠心病，是指存在冠状动脉狭窄或者冠状动脉疾病的情况下，但没有明显的症状或者体征表现的情况。患者可能没有典型的心绞痛症状，如胸痛、胸闷或气短，也没有其他明显的心血管症状。这种情况下，在常规体检或偶然的心电图（ECG）检查中，可能会发现一些异常的心电图变化，如 ST 段压低、T 波倒置等，这提示了潜在的冠状动脉疾病存在。正因为这种特点，导致很多患者突发的心脏问题并没有非常完整的病史，延误了治疗时间。尤其是在我国农村地区，常常因为缺乏健康意识、没有体检习惯等因素，导致严重的临床后果。

隐匿型冠心病可分为三种类型。第一种类型是指患者存在冠脉狭窄引起的心肌缺血证据，但没有明显的心肌缺血症状。第二种类型是指患者曾经有心肌梗死的历史，但在目前存在心肌缺血的情况下，没有心绞痛症状。第三种类型是指患者在心肌缺血发作时，有些人会出现症状，而有些人则没有明显症状。这种类型的患者最为常见。

近年的研究显示，隐匿型冠心病和隐性高血压的危险性不能被忽视。由于症状不明显，这可能导致延误治疗，进而造成预后较差的结果。因此，对于存在冠心病风险的人群，及早进行心血管评估与监测至关重要，以便及时发现和干预隐匿型冠心病的发展。

4. 急性冠状动脉综合征

急性冠状动脉综合征是冠心病中一种急性发作的临床类型，包括非 ST 段抬高性心肌梗死、ST 段抬高性心肌梗死和不稳定型心绞痛。

（1）非 ST 段抬高性心肌梗死。

非 ST 段抬高性心肌梗死（非 ST 段抬高性急性冠状动脉综合征）和不稳定型心绞痛是急性冠状动脉综合征的两种常见类型。非 ST 段抬高性心肌梗死可分为急性期、演变期和慢性期三个阶段，然而临床症状主要出现在急性期，而部分患者可能会有一些先兆表现。这种心肌梗死的表现非常多样，一般包含以下症状。

①疼痛是最早出现的症状，其部位和性质与心绞痛相似，但疼痛程度更严重，范围更广，持续时间可长达数小时或数天，静息休息或服用硝酸甘油片通常无法缓解疼痛。

②患者自觉到烦躁不安、出汗、恐惧，并有濒死感。

③发热，往往在疼痛发生后 24～48 h 出现，一般为低热，维持在 38℃以下，很少超过 39℃，往往能持续 1 周左右。

④胃肠道症状，患者恶心、呕吐和上腹胀痛，肠胀气症状也较常见，严重病例可出现呕逆。发病早期约有 1/3 的患者出现，常被误诊为消化道疾病而延误治疗。

⑤急性期心律失常，多发生在起病后的 1～2 周内，尤其是最初 24 h 内最为常见。这种心律失常通常是基础病变严重的表现，可能与持续心肌缺血、心脏泵衰竭、电解质紊乱、自主神经功能紊乱、低氧血症或酸碱平衡失调等因素有关。

⑥低血压和休克，这是心肌梗死的严重并发症。表现出以下症状：患者可能感到烦躁不安、面色苍白、皮肤湿冷、脉搏细速、大量出汗、尿量减少（小于 20 mL/h）、神志迟钝，并且在严重情况下可能会出现晕厥。

⑦心力衰竭是心肌梗死的主要并发症之一，主要表现为急性左心衰竭，可能在起病最初数日内或疼痛、休克好转阶段出现，在老年人群众常常表现出一种"回光返照"的迹象。

（2）ST 段抬高性心肌梗死。

ST 段抬高性心肌梗死（ST – segment elevation myocardial infarction，STEMI）是一种严重的心脏疾病，通常由冠状动脉栓塞引发。在 STEMI 中，冠状动脉中的血流受阻，导致冠状动脉供应心肌的血液减少或中断，从而引起心肌缺血和损伤。STEMI 属于急性冠状动脉综合征（acute coronary syndrome，ACS）的一种形式，可通过心电图（ECG）检查来诊断。典型的 ST 段抬高是 STMIE 的主要特征之一。如果不进行及时干预治疗，它可能会导致心肌坏死和严重的并发症，如室壁瘤、心脏衰竭或猝死。因此，一旦出现疑似 STEMI 的症状，患者应该立即就医，以便进行紧急的冠状动脉介入手术（percutaneous coronary intervention，PCI）或溶栓治疗。主要症状如下。

①胸骨后或胸部疼痛：STEMI 患者常常经历剧烈的胸骨后或胸部疼痛，可能描述为紧束感、压迫感或灼热感。这种疼痛通常持续超过几分钟，甚至更长时间。

②放射痛：STEMI 患者的疼痛可能放射到左臂、颈部、下颚、背部、上腹部或肩膀等部位。放射痛的程度可以因患者个体差异而有所不同。

③呼吸困难：STEMI 患者可能出现呼吸困难，特别是在进行体力活动或平静时。

④恶心和呕吐：部分 STEMI 患者可能感到恶心，甚至出现呕吐。这种症状可能由于心肌缺血引起的自主神经反应导致。

⑤出冷汗：STEMI 患者常常出现大量冷汗，即使在没有明显运动或情绪激动的情况下，也会出现异常的出汗症状。

⑥心慌和焦虑：由于心肌缺血引起的生理和心理反应，STEMI 患者可能感到心慌、焦虑或不安。

⑦疲倦和乏力：部分 STEMI 患者在心肌梗死前可能感到异常的疲倦或乏力。

⑧心电图特征：ST 段会出现明显的抬高，通常大于 0.1 mV，持续超过 0.08 s，并伴随有心肌缺血或损伤的其他指标，例如 Q 波的出现。

（3）不稳定型心绞痛。

不稳定型心绞痛（unstable angina，UA）是一种严重的心脏疾病，属于急性冠状动脉综合征的一种形式。UA 是指心绞痛的一种特殊类型，其主要特点是疼痛的频率、持续时间和强度的变化。不稳定型心绞痛通常是由冠状动脉的不稳定粥样硬化斑块引起的。这些斑块可能破裂或溃疡，并导致血小板凝聚和血栓形成，从而引发冠状动脉的部分阻塞。与稳定型心绞痛不同，UA 的特点在于其症状的不稳定性和更高的心血管事件风险。其主要症状如下。

①胸痛：不稳定型心绞痛通常表现为胸痛或胸闷感。这种疼痛通常被描述为压迫感、紧束感或灼热感。疼痛可能出现在胸骨后，也可以放射到肩膀、颈部、下颚、左臂或背部。

②胸痛的频率、强度和持续时间的变化：与稳定型心绞痛不同，不稳定型心绞痛的疼痛可能更加频繁、更剧烈，并且持续时间更长。疼痛可能在休息时出现，或者比平时的活动更容易引发。

③恶心、呕吐和盗汗：不稳定型心绞痛患者可能出现恶心、呕吐和大量盗汗（出汗），这些症状通常与心肌缺血有关。

④呼吸困难：不稳定型心绞痛患者可能出现呼吸困难，特别是在进行体力活动或平静时。

⑤心慌和焦虑：心绞痛引发的生理和心理反应可能导致不稳定型心绞痛患者出现心慌、焦虑或不安。

三、冠心病的风险要点识别与筛查

(一) 冠心病的风险因素

1. 高血压

高血压和冠心病之间存在密切的关联，长期高血压会导致动脉硬化和心脏超负荷，从而增加患上冠心病的风险。研究表明，在冠心病患者中有 70% 以上同时患有高血压，而血压的波动可作为预测冠心病不良事件的指标。值得注意的是，高血压患者往往伴随其他危险因素，如高胆固醇、糖尿病和肥胖等，这些因素也会增加冠心病的风险。因此，对于高血压患者来说，除了有效控制血压外，还需关注并积极管理其他潜在的冠心病危险因素。维持健康的生活方式，包括均衡饮食、适量运动、戒烟限酒以及保持正常体重，对降低冠心病风险至关重要。同时，定期体检、积极监测和控制血压水平，与医生建立有效的合作关系，都是维护心脏健康的重要步骤。

2. 高胆固醇血症

血液中的胆固醇过高也会导致动脉粥样硬化，增加患上冠心病的风险。中国居民营养与慢性病状况调查的四项大型流行病学调查研究结果显示，中国大于 18 岁人群血脂异常的总体患病率呈显著上升趋势，我国的血脂异常情况从 2002 年的 18.6% 上升到 2012 年的 40.4%。通过长期研究证实，血脂异常会导致心脏和大血管硬化性疾病。

冠心病的发病与低密度脂蛋白胆固醇（LDL - C）升高呈正相关，而与高密度脂蛋白胆固醇（HDL - C）升高呈负相关。此外，血液中总胆固醇与高密度脂蛋白胆固醇的比值（TC/HDL - C）升高可作为评估动脉粥样硬化风险的有效指标。这些危险因素在代谢上紧密相关，并被称为粥样硬化性脂蛋白表型或脂质三联症，代表了一种高度患动脉粥样硬化风险的异常脂质代谢状态。

通过控制脂质三联症的相关指标，如降低 LDL - C 水平、提高 HDL - C 水平以及改善 TC/HDL - C 比值，可以有效预防和管理冠心病。这包括采取健康的饮食习惯，限制饱和脂肪和胆固醇摄入，增加富含纤维和不饱和脂肪的食物。此外，适度的体育锻炼、戒烟和限制饮酒也是保护心血管健康的重要措施。

3. 糖尿病和糖耐量异常

糖尿病是冠心病的重要危险因素之一，同时心血管并发症也是糖尿病患者主要的死亡原因。研究发现，糖尿病与冠心病之间存在紧密的关联。相比于非糖尿病患者，糖尿病患者更容易罹患冠心病，并且冠心病在糖尿病患者中发生的概率也更高。糖尿病导致的血管内皮细胞功能障碍、动脉硬化和血栓形成是冠心病发生的重要机制。这些病理改变导致了心脏供血不足，从而引发冠心病。此外，糖尿病还会增加患上高血压、高胆固醇、肥胖等风险，进一步增加冠心病的发生概率。

根据最新研究数据，在中国大陆，成人糖尿病患者的数量已经非常庞大，预计达到 1.298 亿人，其中男性患者约为 0.704 亿人，女性患者约为 0.594 亿人。针对糖尿病患者，控制血糖水平、管理危险因素、定期体检等是预防和管理冠心病的重要措施。对于糖尿病患者来说，及时监测血糖水平、积极进行治疗和控制，同时关注其他心血管疾病的危险因素，如管理血压、血脂和体重等，都是保护心血管健康、预防冠心病的关键。此外，定期进行医学检查和遵循医生的指导，也能够帮助糖尿病患者及时发现异常情况，采取合适的干预措施，以减少冠心病发病风险。

4. 吸烟

烟草使用是冠心病的重要独立危险因素之一，干预烟草使用是预防冠心病的重要手段。烟草中的尼古丁和其他有害物质会对血管内皮细胞造成损伤，进而促进动脉粥样化和血栓形成，其危害程度与摄入剂量呈明显的相关性。在我国，烟草使用情况并不容乐观。据 2017 年数据显示，中国因吸烟导致的死亡人数达到 260 万人，占全球由烟草使用引起的死亡人数（830 万人）的近三分之一。相较于全球平均水平，烟草对中国人群健康造成的危害更加严重。

根据 2018 年的统计数据显示，二手烟暴露率在中国达到了 68.1%。其中，几乎每天都接触到二手烟的比例为 35.5%。目前，电子烟的使用率为 0.9%。15 岁及以上的吸烟人群戒烟率仅为 20.1%。基于中国慢性病前瞻性研究（CKB）对 50 多万名成年人的随访结果显示，与从不吸烟者相比，城市男性吸烟者患冠心病的风险比（HR）为 1.63，而农村男性吸烟者则为 1.24。此外，女性吸烟者患冠心病的风险也高于男性。

5. 不合理膳食

摄入过多的脂肪、糖或盐，同时水果和蔬菜摄入不足，这些因素可能导致肥胖。随着体重增加，血压、血脂、血糖和血胰岛素等与动脉粥样硬化相关的因素也会升高，而有益的高密度脂蛋白胆固醇（HDL－C）水平则下降。这些变化会增加心血管疾病发病和死亡的风险。根据 2015 年中国健康与营养调查（CHNS）的数据显示，中国居民谷物和蔬菜的摄入量减少，而动物性食物的摄入量增加，其中以猪肉为主。尽管鸡蛋、鱼和奶制品的摄入量仍然较低，但食用油和烹调用盐的消费量仍远超过推荐标准。

6. 长期缺乏身体活动

多项研究显示，身体活动与冠心病密切相关。适度的身体活动可以有效降低患冠心病的风险，而缺乏身体活动则会增加患冠心病的风险。适宜的运动能够促进心血管系统的健康，提升心肺功能和代谢水平，降低血压、血糖和血脂，减少体重和腰围，从而降低患冠心病的风险。

相反，长期缺乏运动会导致肥胖、高血压、高血糖、高胆固醇等多种代谢紊乱，进而增加患冠心病的风险。根据世界卫生组织（WHO）于 2016 年发布的全球 168 个国家 2001—2016 年的身体活动数据分析显示，如果能达到身体活动的建议目标，可预防我国 18.3% 的过早死亡，相当于每年可以避免 101.65 万人（40～74 岁）的过早死亡。此外，另一项研究显示，参加中等强度休闲身体活动（如太极拳、跳舞、健身步行等）的人患心血管疾病死亡的风险下降了14%，因此，哪怕只是安排适宜的休闲身体活动，无论是开展力量训练还是灵活性训练，都对心血管健康具有积极影响。

（二）冠心病的风险评估与预测

评估心血管疾病风险是一项重要的工具，用于识别心血管疾病高风险个体，并为医生制定个性化治疗方案提供关键依据。这样的评估有助于医疗人员对高危个体进行健康教育和管理，从而促进其健康。评估心血管疾病风险的过程涉及收集关键信息，如个人病史、家族病史、体征和生化指标，通过综合分析这些数据，计算出每个个体患心血管疾病的可能性。这种评估可以帮助医生确定患者的整体风险水平，并采取相应的预防措施。评估结果还是提供治疗建议的依据。例如针对高血压、高血脂和高血糖等心血管疾病的常见风险因素，医生可以根据评估结果制订个体化的治疗计划，包括药物治疗、饮食建议、运动方案和行为改变等。这种个体化的治疗方法更加有针对性和有效性，可以最大限度地降低患心血管疾病的风险。总之，评估心血管疾病风险是一项必要且有益的工具，它能够为医生提供决策支持，促进高危个体的健康管理和预防措施的实施。对个体来说，了解自己的风险水平可以帮助他们更好地保护自己的心血管健康，并采取主动措施以减少患上心血管疾病的风险。

1. 心血管疾病总体风险评估

心血管疾病总体风险评估适用于病因预防，即在特定的心血管事件发生前进行风险评估和危险因素管理。适用对象为20岁及以上没有心血管疾病的个体。以下为评估要点。

（1）心血管疾病的风险评估分为短期风险（10年风险）和长期风险（15～30年或终生风险）。

（2）对心血管疾病的整体风险进行评估和分层是预防和治疗心血管疾病的基础。

（3）心血管疾病的整体风险指根据多个心血管疾病危险因素的水平和组合来评估个体在未来一段时间内患心血管疾病的可能性。其包括短期风险（一般为10年风险）和长期风险（一般为15～30年或终生风险）。

（4）通过评估心血管疾病的整体风险并进行分层，可以针对不同风险水平的个体制定全面治疗或管理心血管疾病危险因素的方案，以降低整体心血管疾病的风险。

风险评估是对心血管疾病总体风险进行的一种评估方法，通常分为两个部分：心血管疾病10年风险和终生风险评估。整个评估过程如图7-1所示。首先，针对年龄在20岁及以上且未患心血管疾病的个体进行心血管疾病10年风险评估，并进行10年风险分层。

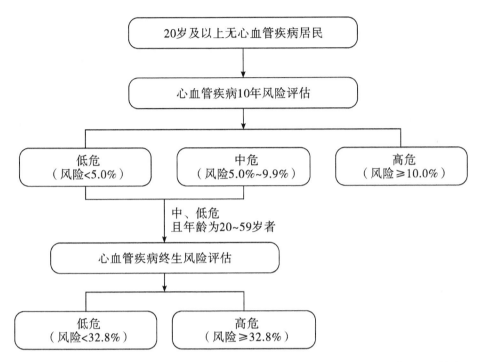

注：心血管疾病10年风险指个体在10年内首次发生心血管疾病的风险；心血管疾病终生风险指个体终生（至85岁）首次发生心血管疾病的风险。

图7-1 20岁及以上居民心血管疾病风险评估流程

2. 心血管疾病10年风险评估

高危个体：个体的心血管疾病10年风险大于等于10.0%。

中危个体：个体的心血管疾病10年风险处于5.0%~9.9%之间。

低危个体：个体的心血管疾病10年风险小于5.0%。

对于高危个体，应加强不良生活方式的干预措施，如戒烟、控制体重和增加身体活动等，同时在临床医师的指导下进行药物治疗，以控制需要药物干预的危险因素。根据需要，还可以进行详细的心脏超声和颈动脉超声等影像学检查，以进一步评估心血管疾病风险。

对于中危个体，应积极改变不良生活方式，并在临床医师的指导下进行相应治疗，如药物治疗。必要时，还可以进行其他辅助检查。

对于低危个体，重点是提供健康生活方式的指导，以保持低危状态。在医生的建议下，确保均衡饮食、适当运动、控制体重和避免不健康的习惯。

3. 心血管疾病终生风险评估

对于年龄在20~59岁且10年风险评估为中危或低危的个体，还应进行心血管疾病终生风险评估。老年人就应该开展终生风险评估。

终生风险低危个体：终生风险小于32.8%。

终生风险高危个体：终生风险大于等于 32.8%。

终生风险极高危个体：已经合并心血管疾病的患者，需参照相应疾病的临床指南进行治疗和管理，不再适用于本风险评估，可以在健康管理过程中省略此部分。

总体风险评估和风险分层对于经济高效地预防和控制心血管疾病至关重要。

为了方便医务人员和公众的使用，China – PAR 风险评估研究团队开发了拥有自主知识产权的风险评估工具，包括网站（www.cvdrisk.com.cn）和名为"心脑血管风险"的手机应用程序。这些工具对基层开展心血管疾病防控简单而实用，并为心血管疾病的个性化防治提供了重要的技术支持。

延伸阅读

使用数字工具进行心血管疾病风险评估非常便捷和有效。首先，用户需要提供个人信息，数字工具在心血管疾病预防方面的应用已经取得了显著的进展。这些先进的工具包括基于网站和手机应用的风险评估工具，它们为评估个体心血管疾病风险提供了一种便捷且可靠的方式。通过输入个人信息和相关检查结果，这些工具能够计算个体在未来一段时间内出现心血管疾病的可能性，并根据危险因素的水平和组合进行风险分层。这些数字工具不仅为医务人员提供决策支持和治疗指导，也使公众能够更好地了解自身的风险状况，并采取相应的健康管理措施。此外，数字工具为研究人员提供了一个平台，能够收集和分析大规模的数据，从而促进心血管疾病的流行病学研究和预防策略的制定。因此，数字工具在心血管疾病预防领域具有广阔的前景和潜力。对于老年患者来说，新的技术可以通过在个体不知觉的情况下进行健康数据监控，并通过互联网上传至医生团队对患者进行医疗辅助服务。对于失能和孤寡老人来说，医用物联网的支持同时也可以关联护理师、社区卫生中心和老人家属，及时对老人情况进行监测，提供更好的医疗支持。由此可见，数字工具对个人健康管理和社区管理均有重要作用。

在此介绍两个数字管理工具。首先是"心脑血管病风险评估"网站，在浏览器中输入 http://www.cvdrisk.com.cn 进入，主页上有 6 个栏目，包括风险评估、项目介绍、健康指导、相关研究、关于我们、登录和注册。人们可以通过本网站对自身进行风险评估、干预、健康指导，通过后台数据分析建立个人档案，对比自身以往的风险评估结果，更好地进行自我健康管理、动态调整健康干预或治疗措施。其次是"China – PAR 心脑血管病风险评估工具"，可以通过访问 China – PAR 心脑血管病风险评估工具网站进行风险评估，该工具也开发了 APP 版本和微信小程序。我们可以通过输入年龄、性别、血压等信息，评估未来发生冠心病、脑卒中等心脑血管病的风险。根据评估结果，平台会提供个性化的健康管理建议，帮助预防心脑血管病的发生。

四、冠心病的预防要点

（一）冠心病的一级预防要点

冠心病一级预防又称为病因预防，目标在于引导人们养成健康的生活方式，以预防冠心病危险因素的出现，帮助老年人尽量杜绝此类疾病。此外，病因预防还旨在帮助所有年龄层高风险人群改善不健康的生活方式，并及早控制危险因素，积极预防冠状动脉粥样硬化的发生。根据发布于 2019 年美国心脏病学会科学年会（ACC）上的最新《2019 ACC/AHA 心血管疾病一级预防指南》，冠心病的一级预防涵盖了 10 个重点要素。

（1）预防动脉粥样硬化性心血管疾病（ASCVD）、心力衰竭和心房颤动的关键在于倡导终身的健康生活方式。

（2）基于专业团队的医疗方法是预防心血管疾病的有效策略。临床医生应评估个体健康受社会决定因素的影响，以提供治疗决策所需的信息。

（3）对于年龄在 40 ~ 75 岁且正在接受心血管病预防评估的成年人，在开始药物治疗（如降压治疗、他汀类药物或阿司匹林）之前，应进行 10 年的 ASCVD 风险评估，并与临床医生进行风险讨论。无论是否存在其他风险增强因素，这有助于指导特定个体进行预防干预的决策，冠状动脉钙化扫描也可适用该原则。

（4）所有成年人应该采用健康的饮食习惯，增加蔬菜、水果、坚果、全谷物和鱼类的摄入量，并尽量减少反式脂肪、加工肉类、精制碳水化合物和含糖饮料的摄入。对于超重和肥胖的成年人，建议通过咨询和限制热量的方式来实现和保持体重或减重。

（5）成年人每周应至少进行 150 min 中等强度的体力活动或 75 min 剧烈强度的体力活动。

（6）对于患有 2 型糖尿病的成年人，改变生活方式（如改善饮食习惯和增加运动）是至关重要的建议。如果需要药物治疗，二甲双胍是首选药物，其次可以考虑使用钠 – 葡萄糖协同转运蛋白 2（SGLT – 2）抑制剂或胰高血糖素样肽 1（GLP – 1）受体激动剂。

（7）在每次健康检查时，应对所有成年人进行烟草使用评估，并提供帮助和强烈建议戒烟。

（8）阿司匹林在 ASCVD 的常规一级预防中并不常用，因为其净获益有限。

（9）对于低密度脂蛋白胆固醇升高（≥190 mg/dL）且年龄在 40 ~ 75 岁之间的糖尿病患者，以及经过临床医生与患者风险讨论后确定存在足够高 ASCVD 风险的患者，他汀类药物治疗是一级预防的首选治疗方案。

（10）建议对所有血压升高或高血压的成年人进行非药物干预。对于需要药物治疗的患者，目标血压通常应控制在 <130/80 mmHg 的范围内（1 mmHg =0. 133 kPa）。

（二）冠心病的二级预防要点

1. ABCDE 治疗方案

针对已经罹患了冠心病的人，除了继续管控病因外，其核心目标为：促进患者积极配合治疗，防止病变发展，争取逆转，从而大大降低心血管疾病致残率和病死率，与中医传统思想中的"既病防变"和"除邪务尽"不谋而合。美国心脏病学会（American Heart Association）和美国心脏病学学院（American College of Cardiology）共同提出的 ABCDE 治疗方案被视为当前最有效的预防方案。这个综合性方案旨在通过控制危险因素和改变生活方式等手段，预防和治疗心血管疾病，管控重点是危险因素，涵盖以下 5 个关键方面。

A：阿司匹林及抗凝治疗——为高风险患者提供适当的抗血小板药物或抗凝治疗。

B：血压控制——通过药物治疗和生活方式干预，使血压保持在理想范围内。

C：胆固醇控制——采取药物和饮食改变控制胆固醇水平，达到降低心血管事件风险的目标。

D：戒烟——帮助吸烟者戒烟或减少吸烟，以减小冠心病发作的风险。

E：合理饮食——要控制钠盐和脂肪的摄入量，伴有糖尿病的病人，需要积极治疗。

这些举措的实施能够显著降低心血管疾病的患病率和死亡率，为患者提供更好的健康管理和预防策略。除此之外，还应对以下风险因素进行管控。

2. 风险因素管控

（1）控制体重。

超重和肥胖，尤其是中心性肥胖，即腹部脂肪堆积，是高血压、糖尿病、心血管疾病和其他代谢性疾病的潜在危险因素。根据中国居民营养与健康状况监测结果显示，2012 年中国 18 岁及以上居民的超重率达到 30.1%，肥胖率为 11.9%。与 2002 年相比，超重率上升了 7.3%，肥胖率上升了 4.8%。这些数据表明，在中国，超重和肥胖的问题正逐渐加重。建议应注意保持体重在正常范围内，即 BMI（体重指数）为 18.5 kg/m^2 至 24 kg/m^2。超重和肥胖者，应努力减轻体重，争取达到正常范围，并降低高血压、血脂异常、糖尿病等其他危险因素，以综合降低心血管疾病发生风险。对于超重或肥胖的个体，首次筛查应明确是否存在内分泌疾病或其他引起继发性肥胖的因素，如下丘脑/垂体感染、肿瘤、创伤、皮质醇增多症、甲状腺或性腺功能减退、胰岛素瘤等。同时，需要明确是否存在其他临床风险，如糖尿病、心血管疾病、睡眠呼吸暂停综合征等。如果存在上述情况，请咨询专科医师，并积极治疗原发病及相应危险因素。对于超重和肥胖的个体，应考虑个体化的干预和治疗措施。一般的干预原则包括改变生活方式，如饮食控制、增加运动，进行健康教育和心理治疗。对于采取上述原则干预 6 个月无效的肥胖者，可以考虑给予药物辅助治疗。对于 BMI ≥35.0 kg/m^2、存在危险因素或严重并发症的个体，可以考虑手术治疗。

（2）增加适量的身体活动。

缺乏身体活动已成为我国心血管疾病死亡率和疾病负担的主要危险因素之一。根据对我国九个省市进行的 1991—2011 年调查结果显示，18～60 岁居民的身体活动水平明显下降。尤其是与职业相关的身体活动下降幅度最大，同时体育锻炼情况也处于相对低水平。通过增加身体活动，人们可以在短期内获得明显的健康收益。建议健康成年人每周至少进行 150 min 的中等强度有氧活动，或每周至少进行 75 min 的高强度有氧活动，或者相等量的两种强度活动的组合。

对于 65 岁及以上的老年人、慢性病患者或残疾人来说，即使无法达到健康成年人的身体活动水平，也应根据个人身体状况坚持进行适度身体活动，避免长时间久坐不动。对于习惯长时间久坐且存在心血管疾病危险因素的老年个体，在进行剧烈运动之前应考虑进行健康状况的临床评估，以确保安全性。

（3）心理治疗。

冠心病患者的心理健康问题常常被忽略。冠心病患者常常面临复杂的心理反应，包括焦虑、抑郁、急躁、恐惧和失望等常见心理障碍。近年来的研究显示，这些心理障碍会导致体内儿茶酚胺释放增多、心率加快以及心脏负担加重，从而诱发和加重疾病，直接影响疾病的发生、发展和预后，对于冠心病患者实施心理疏导的主要措施包括以下几点。

①紧密理解和沟通：通过深入了解患者的心理问题，采取疏导、支持、安慰、帮助和鼓励等措施，引导患者以积极的态度和良好的情绪面对疾病，树立战胜疾病的勇气和信心。

②缓解负性情绪：采用放松训练、音乐疗法等方法缓解负性情绪。对于情况较为严重的患者，可以采用心理行为治疗来改变不良的心理行为模式，提高应对疾病和压力的能力。

③帮助建立良好的家庭环境：为患者提供心理支持，营造良好的家庭氛围。通过心理支持，冠心病患者可以更好地认识到心理健康对疾病的重要性，增强自我心理调节能力。这将有助于改善他们的心理状态，并提高应对疾病的能力。

④注重冠心病患者的心理健康问题，不仅有助于改善他们的生活质量，还能够促进身体健康。因此，我们应该不遗余力地关注冠心病患者的心理状态，并提供相应的支持和帮助。

第二节　高血压

高血压是全球性的慢性非传染性疾病，不仅是全球疾病负担的主要原因，也是中国面临的重要公共卫生挑战。尤其在中国农村地区，高血压的患病率快速上升，而知晓率、治疗率和控制率相对较低。基层医疗机构成为高血压防治的主要战场。随着社会经济发展和人口老龄化、城镇化进程的加速，中国高血压的患病率呈现持续上升趋势，尤其在农村地区更加明显。

目前，在中国，高血压患者最主要的并发症是脑卒中，同时冠心病事件也呈明显增加趋势，其他并发症还包括心力衰竭、左心室肥厚、心房颤动和终末期肾病。高血压的知晓率、治疗率和控制率虽然有所提高，但仍然处于相对较低的水平。目前，中国已经有 2.45 亿高血压患者，同时血压正常高值的人也在不断增加。高血压给居民和社会带来了沉重的经济负担，并成为一项重大的公共卫生问题。

一、高血压诊断依据和标准

原发性高血压（primary hypertension）是一种以血压升高为主要临床表现的综合征，并可能伴随多种心血管危险因素，通常被简称为高血压。根据《中国高血压防治指南》（2018 年修订版）的定义，在未使用降压药物的情况下，如果非同日三次测量的诊室血压收缩压（SBP）≥140 mmHg 和/或舒张压（DBP）≥90 mmHg，则可诊断为高血压。对于既往有高血压病史并目前正在使用降压药物的患者，即使血压低于 140/90 mmHg，仍然诊断为高血压。

高血压是心脑血管疾病的重要病因和危险因素，会对心脏、脑部、肾脏以及外周血管等重要器官的结构和功能造成损害，最终导致这些器官功能的衰竭。高血压的控制和治疗对于预防心脑血管疾病的发生至关重要。它需要采取多种措施，包括改善生活方式、控制体重、饮食调整、增加体力活动和必要时使用药物治疗。持续的管理和监测，可以有效降低高血压患者出现心血管事件的风险，提高他们的生活质量和预后。

（一）高血压的分级

根据血压的升高水平，高血压被分为 1 级、2 级和 3 级。根据血压水平、心血管危险因素、靶器官损害、临床并发症和糖尿病等因素，将高血压患者进行心血管风险分层，分为低危、中危、高危和很高危四个层次。这种分层有助于评估患者的整体心血管风险，并指导治疗策略的制定（见表 7 - 1）。

表 7 - 1　《中国高血压防治指南》（2018 年修订版）高血压诊断标准

分类	收缩压/mmHg	舒张压/mmHg
正常血压	<120 和	<80
正常高值	120 ~ 139 和/或	80 ~ 89
高血压	140 和/或	≥90
1 级高血压（轻度）	140 ~ 159 和/或	90 ~ 99
2 级高血压（中度）	160 ~ 179 和/或	100 ~ 109
3 级高血压（重度）	≥180 和/或	≥110
单纯收缩期高血压	≥140 和	<90

（二）高血压的病因

高血压的发病过程极为复杂，涉及神经、体液和血管等多个因素的共同作用。根据目前的观点，高血压是在遗传易感性的基础上，由多种后天因素或环境因素综合作用的结果。以下是较为广泛认可的几个疾病特征。

（1）钠水潴留：高钠摄入导致遗传性钠运转缺陷患者血压升高。过量的钠摄取导致水和钠的潴留，增加血容量和心脏排血量，从而引起血压上升。此外，肾脏排钠功能障碍也可导致钠潴留。

（2）RAAS 系统失衡：高血压与肾素—血管紧张素—醛固酮系统（RAAS）的平衡失调有关。RAAS 系统在循环系统及局部组织中起作用，如促使血管收缩、增加交感神经活力、导致水钠潴留等。

（3）胰岛素抵抗：高胰岛素血症和胰岛素抵抗与高血压关联密切。胰岛素抵抗通过多种机制引起血压升高，如影响钠泵功能、促进肾小管对钠的重吸收、降低一氧化氮产生等。

（4）神经作用：精神紧张、焦虑等情绪反应可引发血压升高。交感神经活动增强导致血管收缩和周围阻力增加。

（5）血管内皮功能损伤：血管内皮细胞调节血管舒缩和血流，并产生活性物质。当血管内皮功能受损时，血管舒张能力减弱，血管收缩物质占优势，导致血压升高。

（6）其他因素：免疫紊乱、炎症反应和遗传等因素也与高血压的发展密切相关。

（三）高血压的症状和临床表现

除血压计监测血压达到诊断标准外，高血压还伴有以下临床表现。

1. 临床表现

原发性高血压的主要症状包括：

（1）头痛：可能会出现持续性或搏动性的头痛，尤其是在早晨起床时。

（2）头晕和眩晕：由于高血压导致大脑供血不足，可能会感到头晕或眩晕。

（3）视力模糊：高血压可能影响视网膜的血液供应，导致视力模糊或视野缺失。

（4）呼吸困难：高血压可能导致心脏负荷加重，使心脏无法有效泵血，引起呼吸困难。

（5）胸痛：高血压可能导致冠状动脉供血不足，引起胸痛或不适感。

（6）心悸和心律不齐：高血压可能导致心脏负荷加重，引起心悸和心律不齐。

（7）尿频和夜尿增多：高血压可能影响肾脏功能，导致尿频和夜尿增多。

（8）疲劳和乏力：高血压可能导致心脏负荷加重，使身体感到疲劳和乏力。

需要注意的是，高血压在早期可能没有明显的症状，还有部分患者是隐匿型高血压，因此定期体检和测量血压是非常重要的。如果怀疑自己有高血压，请及时就医进行确诊和治疗。

2. 恶性高血压与高血压危象

恶性高血压是一种非常严重的高血压危急情况，其特点是血压急剧升高，常伴有器官损害和症状加重。恶性高血压主要发生在原发性高血压患者中，特别是未经控制或长期未得到适当治疗的患者。在这种情况下，血压可能迅速升高至非常高的水平，例如收缩压超过 180 mmHg、舒张压超过 120 mmHg。少数患者病情急速进展，舒张压持续≥130 mmHg，并出现头痛、视力模糊、眼底出血、渗出和乳头水肿等眼部症状，以及表现为持续蛋白尿、血尿和管型尿等肾脏损害。恶性高血压属于紧急情况，需要立即就医，以避免严重并发症如心脏病发作、脑卒中和肾衰竭等。

高血压危象是由于紧张、疲劳、寒冷、嗜铬细胞瘤发作或突然停服降压药等诱因引起的急性情况。在这种情况下，小动脉会发生强烈的痉挛，导致血压急剧升高，影响重要脏器的血液供应，产生危急症状。高血压危象可发生在高血压发展的早期或晚期。患者会出现严重的症状，包括头痛、烦躁、眩晕、恶心、呕吐、心悸、气急和视力模糊等。同时，还可能伴有动脉痉挛（例如椎基底动脉、颈内动脉、视网膜动脉和冠状动脉等），导致相关靶器官的缺血症状，需要进行紧急救治，否则会有生命危险。

二、高血压的风险要点识别与筛查

（一）高血压的风险因素

1. 饮食因素

高钠、低钾膳食是我国高血压患者发病的主要危险因素之一。在高钠、低钾膳食的人群中，钠盐的摄入量与血压水平和高血压的患病率呈正相关，而钾盐的摄入量与血压水平呈负相关。

2. 肥胖与缺乏运动

超重和肥胖与高血压有关，脂肪含量和体重指数与血压水平正相关。每增加 3 个 BMI 单位，在 4 年内发生高血压的风险男性增加 50%，女性增加 57%。

3. 饮酒过量

酗酒也是高血压的危险因素之一。高血压患病率随饮酒量增加而升高。过量饮酒还会降低降压治疗的效果，并可诱发脑血管意外或心肌梗死。

4. 精神心理因素

长期精神紧张、愤怒、烦恼以及环境的恶性刺激（如噪声）、A 型人格特征都与高血压的发生有关。

5. 遗传因素

原发性高血压受到遗传因素影响。研究表明，家族史是高血压的一个重要风险因素。如果一个人的父母或近亲患有高血压，那么他们自己患高血压的风险也会增加。遗传因素可能涉及多个基因的相互作用，但具体的遗传机制仍然在研究中。

（二）高血压的评估与筛查

1. 高血压的评估

高血压的风险评估至关重要，它直接影响患者心血管预后。根据 2018 年发布的《中国高血压防治指南》，我们可以对高血压患者的心血管风险水平进行分层评估。（见表 7 - 2）

表 7 - 2　心血管风险评估和分层

其他危险因素和疾病史	血压/mmHg			
	SBP130 ~ 139 和/或 DBP85 - 89	SBP140 ~ 159 和/或 DBP90 - 99	SBP160 ~ 179 和/或 DBP100 ~ 109	SBP≥180 和/或 DBP≥110
无其他危险因素		低危	中危	很高危
1 ~ 2 个其他危险因素	低危	中危	中/高危	很高危
≥3 个其他危险因素，靶器官损害，CKD3 期，无并发症的糖尿病	中/高危	高危	高危	很高危
有症状的脑血管病（CVD），CKD 分期≥4 期或有并发症的糖尿病	高/很高危	很高危	很高危	很高危

2. 高血压并发症的识别

（1）心脏。

长期的血压升高会导致左心室肥厚和扩大，形成高血压性心脏病，最终可能引发充血性心力衰竭。一些高血压患者还可能伴发冠状动脉粥样硬化，可能出现心绞痛、心肌梗死、心力衰竭甚至猝死。

（2）脑。

高血压引起的脑损伤主要涉及多个病理生理过程，包括血管壁损伤、脑动脉自身调节功能障碍以及相关的炎症反应。高血压引起的脑损伤是多方面的，涉及血管壁结构和功能异常、脑血流调节障碍以及炎症反应等复杂的病理生理过程。这些改变可能导致脑缺血、缺氧以及其他相关的神经系统并发症。

（3）肾脏。

高血压对肾脏造成的损伤主要涉及肾小动脉病变、肾小球损伤、肾小管损伤以及纤维化等病理生理过程。长期高血压引起的肾小动脉病变包括动脉壁增厚、内膜增生和弹性纤维断裂等，导致肾脏血流减少和肾组织缺血，这些改变会影响肾小球的滤过功能，导致蛋白尿和肾小球滤过率异常。高血压对肾脏造成的损伤是多方面的。

（4）眼底。

高血压对眼底造成的损伤主要涉及视网膜和眼底血管的病理改变。长期高血压引起的血管壁损伤包括动脉硬化、动脉壁增厚和弹性纤维断裂等，这些改变会导致视网膜动脉和静脉的结构和功能异常。高血压还可能导致视网膜动脉硬化和动脉瘤形成，容易发生破裂出血。此外，高血压还可能引起视网膜静脉阻塞，增加了视网膜静脉血栓形成的风险。高血压对眼底造成的损伤可能导致视力下降、视野缺损和眼底出血等症状。因此，尤其是对于老年人，眼底检查还可以作为评估高血压患者心血管风险的重要指标之一。

（5）血管。

高血压对大血管造成的损伤主要涉及动脉壁的结构和功能异常。长期高血压引起的血管壁损伤包括内皮细胞损伤、胶原增生和弹力纤维断裂等，导致动脉壁的重构和硬化。高血压会导致动脉壁增厚和动脉粥样硬化的形成。动脉壁增厚是指动脉内膜下层的平滑肌和胶原纤维增生，导致动脉壁厚度增加。动脉粥样硬化则是指在动脉内膜下积聚胆固醇和脂质沉积，形成斑块和斑块破裂。高血压对大血管的损伤可能导致动脉瘤和动脉硬化等并发症。动脉瘤是指动脉壁局部膨胀和扩张，易于破裂出血。动脉硬化则是指动脉壁的钙化和纤维组织增生，导致动脉管腔狭窄和血流受限。

三、高血压的预防要点

（一）高血压的一级预防

一级预防的核心是识别高血压高危人群。高血压大部分情况下可以通过预防和控制来管理，但很难实现完全治愈。有效预防高血压的发生，及时识别和诊断血压升高的个体，保持健康的血压水平，并持续控制血压以达到标准的系统管理是预防心脑血管疾病和肾病在整个人群中发生和死亡的重要措施。因此，政府应提供政策支持，全社会（包括患者和非患者）参与才能有效地预防和控制高血压。同时，预防和治疗政策应当可操作、经济有效，并能够持续有效地实施。以下是预防要点。

（1）有高血压家族史，尤其是一级亲属为高血压患者。

（2）体质指数 BMI $\geq$ 24、男性腰围 $\geq$ 90 cm、女性腰围 $\geq$ 85 cm 的超重或肥胖者。

（3）饮食过咸、嗜食膏粱厚味，长期吸烟、嗜酒者等。

（4）长期从事注意力高度集中工作、长期受噪声等不良刺激者。

（5）血脂异常者，HDL – C $\leq$ 35 mg/dl（0.91 mmol/L）及 TG $\geq$ 200 mg/dl（2.22 mmol/L）。

（6）正常高值血压者，收缩压 130~139 mmHg 和/或舒张压 85~89 mmHg。

（7）长期服用避孕药等药物，患糖尿病、慢性肾病、血管病变、甲状腺功能亢进等疾病者。

（二）高血压的二级预防

1. 健康宣教

一旦确诊为高血压患者，就应立即接受高血压教育。教育的目标是让患者充分了解高血压，并掌握自我管理的能力。可以选择小组或个体化形式进行更加有针对性的教育。教育内容应尽可能标准化和结构化，以确保为患者提供高质量和连续的健康指导。医生应及时与患者进行沟通，向他们说明高血压的风险以及有效治疗的益处。根据患者的具体病情，制订标准化的个人治疗计划。也可借助数字工具帮助患者进行自我管理和医生监控。

2. 控制体重

此处指的是根据个体情况进行健康减重。健康减重是指以改善身体健康状况和减少体重为目标的过程，通过科学合理的方法和策略实施。它强调在减重过程中保持身体的营养平衡和健康稳定。与不健康的减重方式相比，健康减重注重长期效果和整体健康的提升。健康减重是一个综合性的概念，旨在通过科学的方法和策略，使个体在减重的同时保持身体健康和良好的心理状态。健康减重并不追求速度，因为减重速度因人而异。对于那些非药物措施减重效果不理想的重度肥胖患者，应在医生的指导下进行医疗干预以控制体重。

3. 膳食营养

高血压患者膳食首要是控制钠盐摄入，应减少食用咸菜、咸鸭蛋和腌制食品；改变烹调方式，减少使用盐和含盐调味料；减少喝咸汤的频率。根据世界卫生组织的建议，每天的食盐摄入量应少于 5 g；美国膳食指南咨询委员会建议高血压患者每天的钠盐摄入量为 2.3 g。降低饱和脂肪摄入，增加适量的高质量蛋白质摄入。此外，还应注意补充足够的钾和钙等微量元素的摄入，增加蔬菜和水果的摄入，适当补充维生素。

4. 烟草控制

烟草中的尼古丁和其他化学物质会导致血管收缩，增加血压。吸烟会使血压升高，并增加患心脏病和中风的风险。吸烟会损害血管内皮细胞，破坏血管的弹性和功能，加速动脉粥样硬化的发展，导致血栓形成和血管狭窄。高血压患者本身已经是心血管疾病的高危人群，吸烟会进一步加重血管和心脏的负担，增加心脑血管事件的发生风险。

5. 酒精控制

高血压患者应该控制酒精摄入，酒精摄入会刺激交感神经系统，使血管收缩，增加血压水平。酒精会对肝脏产生损害，影响肝脏对血压调节的功能，这可能导致肝性高血压，进一步提高血压水平。此外，酒精对药物治疗会有影响，某些高血压药物和酒精一起使用可能会产生不良反应，如降低药物的疗效或增加药物的副作用。因此，高血压患者戒酒是健康管理非常重要的一环，高血压患者应尽量避免或限制酒精的摄入。

6. 身体活动

高血压患者适当开展体力活动有很多健康收益，适当的体力活动可以帮助扩张血管，改善血液流动，从而降低血压水平。高血压患者应逐渐增加运动量，避免过度劳累，以确保安全和效果。老年高血压患者在进行体力活动之前应该咨询医生，并根据个人情况选择适合的运动方式和强度。

7. 心理干预

研究显示，部分患者的起病原因可能与长期的精神压力和心情抑郁有关，患病后患者也承受着不同程度的心理压力，因此，对高血压患者进行心理干预非常必要。心理干预可以提供情绪支持和应对策略，帮助患者更好地面对和应对这些情绪困扰，帮助患者应对心理困扰，改善心理健康状况，增强治疗依从性，并提升生活质量。

8. 自我血压监测

高血压患者应该学会自我进行血压监测，因为自我血压监测可以提供更准确的血压数据，帮助医生更好地评估患者的治疗效果，并根据实际情况进行个性化的治疗调整。自我血压监测可以增强患者的治疗依从性，可以让患者更加主动地参与到治疗过程中，增强他们对自身健康的关注和责任感，这能帮助患者更好地了解自己的健康状况，并与医生进行有效的沟通。自我血压监测有助于建立健康管理意识，控制血压，预防心血管疾病的发生。

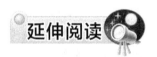

如今依托医疗物联网的发展，医生和患者可以通过可携带设备进行自我血压管理，同时还可以检测如呼吸、脉搏、心电等实时生物信号，帮助医生更加及时、准确地监督患者信息，分析患者情况，对于疾病的治疗和愈后有革命性的作用。

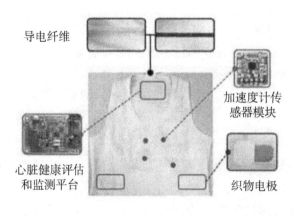
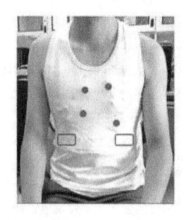

图 7-2　可穿戴设备为心血管的监测和预测提供支持

第三节 脑卒中

脑卒中,俗称中风,是中老年人常见疾病,在全球范围内脑卒中的发病率呈现上升趋势。由于高血压管理的广泛推广和医疗技术的不断提升,脑卒中的治愈率和死亡率较过去有所下降,但依然是一种给老年人带来巨大身心痛苦,且为社会及家庭带来极大经济负担的疾病。根据研究显示,2016 年心脑血管疾病导致全球超过 1 760 万人死亡,成为全球首要死因。其中,脑血管疾病导致了超过 550 万人死亡。与其他发展中国家类似,我国的脑卒中负担也在不断增加。虽然自 2009 年以来,全国范围内高血压管理取得显著成效,脑卒中的发病率有所下降,但我国仍然是全球脑卒中发病率和死亡率的高风险地区。一般情况下,有 60% ~80% 的脑卒中病例是缺血性卒中,而 10% ~30% 的脑卒中病例是脑出血。脑出血的发病情况较为严重,病情变化迅速,致死致残率较高。超过 70% 的脑出血患者在早期可能会出现血肿扩大或波及脑室,其 3 个月内的死亡率为 20% ~30%。

一、脑卒中临床表现与诊断依据

(一) 临床表现

脑卒中的诊断体征可以根据不同类型的脑卒中进行评估。以下是一些常见的脑卒中症状及诊断体征。

1. 中风(卒中)症状

脑卒中的主要症状包括突然出现一侧面部、手臂或腿部无力或麻木,突然出现言语障碍或理解困难,突然出现视力丧失或模糊,以及突然出现严重头痛等。

2. 神经系统体征

神经系统体征因脑卒中的类型及受累区域而有所不同。例如,缺血性脑卒中可能导致局部神经功能缺失,如面部或肢体无力、感觉异常、失语等。而脑出血可能引起意识障碍、颅内压增高等异常。

3. 颅内压增高的体征

脑卒中可能导致颅内压增高,表现为剧烈头痛、呕吐、意识改变、抽搐等。

4. 瞳孔异常

脑卒中可引起瞳孔大小不等、对光反应减弱或消失等瞳孔异常。

5. 心血管体征

与心血管系统相关的脑卒中表现为心律不齐、高血压、心肌梗死等。

（二）脑卒中的诊断要点

1. 病史采集和体格检查

了解症状出现的时间是最重要的。其他方面包括神经症状的性质和进展特点、心脑血管疾病的危险因素、药物使用历史、药物滥用情况、偏头痛、癫痫发作、感染、创伤以及妊娠史等。体格检查包括一般体格检查和神经系统检查。

2. 病情程度评估

目前国际上最常用的是美国国立卫生院脑卒中量表（national institute of health stroke scale，NIHSS）来评估病情的严重程度。

3. 影像学和实验室检查

CT 检查能够准确识别大多数颅内出血，并帮助鉴别非血管性病变（如脑肿瘤），是疑似脑卒中患者首选的影像学检查方法。灌注 CT 可以区分可逆性和不可逆性缺血，从而识别缺血的边缘区域。核磁共振成像（MRI）在识别急性小梗死灶和后颅窝梗死方面明显优于平扫 CT。它可以识别亚临床梗死灶，无须使用电离辐射或碘造影剂。弥散加权成像（DWI）可以在症状出现数分钟内发现缺血灶，并且对于早期确定大小、位置和时间更为敏感，比标准 MRI 更具敏感性。

4. 血管病变检查

这些检查有助于了解脑卒中的发病机制和病因，指导治疗方案的选择。常用的检查包括颈动脉双功超声、经颅多普勒（TCD）、磁共振血管成像（MRA）、CT 血管成像（CTA）和数字减影血管造影（DSA）等。

5. 实验室检查

一般包括血液和尿液常规检查，如血糖、血脂、凝血功能等。这些检查有助于评估患者的整体健康状况，发现可能的病因和危险因素，并指导进一步的治疗和预防措施。

（三）与其他疾病进行鉴别

1. 缺血性卒中和出血性卒中

大约有 10% 的脑出血患者表现出与脑梗死相似的症状，而 CT 扫描是首选的影像学检查方法，能够在最初阶段区分这两种情况。

2. 颅内占位性病变

少数患有脑肿瘤、慢性硬膜下血肿和脑脓肿的患者可能会突然发病，表现为局部神经功能缺失，这容易与脑梗死混淆。

3. 颅脑外伤

在脑卒中发作时，患者常常会突然跌倒导致头面部受伤。如果患者出现失语或意识不清的症状，无法提供病史时，需要特别注意进行鉴别诊断。

4. 小血管病变与脱髓鞘病变的鉴别

这两种情况在临床和影像学上存在相似之处，但可以通过危险因素、发病情况、影像学特征以及脑脊液检测等多个方面进行鉴别。

二、脑卒中的风险要点识别与筛查

（一）脑卒中的危险因素

在全球范围内，我国的脑卒中发病率非常严重。与美国相比，我国的脑卒中患者呈现出更年轻化的趋势，平均住院年龄差距高达 10 岁。根据 2014 年中国脑卒中大会公布的数据，近 20 多年来，我国脑卒中的患病率以每年 8.7% 的速度增长，其中缺血性脑卒中约占 78%。根据 2011—2012 年的脑卒中高危人群筛查和干预项目的数据，我国 40 岁以上的中老年人群脑卒中前 6 位危险因素是吸烟、血脂异常、高血压、明显超重或肥胖、糖尿病（DM）以及房颤或瓣膜性心脏病。各地进行的流行病学调查结果基本一致。

在所有脑卒中的危险因素中，高血压是最重要的独立危险因素，而脑卒中也是高血压的主要并发症。控制血压是预防脑卒中的关键，脑卒中无论是初发还是再发，高血压都是一种密切相关的危险因素。近些年来，在全球范围内高血压管理的推广和普及，对于预防脑卒中的成效非常显著。

（二）脑卒中的风险评估与筛查

筛查脑卒中高危人群可以帮助早期发现潜在的风险因素和病情，以便及早采取预防和治疗措施。以下是一些常用的筛查方法和指标。

1. 高血压筛查

测量血压可以判断是否存在高血压，这是脑卒中的主要危险因素之一。正常血压范围为收缩压（SBP）< 120 mmHg 和舒张压（DBP）< 80 mmHg，高血压定义为 SBP ≥ 140 mmHg 和/或 DBP ≥ 90 mmHg。

2. 体重指数（BMI）筛查

BMI 是根据身高和体重计算得出的指标，可以评估体重是否过重或肥胖。BMI ≥ 25 被认为是超重，BMI ≥ 30 被认为是肥胖，这与脑卒中的风险增加有关。

3. 血脂水平检测

血液中的胆固醇和甘油三酯水平检测可以评估血脂异常的情况。高胆固醇和甘油三酯水平与脑卒中的风险增加相关。

4. 糖尿病筛查

血糖水平检测可以判断是否存在糖尿病。高血糖与脑卒中的发生和发展密切相关。

5. 房颤筛查

心电图或其他心律监测方法可以检测是否存在房颤，这是一种心律失常，与脑卒中的风险增加相关。

6. 吸烟

吸烟与脑卒中的发生密切相关。根据吸烟量和持续时间来评估吸烟的程度，吸烟量越多、持续时间越长的人患脑卒中的风险越高。

7. 缺乏体育锻炼

很少进行体育活动也会增加患脑卒中的风险。通常每周进行 ≥3 次、每次 ≥30 min 的体育锻炼，并持续 1 年以上的人被视为经常体育锻炼者。

8. 遗传因素

家族史是脑卒中的一个重要危险因素，表明遗传因素在脑卒中的发生和发展中可能起到一定作用。有脑卒中家族史的人群相比于没有家族史的人，患脑卒中的风险更高。如果一个人的直系亲属（父母、兄弟姐妹、子女）中有脑卒中患者，那么他/她被认为有脑卒中的家族史。但对于有家族史的人群，他们与脑卒中的关联可能是由于共享的基因变异或环境因素的影响，需要通过详细问诊进行鉴别。

（三）风险筛查评级

1. 高危人群

上述 8 项危险因素中，具有 ≥3 项危险因素，或既往史者，可评定为脑卒中高危人群。

2. 中危人群

上述 8 项危险因素中，具有 <3 项危险因素，但患有慢性病（高血压、糖尿病、心房颤动或瓣膜性心脏病）之一者，可评定为脑卒中中危人群。

3. 低危人群

上述 8 项危险因素中，具有 <3 项危险因素，且无慢性病者为脑卒中低危人群。

三、脑卒中的预防要点

（一）脑卒中的一级预防

对于脑卒中的一级预防，其核心就是病因预防，即通过采取措施来降低脑卒中首次发生的风险。以下是一些常见的预防措施。

（1）培养健康生活方式：保持健康的生活方式可以降低脑卒中的发生风险。这包括定期进行体育锻炼、维持适当的体重、健康饮食、限制饮酒和戒烟等。

（2）控制高血压：高血压是脑卒中的主要危险因素之一。通过保持适当的血压水平，定期测量血压并遵循医生的治疗建议，可以有效降低脑卒中的发生风险。

（3）控制糖尿病：糖尿病是脑卒中的另一个重要危险因素。通过积极管理血糖水平、定期监测血糖、坚持规律用药和饮食控制，可以减少脑卒中的发生。

（4）控制血脂异常：高胆固醇和高血脂是脑卒中的危险因素之一。通过健康饮食、适当的运动、遵循医生的建议进行药物治疗等，可以控制血脂水平，减少脑卒中的发生风险。

（5）预防心脏疾病：心脏疾病如心肌梗死和心律失常与脑卒中密切相关。通过控制心脏疾病的风险因素，如高血压、高血脂、糖尿病等，可以降低脑卒中的发生率。

（6）抗血小板治疗：对于高风险人群，如有动脉粥样硬化病变或其他血栓形成的危险因素，医生可能会考虑使用抗血小板药物来预防脑卒中的发生。

脑卒中的一级预防需要综合考虑个体的风险因素并遵循医生的指导，以制定最适合的预防策略。尤其是针对老年人群，实施体育活动前应向医生咨询，用合适的方式开展体育锻炼。

（二）脑卒中的二级预防

脑卒中二级预防针对的群体是已经发生过一次或多次脑卒中的患者。二级预防旨在探索病因并控制可干预的危险因素，以预防和降低脑卒中再次发生的风险。研究显示，在中国，缺血性脑卒中后第一年的复发率高达 7.7%。对于缺血性脑卒中患者而言，及时有效的二级预防不仅可以减少复发，降低残疾率，改善生活质量，减轻家庭负担，还可以降低死亡率。

二级预防的健康管理的常用方案是 ABCDE 策略，即：

A. 阿司匹林服用：对适合的患者，使用阿司匹林等抗血小板药物来预防血栓形成和脑卒中的再次发生。

B. 血压和体重控制：通过控制血压和体重，减少动脉粥样硬化的风险。此外，降低胆固醇水平、戒烟以及进行颈动脉血管支架术和颈动脉内膜剥脱术也是重要措施。

C. 糖尿病控制和膳食调整：对于糖尿病患者，要控制血糖水平，并进行合理的膳食调整，以减少血管损伤和神经损害的风险。

D. 健康教育和体育锻炼：通过健康教育、定期体检和体育锻炼，提高患者对脑卒中的认识和健康管理意识。同时，配合治疗并针对筛查出的危险因素进行干预，控制高危因素，降低脑卒中再次发生和致残的风险。

E. 降低胆固醇和中医治疗：使用他汀类药物（如阿托伐他汀、瑞舒伐他汀），将胆固醇水平降至 4.6 mmol/L 以下。一些中成药在防治冠心病方面有确切疗效，如速效救心丸等。

二级预防的健康管理目标是通过推广 ABCDE 策略，综合应用上述措施，以降低脑卒中的复发和致残风险。

拓展阅读

　　弗雷明翰心脏研究（Framingham heart study，FHS）是一项具有历史意义的长期流行病学研究，旨在探索心血管疾病的发生和发展过程，并识别相关的危险因素。该研究始于 1948 年，选择了马萨诸塞州弗雷明翰市的一个小镇作为研究对象，并招募了 5209 名男性和女性参与者。长期随访和数据收集使 FHS 积累了大量心血管疾病相关的信息，例如体格测量、生化指标、心电图和家族史。这些数据被用于研究心血管疾病的危险因素、预测模型和预防策略。弗雷明翰心脏研究的重要成果之一是确定了一系列心血管疾病的危险因素，包括高血压、高胆固醇水平、吸烟、肥胖等。这些发现对于制定公共健康政策、临床指南以及个体化的心血管疾病预防和治疗方案具有重要影响。弗雷明翰心脏研究至今仍在进行中，其数据和研究成果被广泛应用于心血管疾病的研究和临床实践中，对于理解心血管疾病的发生机制、风险预测以及制定干预措施具有重要意义。

第八章
肿瘤的风险与管理

导读探秘

　　肿瘤（tumor）可以定义为异常细胞在身体内无节制地增殖形成的组织。当正常细胞的生长和分裂受到控制时，它们会根据身体的需要进行再生和修复。然而，当细胞发生突变或损坏时，它们可能会失去对生长和分裂的正常控制，从而形成肿瘤。肿瘤可以分为两类：良性肿瘤和恶性肿瘤。良性肿瘤是指细胞增殖有限的肿瘤，它们通常局限于一个区域，不会侵入周围组织或扩散到其他部位。尽管良性肿瘤在某些情况下可能需要治疗，但它们大多数情况下并不具有生命威胁。

　　癌症（cancer）是指恶性肿瘤，它包括起源于上皮组织（如肺癌、肝癌、结肠癌等）以及起源于中胚层的肉瘤和血液病等。癌症的特点在于细胞的异常变异和无节制的增殖，导致扩张性增生形成新的生物体（neoplasm）。这些肿瘤组织具有无限制的生长能力，并通过淋巴系统向远处传播，侵袭其他器官，最终导致机体的衰竭。癌症可发生在身体各个部位，包括皮肤、肺、胃、乳房、结肠等。引起癌症的原因非常复杂，包括基因突变、环境因素（如吸烟、暴露于有害化学物质中）、饮食习惯、感染等。预防和控制恶性肿瘤是各国当前面临的重要公共卫生问题之一。本章将分析我国老年人常见的几种癌症，诠释如何预防肿瘤风险，开展健康管理。

第一节　概述

一、恶性肿瘤的流行病学概述

随着人口增长、人口老龄化以及生活方式和生活环境的变化，全球常见的恶性肿瘤的发病率和死亡率正在上升。根据世界卫生组织国际癌症研究中心（IARC）2021 年发布的肿瘤监测数据显示，乳腺癌成为全球最常见的癌症，其他主要类型包括结直肠癌（193万例）、前列腺癌（141 万例）、胃癌（109 万例）、肝癌（91 万例）、子宫颈癌（60 万例）。全球新增癌症病例约 1 929 万人，其中中国新增癌症患者约 457 万人，占比23.7%，成为新增癌症病例最多的国家。尽管乳腺癌的新增病例超过了肺癌，但肺癌的死亡人数仍然居于所有癌症之首。全球范围内，18% 的癌症患者死于肺癌，而中国因肺癌死亡的人数高达 362 万人，占比 19%。导致死亡人数增多的几种癌症包括肝癌（183万例）、结直肠癌（172 万例）、胃癌（171 万例）、食管癌（128 万例）、乳腺癌（115 万例）和胰腺癌（81 万例）。作为全球人口最多的国家之一，中国有 23% 以上的新增癌症病例，其中约 50% 是肝癌、食管癌和胃癌；中国约有 30% 的癌症死亡人数。

截至 2020 年，中国男性的新发癌症病例数达到了 248 万例，占总数的 54%。其中，肺癌、胃癌、结直肠癌和肝癌是最常见的癌症类型。根据 2020 年的数据，中国男性十大常见癌症的新发病例如下：肺癌（54 万例）、胃癌（33 万例）、结直肠癌（32 万例）、肝癌（30 万例）、食管癌（22 万例）、前列腺癌（12 万例）、胰腺癌（7 万例）、膀胱癌（7 万例）、甲状腺癌（5 万例）和非霍奇金淋巴瘤（5 万例）。这十种癌症合计占男性新发癌症病例的 84%。

当前，中国的癌症谱系呈现了发达国家和发展中国家的双重特征，尽管某些恶性肿瘤的死亡率有所下降，但与生态环境和生活方式相关的肿瘤持续增加，癌症构成逐渐趋向发达国家的模式，癌症预防和控制形势依然严峻。

二、恶性肿瘤的风险因素

（一）恶性肿瘤是老年病吗?

我国新发癌症最多的年龄段，男性是 60～64 岁，女性是 50～54 岁，都是刚退休或即将退休、正要好好享受生活的年龄。统计显示，2/3 的癌症患者是老年人，从这个意义上说，癌症似乎确实是种"老年病"。老年人易诊断出癌症主要有以下几种原因。

1. 基因出错随着年龄增长而增加

正常细胞变成癌细胞是因为基因发生突变，就像工作时间越长，犯错的概率也越高一样。随着我们活得越久，基因出错的概率也会增加。同时，随着年龄的增长，人体对基因的纠错能力也会下降。此外，我们的免疫系统负责监测身体内的异常细胞（如癌细胞），并及时清除它们。但老年人的免疫力也会下降，导致一些癌细胞未被及时清除，增加了癌症发生的风险。

2. 年龄与有害物质接触的时间相匹配

癌症的发展并非一蹴而就，与长期接触致癌物有密切关系。举例来说，如果每天抽一包烟，抽了 30 年的人与只抽了 3 年的人相比，前者患肺癌的风险较高。在我们的生活和工作环境中，存在一些致癌物质，如长期接触石棉或沥青、装修材料中的甲醛、长期饮酒、长期嚼槟榔，以及常吃剩菜剩饭等。随着年龄的增长，与这些致癌物质接触时间延长，患癌风险也会增加。

3. 很多慢性疾病无法长期有效控制也会增加患上癌症的风险

糖尿病、胃溃疡、胃炎、慢性乙型肝炎等慢性疾病，如果长期没有得到良好的控制，会增加患癌的风险。例如，对于 2 型糖尿病患者，如果血糖控制不好，会增加肝癌、胰腺癌、结直肠癌等的发病风险；而慢性乙型肝炎患者如果不能有效地控制肝炎，也会增加患肝癌的风险。因此，当罹患这些慢性疾病时，定期进行检查并规范治疗是十分重要的。

（二）恶性肿瘤的危险因素

长期研究显示，癌症的发生和发展原因非常复杂，往往受到多种危险因素的综合影响，包括但不限于以下方面：烟草使用、病原体感染、酒精摄入、紫外线辐射、电离辐射、射频电磁场暴露、饮食与营养、体力活动水平、久坐行为、肥胖、饮食中的致癌物质、空气、水、土壤和食物的污染、职业因素以及药物使用等。本节详细分析了这些与癌症相关的危险因素的现状及其对癌症负担的影响。以下是现阶段发现的癌症的主要危险因素。

1. 遗传因素

恶性肿瘤通常具有一定的遗传倾向。遗传因素在某些恶性肿瘤的发生中发挥着重要作用。如果家族中有人患有特定类型的癌症，如乳腺癌、卵巢癌、结直肠癌和前列腺癌等，将增加个体罹患相同类型肿瘤的风险。此外，一些遗传突变和基因变异也被发现与特定类型的恶性肿瘤相关联。然而，需要注意的是，大多数恶性肿瘤并不是由单一遗传因素引起的，而是由多个基因变异和环境因素的相互作用导致的。在绝大多数情况下，多种遗传和环境因素的综合作用才是恶性肿瘤发生的主要原因。对于有家族史的个体，可以通过遗传咨询和基因检测等方法来评估其患癌风险，并采取相应的预防和筛查措施。近年来科学界在肿瘤的遗传易感性方面取得了一些进展，这对于肿瘤的诊断和风险评估具有一定的参考意义，遗传因素在肿瘤发病中所占的百分比可以参见表 8 - 1。

表 8 - 1　常见恶性肿瘤的遗传倾向

部位	遗传因素的比例（95% CI）
前列腺	42（29～50）
胰腺	36（0～53）
大肠	35（10～48）
膀胱	31（0～45）
胃	28（0～51）
乳腺	27（4～41）
肺	26（0～49）
卵巢	22（0～41）
子宫颈	0（0～42）
子宫体	0（0～35）

2. 不良的行为模式和生活方式

（1）烟草使用。

每年烟草使用导致的癌症死亡人数约为 240 万人，使吸烟成为全球可预防癌症的最主要危险因素。吸烟行为与至少 20 种癌症相关。但尽管如此，截至 2015 年，全球仍有 13 亿人使用烟草产品，其中四分之一的男性每天吸烟。在中国，2018 年男性吸烟率达到 50.5%，而女性仅为 2.1%。30%～40% 的中国男性每天吸烟，而女性的比例相对较低，不到 0.1%。由于控制吸烟措施的实施，根据全球疾病负担研究显示，从 1990—2015 年，每天吸烟的标准化流行率在男性中下降了 28%，在女性中下降了 34%，其中高收入国家的下降幅度最大。然而，全球约 80% 的吸烟者生活在低收入和中等收入国家。在这些国家，由于人口增长和长期吸烟者的老龄化，烟草使用所带来的疾病负担仍然在持续增加。因此，迫切需要加快烟草控制工作。

（2）酒精使用。

根据多年在全球范围内的研究显示，酒精与多种癌症的发生密切相关，包括口腔、口咽、喉咽、食管、结肠、直肠、肝脏、胆管、喉部和乳腺等部位的癌症。截至 2016 年，由酒精导致的癌症死亡人数达到 37.6 万人，其中男性占据绝大多数，约为 29.8 万人。由于酒精摄入受年龄影响较大，30～34 岁年龄段由酒精引起的癌症死亡人数占该年龄段癌症死亡人数的 13.9%，而 80～84 岁年龄段仅占 2.7%。在 30～34 岁年龄段中，由酒精导致的癌症以肝癌、乳腺癌和结直肠癌为主，分别占该年龄段酒精引起的癌症死亡病例的 32.3%、19.4% 和 18.4%。

目前，酒精导致的癌症年化标准化死亡率（ASMR）呈下降趋势。从 2010—2016 年，酒精导致的癌症 ASMR 从 122.4/10 万降低至 115.0/10 万人，下降了 6.0%。然而，由于人口基数的增长、人口老龄化和经济因素等原因，由酒精导致的癌症死亡人数从 810 万人增加到 900 万人。

3. 病原体感染

国际癌症研究中心（International Agency For Research On Cancer，IARC），已公布了 11 种与癌症相关的感染性病原体，包括幽门螺杆菌（HP）、人乳头瘤病毒（HPVs）、乙肝病毒（HBV）、丙肝病毒（HCV）、EB 病毒、卡波西肉瘤相关疱疹病毒（KSHV）、人嗜 T - 淋巴病毒 1 型（HTLV - 1）、人类免疫缺陷病毒 1 型（HIV - 1）、埃及血吸虫、泰国肝吸虫和华支睾吸虫（见表 8 - 2）。每一种感染源都可能引发一种或多种类型的癌症。据估计，在全球发生的 1 810 万例新诊断的癌症中，约有 1/8 是由感染所致。幽门螺杆菌、高危型人乳头状瘤病毒、乙肝病毒和丙肝病毒是导致全球感染相关癌症负担的主要原因。2018 年，由幽门螺杆菌引起的癌症约为 81 万例，其中 42% 发生在中国。几乎所有宫颈癌都是由人乳头瘤病毒感染引起的（约 57 万例），尤其是 HPV16 和 HPV18 感染，可导致 70% 的宫颈癌。撒哈拉以南非洲地区受到人乳头状瘤病毒感染影响最为严重，60% 的感染相关癌症病例可归因于人乳头状瘤病毒。据估计，全球有超过 2.6 亿慢性乙肝病毒携带者。2018 年，慢性乙肝病毒感染导致的肝癌约 36 万例，占肝癌总病例数的 55%，其中 69% 的乙肝病毒相关癌症发生在中国。慢性丙肝病毒感染导致的癌症例数约为 16 万例，主要是肝癌。

表 8 - 2　与癌症相关的感染性病原体

病原体	导致的癌症种类	例数/万例
幽门螺杆菌	非贲门性胃癌、低级别 B 细胞黏膜相关淋巴组织（MALT）胃淋巴瘤	81.0
人乳头瘤病毒	宫颈、外阴、阴道、阴茎、肛门、口腔、口咽和扁桃体癌	69.0
乙型肝炎病毒	肝细胞癌	36.0
丙型肝炎病毒	肝细胞癌、非霍奇金淋巴瘤	16.0
EB 病毒	鼻咽癌、伯基特淋巴瘤、免疫抑制相关非霍奇金淋巴瘤、结外 NK/T 细胞淋巴瘤（鼻型）、霍奇金淋巴瘤	16.0
卡波西肉瘤相关疱疹病毒	卡波西肉瘤、原发性积液性淋巴瘤	4.2
人嗜 T - 淋巴病毒 1 型	成人 T 细胞白血病/淋巴瘤	0.4
人类免疫缺陷病毒 1 型	卡波西肉瘤、非霍奇金淋巴瘤、霍奇金淋巴瘤、宫颈癌、肛门癌、结膜癌	—[a]
埃及血吸虫	膀胱癌	0.6
华支睾吸虫	胆管细胞型肝癌	0.4

4. 环境暴露

自然环境中的致癌因素通常与整体人群患癌风险的增加密切相关。以细颗粒物为例，全球约有8%的肺癌死亡可以归因于其暴露。职业环境中存在的致癌物质每年至少导致15万例癌症死亡，因此职业人群属于高危肿瘤群体。目前已确认有20多种职业化学物质具有致癌性，比如石棉、砷及砷化合物、联苯胺和苯等物质，这些物质可能引发肺癌、膀胱癌和白血病等恶性肿瘤。此外，物理因素如紫外线和电离辐射也可能引起多种恶性肿瘤。厨房内的油烟和煤烟污染以及室内装修所带来的污染也与某些癌症的发生有关。

5. 心理和社会因素

心理和社会因素与癌症的易感性存在一定关联，例如人格特质、生活事件的刺激、应对压力的方式以及社会环境的支持等都可能与肿瘤发生有关。一般认为，心理因素通过对中枢神经系统的作用，以及应激因素对神经内分泌和免疫系统功能的改变，增加了患癌风险。心理和精神因素涉及恶性肿瘤的发展和治疗过程中的心理和情绪因素。例如，C型人格是一种被认为与癌症发生和应对方式有关的心理特征。C型人格的特点包括内向、抑郁、情绪压抑、社交回避和缺乏表达情感的倾向。这种人格类型通常被认为与较高的癌症风险和较差的生存率相关。然而，尽管有研究显示C型人格与癌症之间存在相关性，但目前并没有一致的证据支持这种关联。一些研究发现，C型人格与某些癌症类型（如结直肠癌和乳腺癌）的发病率增加有关。此外，长期的慢性压力刺激可能导致个体面临焦虑、抑郁、恐惧等情绪反应。这种慢性压力刺激可能会对免疫功能、炎症反应和肿瘤生长产生一定的影响，而个体应对压力的方式可能对恶性肿瘤的预后和治疗效果具有重要影响。需要注意的是，恶性肿瘤的发展和治疗是一个复杂的过程，心理和精神因素只是其中的一部分，并且相关性尚不明确。

6. 其他因素

除上述因素外，激素滥用、内分泌与免疫系统紊乱、肥胖、长期服用某些药物、儿童期健康状况等也与癌症的发生有一定关联。总结而言，恶性肿瘤的危险因素众多且复杂，以下是常见恶性肿瘤的主要危险因素。（见表8-3）

表8-3 常见恶性肿瘤的主要危险因素

癌变部位	危险因素
肺	吸烟、职业致癌物暴露、大气污染、室内空气污染、被动吸烟、遗传因素以及蔬菜和水果摄入不足
胃	幽门螺杆菌感染、高盐食品摄入过多、蔬菜摄入不足、吸烟以及遗传因素
肝脏	乙型肝炎病毒、丙型肝炎病毒、酒精、吸烟
大肠	过量摄入动物性饱和脂肪、不足的蔬菜摄入、缺乏体力活动以及遗传因素
食道	吸烟，酒精，长期食用过烫、刺激性食品

续上表

癌变部位	危险因素
乳腺	妊娠次数和生产次数较少、无哺乳经历、高龄初产、早期初潮（小于 12 岁）、晚期绝经（晚于 55 岁）、肥胖、高脂饮食、过量饮酒、乳腺良性病史以及遗传因素
子宫颈	人乳头瘤病毒（HPV）、Ⅱ型单纯疱疹病毒（HSV－2）、早期开始性生活、不洁性行为、吸烟以及蔬菜摄入不足
卵巢	妊娠次数和生产次数少、遗传因素
前列腺	高脂饮食（特别是动物性饱和脂肪摄入过多）、遗传因素
胰腺	吸烟，糖尿病、慢性胰腺炎，遗传因素
胆道	胆石症、妊娠次数和生产次数多
膀胱	吸烟、染料（如苯胺）、遗传因素、慢性炎症、结石、药物暴露（苯胺类药物和放射性药物）

三、常见恶性肿瘤的通用预防策略

恶性肿瘤的预防指的是采取一系列健康行为和控制风险因素，以减少患病的可能性。虽然无法完全预防所有恶性肿瘤的发生，但通过预防措施可以降低许多癌症的发生风险。

例如，保持健康的生活方式，如均衡饮食、适度运动、戒烟和限制饮酒等，可以减少某些恶性肿瘤的发生风险。此外，接种相关的疫苗，如乙型肝炎疫苗和人乳头瘤病毒（HPV）疫苗，也可预防与这些病毒相关的恶性肿瘤。定期进行筛查和早期诊断可以帮助及早发现癌症病变，提高治愈率。此外，对于具有家族遗传风险的人群，接受遗传咨询和测试，并采取相应的预防措施也很重要。需要强调的是，即使采取了预防措施，仍然存在患病的可能性。因此，及早发现和治疗至关重要。定期进行健康检查，保持良好的生活习惯，并遵循医生的建议，可以帮助降低恶性肿瘤的发生风险，这也是健康管理工作的重要组成部分。

（一）恶性肿瘤的一级预防

恶性肿瘤的一级预防要点是病因预防，目标是尽可能不要患病。预防要点主要有以下几点。

1. 病因控制

恶性肿瘤的一级预防旨在通过控制和干预癌症发生的主要危险因素来预防癌症的发生。这意味着要消除或减少人体暴露于致癌物质或行为，以降低患癌风险。一些常见的癌症危险因素包括吸烟、不健康的饮食习惯、缺乏体力活动、肥胖以及长期暴露于有害化学物质和放射线等。病因预防的措施可以包括宣传教育，倡导健康的生活方式，如戒烟、均衡饮食、适度运动，以及避免有害环境暴露。通过病因预防，可以减少人们接触致癌物质的机会，从而降低癌症的发病率。这是癌症防控中非常重要的一项策略。

2. 职业性伤害的预防

政府部门应该加强对工业企业的监督管理。企业应当注重改革生产工艺，定期监测作业环境中的有害物质。个人应注意加强健康意识，采取防护措施，并养成定期体检的习惯。

3. 减少和避免环境污染

这是一级预防的重要措施，包含室内外的环境。这可能包括经常保持室内通风，减少厨房内煤烟和油烟的污染。在新建住宅区，可以采用热电联供或集中供热等方式，推广低污染燃烧技术，并逐步限制散煤的使用。禁止在居民区新建排放有毒物质废气和粉尘的项目，并对已经投入生产的项目进行净化处理。对于特殊情况下需要焚烧沥青、油毡、橡胶、塑料、皮革等会产生有毒有害气体的物质，应该获得当地环境保护部门的批准，并采用焚烧炉进行集中焚烧。在建筑施工中需要熔化沥青时，使用固定的熔化装置，并采用密闭方式。各级政府环保部门应统一监督机动车辆和船只的排气污染防治，禁止制造、销售或进口超过国家规定污染排放标准的汽车。

（二）恶性肿瘤的二级预防

如果一旦不幸罹患了癌症，那么就要开展积极的二级预防策略。二级预防的核心是"三早"：早发现，早诊断，早治疗。

在恶性肿瘤的二级预防中，早期发现、早期诊断和早期治疗是关键。二级预防的目标是通过早期筛查和诊断以及早期治疗，发现和治疗早期癌症或癌前病变，以防止其进展为恶性肿瘤，并降低死亡风险。二级预防包括以下"三个早"的措施。

1. 早期筛查

通过定期进行特定癌症的筛查检查，如乳腺癌的乳房 X 光摄影、宫颈癌的宫颈细胞学检查（涂片）和结直肠癌的粪便潜血检查等，可以发现早期癌症或癌前病变，从而采取早期治疗措施。

2. 早期诊断

对于有癌症症状或高风险人群，及时进行医学检查和诊断，以尽早发现癌症并制订相应的治疗计划。

3. 早期治疗

对于已经确诊为早期癌症或癌前病变的患者，采取适当的治疗措施，如手术切除、放疗和化疗等，以阻止癌症的进展和转移，提高治愈率和生存率。

通过二级预防，可以及早发现和治疗癌症，有效降低癌症的发病率和死亡率。因此，定期进行适当的癌症筛查和早诊断对于恶性肿瘤的二级预防非常重要。

（三）恶性肿瘤的三级预防

恶性肿瘤的三级预防是指在已经患有癌症或已经接受过治疗的个体中，通过积极的干预和管理，预防癌症的复发、进展以及减少并发症的发生，提高生活质量和延长生存期。恶性肿瘤的三级预防主要包括以下方面。

1. 复发监测

对于已经患有癌症的个体，进行定期的复查和监测，以便及时发现癌症的复发或进展。这可以包括身体检查、影像学检查、血液检查等。

2. 并发症管理

针对癌症治疗过程中可能出现的并发症，采取相应的干预措施，如手术后的伤口护理、放疗后的皮肤保护、化疗后的康复支持等，以减少并发症的发生和严重程度。

3. 康复和支持性治疗

为癌症患者提供康复和支持性治疗，包括营养支持、心理支持、物理治疗等，以改善生活质量、缓解症状并促进功能恢复。

4. 健康教育和生活方式管理

向患者提供相关的健康教育，包括饮食、运动、戒烟等生活方式管理，以帮助他们减少癌症复发的风险并促进身体健康。

三级预防措施可以有效控制癌症的复发和进展，减少并发症的发生，提高患者的生活质量和延长生存期。在癌症治疗过程中，应综合考虑个体的特点和需求，制定个性化的三级预防方案，这对于恶性肿瘤患者来说非常重要。

接下来，我们将根据我国老年人常见的癌症发病情况，对发病率最高的几类癌症进行介绍。

第二节　肝癌

依据《原发性肝癌诊疗指南（2022年版）》的定义，原发性肝癌在我国居第四位，是常见的恶性肿瘤之一，并列为致死病因中的第二位肿瘤，对人民的生命和健康造成了严重威胁。原发性肝癌可分为肝细胞癌（HCC）、肝内胆管癌（ICC）和混合型肝细胞癌－胆管癌（cHCC－CCA）这三种不同的病理学类型。这三种类型在发病机制、生物学行为、病理组织学、治疗方法以及预后等方面存在着显著的差异，其中HCC占75%~85%的比例，ICC占10%~15%。肝癌也是人类最常见、恶性程度最高、致死率最高的肿瘤之一。

我国是全球肝癌高发区之一，超过90%的肝癌类型为HCC，其恶性程度高，预后较差。根据2019年国家癌症中心发布的最新数据，2015年我国新发肝癌病例约为37.0万例，发病率为 26.92/10 万，排名第 4 位。肝癌的死亡人数约为 32.6 万例，死亡率为 23.72/10 万，居第 2 位，仅次于肺癌。与全球平均水平相比，中国的肝癌标化发病率和死亡率均高于世界水平，且无论男性还是女性都是如此，肝癌的发病率和死亡率大约是世界平均水平的两倍，新发病例和死亡病例的数量约占全球总数的 50%。因此，相关疾病负担仍然非常沉重，尤其在农村和西部地区，整体地区分布呈现沿海高于内陆，东南部和东北部高于西北、华北和西南部地区的趋势。主要的危险因素包括慢性乙型肝炎或丙型肝炎病毒感染、黄曲霉毒素暴露、饮酒、肥胖、2 型糖尿病和吸烟等。一项 2018 年的研究表明，中国肝癌的发病率和死亡率可能在 2030 年前有所下降。除了通过疫苗接种进行一级预防外，筛查和早期发现是实现早期诊断和治疗、提高生存率的重要途径。需要注意的是，由于乙肝疫苗在新生儿中的广泛使用，HBV 慢性感染相关肝癌的发生率在逐年下降，尤其是在低年龄组下降更为显著。然而，近年来我国慢性丙型肝炎病毒（HCV）感染所致肝癌的比例呈上升趋势。

一、肝癌的风险因素

（一）感染

感染是导致肝癌的主要危险因素，其与地区有关，主要感染病原体为乙型肝炎病毒（HBV）和丙型肝炎病毒（HCV）。此外，过量饮酒以及我国粮食作物中存在的黄曲霉毒素污染也是不可忽视的危险因素。总体来看，我国从儿童时期开始接种疫苗，使 HBV 的新感染病例明显减少，呈逐年下降趋势。但是东非等不发达地区的儿童感染率仍然很高（3%）。不同地区间的病原体类型也有所不同，中国以 HBV 感染为主，它是决定性的因素。而在其他一些国家、地区，如在日本 HCV 感染则是主要原因。

（二）化学因素

1. 黄曲霉毒素

黄曲霉毒素是一类由黄曲霉菌产生的毒素，常见于粮食作物（如玉米、大米、小麦等）和豆类。这些毒素包括黄曲霉毒素 B1（AFB1）、黄曲霉毒素 B2、黄曲霉毒素 G1、黄曲霉毒素 G2 等。黄曲霉毒素与肝癌发病率密切相关。尤其是在乙型肝炎病毒（HBV）感染者中，黄曲霉毒素 B1 与 HBV 的共同作用会增加患肝癌的风险。因此，长期暴露于含有黄曲霉毒素的食物中，特别是存储或处理不当的粮食和豆类，可能会增加患肝癌的风险。预防摄入黄曲霉毒素需采取措施，如合理储存和处理食物，选择安全的食品来源，并遵循卫生标准。

2. 酒精

长期过量饮酒是导致肝癌的主要危险因素之一。酒精在肝脏中代谢为有害物质，对肝细胞造成损伤和炎症，最终可能导致肝癌的发生。酒精对肝脏的影响主要表现为以下几个方面：酒精代谢过程产生的乙醛会干扰肝细胞正常的脂质代谢，导致脂肪在肝脏内积聚形成脂肪肝。长期过量饮酒会加重脂肪肝的发展，进一步损害肝脏功能。引起炎症和纤维化，酒精可以引发肝脏炎症反应，激活肝脏内的炎症细胞和细胞因子，导致肝组织的炎症损伤。长期酒精摄入还可导致肝脏纤维化，即肝脏组织中纤维结缔组织增加，最终可能导致肝硬化。由于酒精对肝脏造成严重危害，增加了患肝癌的风险，因此长期过量饮酒是导致肝癌的主要危险因素之一。

3. 硝酸盐和亚硝酸盐

硝酸盐和亚硝酸盐是一些食品添加剂和保存剂中常见的化学物质。它们在体内可以转化为亚硝胺类物质，而亚硝胺类物质与肝癌发生相关。亚硝胺类物质被认为是潜在的致癌物质，可以与 DNA 发生反应，引发突变和肝细胞损伤，产生肝毒性。亚硝酸盐及其代谢产物可能对肝细胞具有直接的毒性作用，导致细胞损伤和炎症反应。这可能导致肝功能异常，进而影响正常的肝功能。

二、肝癌高危人群的筛查

肝癌的高危人群筛查主要针对已患有肝病或肝癌前期病变的人群，旨在延缓疾病进展、降低复发率和提高生存率。以下是一些常见的筛查措施。

1. 定期随访

如果曾患有肝炎、肝硬化或其他肝病，或接受过肝癌手术治疗，定期接受医生的随访尤为重要。根据具体情况，医生会制订个性化的随访计划，包括定期检查肝功能、肝癌标志物等。

2. 肝癌筛查

肝癌筛查有助于早期发现肝癌或肝癌前期病变，提高治疗机会和预后。常用的筛查方法包括超声检查、血液标志物检测（如甲胎蛋白、α-胎蛋白等）以及肝脏成像技术（如 CT 扫描、MRI 等）。

3. 抗病毒治疗

对于患有乙型肝炎病毒（HBV）的人群，抗病毒治疗可有效控制病毒复制，减少肝炎进展和肝癌风险。

4. 肝硬化管理

对于患有肝硬化的人群，积极管理肝硬化、控制病情进展至关重要。这包括戒酒、控制体重、遵循医生治疗方案、定期检查肝功能等。

5. 监测肿瘤标志物

甲胎蛋白（AFP）是社会知晓度最高的一种肿瘤标志物，自从 1956 年发现 AFP 以来，AFP 作为肝细胞癌（HCC）的肿瘤标志物已被广泛应用于肝癌的筛查和诊断中。正常情况下，AFP 存在于胚胎早期的血清中，并在出生后迅速消失。如果在成人的血清中出现 AFP, 则存在患上肝癌的可能性。在我国的肝癌患者中, 有 60% ~ 70% 的人的 AFP 水平高于正常范围。AFP 阳性结果可以比出现症状早 8 ~ 11 个月被检测出来, 且其浓度与肿瘤大小相关, 具有高灵敏度、简便易行和价格低廉的优点。然而, AFP 检测的特异度不高, 需要注意排除由肝病活动、生殖系统肿瘤、妊娠等引起的假阳性结果。

三、肝癌的预防要点

(一) 病因预防

肝癌常在早期无明显临床表现, 其发病过程较隐匿。一经诊断, 手术治疗仍是最有效的肝癌治疗方法, 而早期诊断是手术治疗的前提。肝癌的一级预防是早期消除致病因素, 尽量避免患病。肝癌一级预防主要针对乙型肝炎病毒 (HBV) 感染和黄曲霉毒素暴露这两个主要危险因素。目前最终的措施主要包括乙型肝炎的控制、黄曲霉毒素的控制以及化学预防等方面。具体有以下两个方面:

1. 接种乙型肝炎疫苗

接种乙型肝炎疫苗是预防 HBV 感染最有效的方法。我国从 1992 年起将乙型肝炎疫苗纳入计划免疫管理, 2002 年正式纳入计划免疫。根据 2006 年全国乙肝流行病学调查结果, 我国 HBV 携带率从 1992 年的 9.75% 降至 2006 年的 7.18%。目前尚无有效预防丙型肝炎感染的疫苗。

2. 控制黄曲霉毒素摄入

控制摄入黄曲霉毒素是预防措施中的重要环节, 涉及个体和社区两个层面的干预措施。社区层面的干预措施包括作物收获前后采取措施, 个体层面的干预包括改变饮食以避免摄入受污染食物和化学预防降低受污染食物摄入后的毒性影响。黄曲霉毒素主要污染玉米、花生等作物, 因此预防措施包括防止粮食霉变、减少摄入受污染食物甚至改变饮食习惯。这些方法被认为是最有效的预防黄曲霉毒素摄入的途径。

(二) 传播途径预防

肝癌的主要致病因素乙型肝炎病毒 (HBV) 和丙型肝炎病毒 (HCV) 有共同的主要传播途径, 包括血液传播和性接触传播。此外, HBV 还可以通过母婴传播和日常生活接触传播。多年来, 我国对献血者进行严格的病原筛查和管理, 使得通过输血和血液制品引起的感染事件大大减少。除献血和输血安全措施外, 还应注意控制医源性传播, 如静脉注射、针灸、手术和口腔治疗等过程中的传播风险。服务行业中使用的理发、修脚和文身等工具也应进行严格消毒。进行正确的性教育也是预防传播的重要措施, 若性伴侣为 HBsAg 阳性, 应接种乙型肝炎疫苗。对于有多个性伴侣的人, 应定期检查, 并在性交时使用安全套。对 HBsAg 或抗 - HCV 阳性的孕妇, 应避免羊膜腔穿刺, 并缩短分娩时间, 保持胎盘完整性, 尽量减少新生儿接触母血的机会。这些措施有助于减少母婴传播的风险。

（三）改变生活方式

避免食用含有黄曲霉素的霉变食物；避免饮用水污染；戒烟戒酒；改善营养，增加摄入富含硒、维 A 酸等抗氧化食物，减少高脂、高胆固醇和高盐食物摄入。避免过度烹调食物，以减少致癌物质的生成。保持健康的体重范围，避免肥胖。最新研究显示，肥胖与肝癌间存在一定关联。重要的是戒酒。此外，避免接触有毒或致癌化学物质，尽量使用个人防护装备。定期进行体检，包括肝功能、肝癌标志物和影像学检查。

（四）肝癌的三级预防：愈后及康复策略

肝癌预防的三级体系旨在防止肝癌的复发和剩余肝硬化引发的新生肿瘤。主要包括在已患有肝癌或接受肝癌手术治疗后，采取一系列措施降低疾病复发和进展的风险，提高生存率。以下是常见的预防措施。

1. 定期随访

肝癌治疗后进行定期医生随访非常重要。根据个人情况制订个性化随访计划，包括定期检查肝功能、肿瘤标志物等，并进行影像学检查（如 CT 扫描、MRI 等）。

2. 保持健康生活方式

保持健康的生活方式对肝癌的三级预防至关重要。这包括均衡饮食、适度运动、戒烟限酒以及避免接触致癌物质等。

3. 遵循治疗方案

按照医生的指导完成肝癌手术、放疗、化疗或靶向治疗等治疗方案非常重要。同时，定期进行相关检查和复查，确保病情得到有效管理。

4. 支持性治疗

肝癌治疗后可能出现一些副作用和并发症，例如疼痛、恶心、乏力等。接受支持性治疗可以缓解这些症状，提升生活质量。

5. 心理支持

肝癌治疗过程中，患者和家人可能承受较大的心理压力。提供心理支持和咨询服务有助于应对情绪和心理困扰。

值得注意的是，肝癌的三级预防需要根据个人情况定制，并与医生紧密合作。如有任何疑问或需要进一步建议，请咨询医生。

第三节　肺癌

肺癌是一种常见恶性肿瘤，该疾病在肺组织中发生。通常情况下，它起源于肺部的上皮细胞，这些细胞存在于呼吸道上皮或肺泡上皮，但也可能起源于其他肺部组织。长期暴露于有害物质，尤其是吸烟，是导致肺癌的主要原因。吸烟是肺癌最主要的危险因素之一，大约80%的肺癌患者与吸烟有关。除了吸烟之外，其他危险因素还包括二手烟暴露、空气污染（如工业排放、车辆尾气等）、家庭和职业环境中的化学物质暴露、放射线暴露以及遗传因素等。肺癌在早期通常没有明显的症状，但随着肿瘤的生长和扩散，患者可能会出现咳嗽、咳痰、胸痛、呼吸困难、喉咙痛、声音嘶哑、咯血等症状。当癌症进展到晚期时，还可能伴有体重下降、乏力、食欲减退、骨痛等全身性症状。预防肺癌的最有效方法是避免吸烟，同时减少与有害物质的接触。此外，定期进行肺癌筛查也可以帮助早期发现肺癌，从而提高治疗成功率和生存率。肺癌一直是全球健康的巨大威胁，常年高居恶性肿瘤发病率榜首。肺癌在男性中更为常见，男性的标化发病率为31.5/10万，死亡率为25.9/10万，约为女性（分别为14.6/10万和11.2/10万）的2倍。据2016年的数据显示，全球约80%的15岁以上吸烟者居住在低、中等收入国家。由于这种影响，肺癌的发病率和死亡率在发达国家和发展中国家之间的分布有可能发生逆转。

一、肺癌的诊断

1. 低剂量螺旋CT筛检

这是目前被普遍使用且被认可的肺癌筛查方法之一，尤其对于早期（Ⅰ期）肺癌的筛查效果良好。最近的一系列有关低剂量螺旋CT扫描的研究结果表明，在基线扫描和每年随访扫描检测到的肺癌中，分别有55%~85%和60%~100%为早期（Ⅰ期）肿瘤。相比之下，在常规诊断中发现的早期（Ⅰ期）肿瘤仅占16%。国际早期肺癌行动计划是一项涉及多个国家的非随机的CT筛查肺癌研究，该研究在基线筛查中包括了265 787名个体，并进行了19 555例的随访筛查。结果显示，在检出的350例肺癌中，82%为早期（Ⅰ期）肿瘤。在长达100个月的随访时间（中位数为40个月）中，肺癌患者的生存率超过95%。但CT筛查肺癌存在着过度诊断、领先时间偏倚和误漏等问题，需要结合其他检查配合判断。

2. 液体活检技术

液体活检是肺癌体外诊断的一个分支，包括游离循环肿瘤细胞（CTCs）检测、循环肿瘤DNA（ctDNA）检测、外泌体及循环RNA（circRNA）检测。目前，液体活检在多个领域广泛应用，包括肿瘤筛查、肿瘤分期分级、预后评估、精准用药及肿瘤个体化治疗、耐药监控以及肿瘤复发与转移的监测。液体活检在肺癌早期诊断、驱动基因检测、治疗方案制定、疗效评估和复发监测等方面的应用，推动了肺癌精准诊疗和全病程管理的发展。随着研究的深入，越来越多的液体活检研究成果将被转化为临床应用。液体活检技术在肿瘤全程诊疗中可以连续监测最小残留病灶（MRD），发现潜在的治愈人群，使部分患者避免接受后续相对无意义的化疗，从而减轻了肿瘤患者的负担。

3. 痰细胞学检查

这是肺癌筛检的最传统的方法。该方法简单、安全，特异度可达100%，但灵敏度稍弱，仅为20%～30%。肺癌的痰细胞学检查是一种通过检查患者咳嗽咳出的痰液中的细胞来进行肺癌筛查和诊断的方法。该检查可以通过显微镜观察痰液中的细胞形态和特征，以确定是否存在癌细胞或其他异常细胞。这种非侵入性的检查方法可以提供初步的肺癌诊断信息，但结果通常需要进一步的确认和评估。痰细胞学检查对于早期肺癌的检测和监测具有一定的价值，但其敏感性相对较低，因此通常需要结合其他检查方法，如影像学检查和组织活检等，以获得更准确的诊断结果。痰细胞学筛检对中心型肺癌的检出率高于周围型，对鳞癌、小细胞的检出率高于腺癌。液基薄层细胞学检查（TCT）应用于肺癌筛检有一定的前景，有助于降低假阴性率，尚需进一步研究。

二、肺癌的早期筛查

针对高危人群进行筛查，对于肺癌预防意义重大。根据2015年中华医学放射学分会发布的"LDCT肺癌筛查专家共识"，高危人群的定义包括以下条件：

（1）年龄在50～75岁之间。

（2）至少满足以下危险因素之一：吸烟史达到或超过20包/年，包括戒烟时间不足15年的人。

（3）被动吸烟者；有职业暴露史（接触石棉、铍、铀、氡等）。

（4）有恶性肿瘤病史或肺癌家族史。

（5）有慢性阻塞性肺疾病或弥漫性肺纤维化病史。

三、肺癌的预防要点

肺癌的病因预防的目标是避免罹患疾病，要点如下：

（1）避免吸烟。吸烟是最主要的导致肺癌的危险因素之一。如果你是吸烟者，最好立即戒烟。如果你不吸烟，要避免二手烟暴露。此外，还要警惕电子烟或其他形式的尼古丁摄入。

（2）避免有害物质接触。除了吸烟，长期接触空气中的有害物质也会增加罹患肺癌的风险。要减少在工业污染区域、车辆尾气密集区域等空气污染环境中久留的时间。同时，在家庭和职业环境中，务必遵循安全操作规范，避免接触到可能致癌的化学物质。

（3）增加运动量和保持健康体重。适度的身体活动和保持健康的体重可以帮助降低患肺癌的风险。建议每周至少进行150 min的中等强度有氧运动，并结合力量训练。

（4）谨慎使用放射线：长期的放射线暴露与肺癌风险增加有关。在需要接受医疗检查或治疗时，要确保医生掌握正确的剂量和频率，避免不必要的放射线暴露。

（5）饮食健康：均衡的饮食对于肺癌预防很重要。多食用富含维生素和抗氧化剂的水果、蔬菜，如西红柿、胡萝卜、番茄等。另外，含有健康脂肪的食物，如鱼类、坚果和橄榄油，也是可选择的健康选项。

（6）定期筛查检测：定期进行肺癌筛查对于早期发现和治疗非常重要。如果你是高风险人群，例如长期吸烟者，家族中有肺癌病史，或者有其他相关危险因素，建议你咨询医生，制订个性化的筛查计划。

第四节　胃癌

胃癌（gastric cancer，GC）是指来源于胃黏膜上皮细胞的恶性肿瘤，主要是胃腺癌。国际癌症研究中心（International Agency for Research on Cancer，IARC）下属的癌症监测部发布的《2020年全球癌症统计报告》显示，胃癌的发病率和死亡率分别居全球癌症发病和死亡的第5位和第4位。

胃癌也是我国常见的一种恶性肿瘤，占据全球胃癌发病率的近一半，是我国第三大常见恶性肿瘤。从2000年到2019年，我国的胃癌发病率呈现下降的趋势。年平均标化发病率（ASIR）从2000年的35.7/10万下降到2019年的30.6/10万，平均每年下降0.8%。男性和女性的发病率分别每年下降0.3%和1.9%，男性的发病率是女性的3倍。此外，农村地区的胃癌发病率高于城市地区。

一、胃癌的症状

胃癌症状以消化系统的各类不适为主，以下是一些常见的胃癌症状：

（1）消化问题：胃癌患者常常出现胃部不适感，如胀气、腹痛、恶心和呕吐。消化不良、消化饭菜困难、食欲下降也是常见的症状。

（2）消瘦与体重减轻：胃癌患者常常出现不明原因的体重减轻，即使饮食正常或进食增加也无法恢复体重。这是由于肿瘤破坏正常胃功能，导致营养吸收问题引起的。

（3）黑色便或大便中带有鲜血：胃癌可能导致出血，使得大便出现暗红色或黑色，称为黑便。大量出血时，患者可观察到明显的鲜红色血液排泄。

（4）贫血：由于长期胃癌引起的隐性出血，可能会导致缺铁性贫血，表现为疲劳、乏力、头晕等症状。

（5）吞咽困难：当胃癌发展到晚期并侵犯食道时，患者可能会感到吞咽困难，食物卡喉咙里或感觉食物堵塞在胸部。

（6）腹部肿块或肿胀感：胃的进展可能导致腹部出现肿块或腹部肿胀感，这是由于肿瘤的增长引起的。

二、胃癌的风险因素

1. 病原体感染

幽门螺杆菌（Hp）是国际癌症研究机构认定的一类致癌原，其感染率为1%~3%，其中有 1%~3% 的感染者会发展为胃癌。特别是 CagA 阳性的 Hp 与胃癌癌前病变发生、发展程度以及非贲门型胃癌的发生密切相关。全球 Hp 感染率约为 44.3%，而我国的感染率约为 52.2%。Hp 的感染具有地区和人群分布的特异性，并与社会经济文化水平相关。自 1983 年至 2018 年，我国 Hp 感染率的年平均下降速度为 0.9%（95% CI：1.1%~0.6%），再感染率为仅 1.5%（95% CI：1.2~1.8）人年。EB 病毒（EBV）相关的胃癌（EBVaGC）占胃癌患者的 4%~18%，主要表现为淋巴上皮瘤样癌，多发于贲门和胃体。感染 EB 病毒的人群残胃癌发病率约为非感染者的 4 倍。EBVaGC 患者常伴有肝转移，且程序性细胞死亡蛋白 -1（PD-1）及其配体 PD-L1 的表达增加，以及 PI3K/AKT 通路的突变等特点。这些特点提示免疫治疗和靶向治疗在 EBVaGC 方面可能具有良好的疗效。

2. 化学物质接触

（1）酒精接触。多项研究显示乙醇不仅可以直接破坏上皮组织的紧密连接功能，还可能导致 β-catenin 和 ZONAB 基因易位，从而促进活性氧产生、导致叶酸缺乏，并导致乙醛在局部积聚。相较于戒酒者，少量饮酒者（<4 杯/d）患胃癌的风险没有升高，而大量饮酒者（4~6 杯/d）患胃癌的概率升高为 1.26（95% CI：1.08~1.48），重度饮酒者（>6 杯/d）患胃癌的概率升高为 1.48（95% CI：1.29~1.70）。

（2）亚硝胺。这种物质是硝酸盐类在与人体内叔胺和仲胺结合经过还原反应形成的产物。在腌制蔬菜的早期阶段，亚硝酸盐的含量非常丰富。在肉类加工过程中，硝酸盐类被使用作为增色、抑菌和防腐剂，目前尚没有可以替代其功能的食品添加剂。一项元分析显示，亚硝酸盐和亚硝胺都是导致胃癌发生的危险因素。亚硝酸盐的摄入与饮食来源密切相关，水土含硝酸盐过多、微量元素比例失衡以及化学污染通过饮食途径参与胃癌的发病。流行病学研究结果显示，经常食用霉变食物、咸菜、腌制烟熏食品以及过多食用食盐会增加相关风险。

3. 遗传与环境因素

在胃癌患者中，约有 10% 的人具有家族聚集性，1%~3% 的人患有遗传性胃癌，与编码细胞间 E-钙黏蛋白（E-cadherin）的 CDH1 基因突变相关。这种遗传性胃癌主要包括三种常染色体显性综合征：遗传性弥漫型胃癌（HDGC）、胃腺癌以及近端胃息肉病、家族性肠型胃癌，其中最为常见的是 HDGC。一项元分析显示，与无家族史的人群相比，一级亲属患胃癌的风险增加了 2.5 倍，可能与幽门螺杆菌在家庭中的交叉感染、生活环境、饮食习惯以及遗传易感性等因素有关。

三、胃癌的癌前病变与高危人群

1. 胃癌的癌前病变

胃癌的癌前病变主要包括以下几种：

（1）慢性胃炎：长期存在的胃黏膜炎症可能逐渐发展为癌前病变。慢性胃炎可分为非萎缩性胃炎和萎缩性胃炎，其中萎缩性胃炎更容易发展为胃癌。

（2）胃溃疡：长期存在的胃溃疡可能发展为癌前病变。溃疡边缘周围的黏膜可能出现异型增生或不典型增生。

（3）胃息肉：某些类型的胃息肉，特别是大而具有高度异型增生的息肉，可能是胃癌的癌前病变。

（4）不典型增生：不典型增生是指胃黏膜上皮细胞的异型增生，它可能是胃癌发展的早期阶段。

这些癌前病变在经过一系列进展阶段后，可能最终发展成为恶性的胃癌。因此，对于患有这些癌前病变的人群，及时的监测和治疗非常重要。

2. 胃癌的高危人群

根据《中国早期胃癌筛查流程专家共识意见（2017草案）》，我国建议40岁以上的人群进行胃癌筛查，因为该年龄段的胃癌发生率明显上升。以下是作为胃癌筛查对象人群的条件之一：

（1）居住在胃癌高发地区的人群。

（2）幽门螺杆菌感染者。

（3）曾经患有慢性萎缩性胃炎、胃溃疡、胃息肉、手术后残胃、肥厚性胃炎、恶性贫血等疾病，有胃癌患者作为一级亲属。

（4）存在其他胃癌风险因素，例如高盐饮食、腌制食品摄入、吸烟、过量饮酒等。

四、胃癌的筛查

1. 血清学筛查

血清学筛查胃癌的方法包括血清胃蛋白酶原（pepsinogen，PG）检测、血清促胃液素（gastrin－17，G－17）检测、Hp检测［包括血清Hp抗体检测和尿素呼气试验（UBT）］，以及血清肿瘤标志物检测。常用的肿瘤标志物包括癌胚抗原（CEA）、CA19－9、CA72－4、CA125、CA242等，然而它们在早期胃癌筛查方面的价值有限，因此不建议作为胃癌筛查的主要方法。这些血清学标志物的检测可以通过血液样本进行，但需要注意的是，单独一项血清学标志物的升高并不能确定是否患有胃癌，因此通常需要结合其他检查方法来进行综合评估和诊断。具体的筛查方案和标准应根据医生的建议和临床实际情况制定。

2. 胃癌的内镜筛查

内镜筛查包括电子胃镜、磁控胶囊胃镜和高清内镜。胃镜检查被认为是胃癌诊断的"金标准"，但由于具有侵入性、费用高、需要大量人力资源以及人群接受度较低的特点，难以在我国进行大规模的胃癌普查。因此，首先通过非侵入性的诊断方法对胃癌高风险人群进行筛选，然后再进行有目的的内镜检查，这是更可行的筛查策略。

五、胃癌的预防要点

胃癌一级预防的核心是病因预防，主要包括以下几个方面的措施。

（1）合理膳食：保持均衡、多样化的饮食是预防胃癌的重要措施。建议增加蔬菜、水果、全谷类食物和高纤维食物的摄入，减少高盐、高脂肪、高糖和加工食品的摄入。

（2）戒烟限酒：长期吸烟和过量饮酒都与胃癌的发生风险增加相关。因此，戒烟和限制酒精摄入是预防胃癌的重要措施。

（3）避免食物存放不当：霉变食物可能产生亚硝胺等致癌物质，因此要避免食用霉变食物。此外，咸菜、腌制食品和烟熏食品也应适量食用，以减少暴露于致癌物质的风险。

（4）细菌感染的预防：幽门螺杆菌感染与胃癌的发生密切相关。通过保持良好的卫生习惯、避免与感染者共用餐具和饮水杯等，可以减少幽门螺杆菌感染的风险。

（5）注重个人卫生：保持良好的个人卫生习惯，如勤洗手、饭前便后漱口等，有助于减少胃癌的发生。

（6）接种疫苗：针对幽门螺杆菌感染的疫苗已经问世，接种这类疫苗可以降低感染的风险，进而减少胃癌的发生。

（7）注意癌前状态处理：积极对症处理上述提到的癌前病变因素，有大样本研究显示，口服选择性 COX-2 抑制剂塞来昔布对胃黏膜重度病变逆转有一定益处，必要时进行手术治疗，防止病情进展。

（8）适宜筛查：人群应定期性科学规范化胃癌筛查，以排除胃癌病变的产生及进一步发展。

第五节　乳腺癌

乳腺癌被认为是发生在乳房组织中乳腺导管或乳腺腺泡的一种常见恶性肿瘤。它在女性中非常普遍，但在男性中极其罕见。作为女性最常见的癌症之一，乳腺癌受到广泛关注。根据《2020 年癌症统计报告》显示，女性乳腺癌是全球新发病例数最高的癌症，全球 185 个国家中有 157 个国家的女性首位高发癌症是乳腺癌，约占新发病例总数的 11.7%，它同时也是女性癌症致死原因的第一位（15.5%）。女性乳腺癌的发病情况与地区经济发展水平相关。在发达国家，乳腺癌的发病率较高，但死亡率较低。尽管中国女性乳腺癌的发病率和死亡率相对于世界平均水平较低，但在发病谱上有上升趋势，疾病负担不可忽视。此外，中国女性被诊断为乳腺癌的平均年龄为 45~55 岁，比西方女性要年轻，乳腺癌已经成为中老年女性群体的最大威胁。

一、乳腺癌的主要症状

乳腺癌通常以乳房肿块为主要特征，但也可能伴随其他症状，如皮肤凹陷或凸出、皮肤红肿、乳头溢液、乳房变形或外形改变等。乳腺癌的发展过程可分为几个阶段，包括原位癌（非浸润性癌）、浸润性癌和转移性癌。原位癌仅限于乳腺内部，尚未侵犯周围组织。而浸润性癌则开始侵犯周围的乳腺组织，可以向淋巴结和其他身体部位扩散，形成转移性癌。以下是一些典型的症状。

（1）肿块或肿瘤：最常见的乳腺癌症状是在乳房中感到一个硬块或肿瘤，通常不会疼痛。这个肿块可能在触摸时感觉到或者通过乳房 X 光、超声波或磁共振成像检查发现。

（2）乳头漏液：乳腺癌患者可能出现从乳头中渗出血液、浑浊的黄色或者棕色液体，而非乳汁的情况。

（3）乳房形状、大小或轮廓的变化：乳腺癌可能导致乳房发生明显变化，比如一个乳房比另一个乳房更大、更凸起，或者出现皱纹或褶皱。

（4）乳房皮肤改变：乳腺癌可以引起乳房皮肤的改变，如皮肤变厚、皱纹、凹陷或溃疡。

（5）乳房局部疼痛或不适：某些乳腺癌患者可能会感到乳房部位的疼痛或不适，虽然这种情况较为罕见。

二、乳腺癌的危险因素

乳腺癌的危险因素可分为遗传性和非遗传性因素。在非遗传性因素方面，主要包括年龄、体重、月经及生育史，以及接受外源性雌激素摄入（如口服避孕药或接受激素替代疗法）等。同时，还有其他一些因素可能与乳腺癌的发生有关，健康管理的干预主要针对非遗传因素部分。以下是乳腺癌的相关危险因素。

1. 年龄

年龄是乳腺癌发生的一个重要因素。随着年龄的增长，乳腺癌的发病率也逐渐上升。虽然乳腺癌可以在任何年龄段发生，但大多数病例发生在更年期后的女性中。具体来说，乳腺癌的发病率在 40 岁之后开始显著增加，50 岁以后更为明显。在绝经期后的女性中，乳腺癌的风险进一步增加。此外，早期月经开始和晚年停经的女性也可能面临较高的乳腺癌风险。年龄因素与乳腺癌的发病机制有关。随着年龄的增长，乳腺组织长时间暴露在激素的作用下，导致细胞异常分裂和增殖。同时，年龄还与其他乳腺癌的危险因素如肥胖和乳腺密度增加相关联。

2. 肥胖

超重与乳腺癌之间存在一定的关联。多项研究表明，肥胖是乳腺癌发生和复发的危险因素之一。肥胖可能通过多种途径增加乳腺癌的风险，包括影响激素水平、慢性炎症和胰岛素抵抗等方面。然而，我们需要明确指出，肥胖并非乳腺癌的唯一风险因素，其他因素如年龄、遗传、个人乳腺癌史等也会影响患病风险。虽然乳腺癌的发病机制非常复杂，但是可以确定的是超重和肥胖会增加乳腺癌的发病风险，同时也会提高乳腺良性疾病的发病风险。因此，保持健康的体重，避免肥胖，不仅能够降低乳腺癌的发生风险，还能减少乳腺良性疾病的发生风险。

3. 月经及生育史

乳腺癌与女性的月经史存在一定的关联。女性的月经史包括初潮年龄、月经周期、经期长度以及更年期的时机等因素均与乳腺癌的发病风险有一定的关系。早期初潮（小于 12 岁）与乳腺癌风险的增加相关。较早的初潮可能表示女性乳腺组织暴露在雌激素作用下的时间更长，从而增加了患乳腺癌的风险。此外，经期长度和月经周期也与乳腺癌的发生有关。较长的经期长度和不规律的月经周期与乳腺癌的发病风险相关。这可能是由于不规律的激素水平变化对乳腺组织产生影响，从而导致乳腺癌的发生。

更年期的时机与乳腺癌的发生也有关。较晚的更年期与乳腺癌风险的增加相关，可能是因为更年期后雌激素水平下降，从而减少了乳腺组织的暴露时间。需要指出的是，这些关联并不意味着月经史是乳腺癌的直接原因，而是表明月经史与乳腺癌的发病风险有一定的相关性。

4. 遗传因素

乳腺癌的遗传倾向比较明确，有家族史的人群是高危人群。目前对与乳腺癌遗传相关的几个关键点的了解：BRCA1 和 BRCA2 基因突变：BRCA1 和 BRCA2 基因是与乳腺癌遗传风险最常见相关的基因。携带这些基因突变会显著增加患乳腺癌的风险。女性携带 BRCA1 或 BRCA2 基因突变的风险可达 60% ~ 80%。除了 BRCA1 和 BRCA2 之外，还有其他一些基因突变与乳腺癌的遗传风险有关，如 TP53、PTEN、CHEK2 等。虽然这些基因突变较为罕见，但也可能增加患乳腺癌的风险。

家族成员患有乳腺癌的人患病风险较高。如果一级亲属（如母亲、姐妹）患有乳腺癌，个体的乳腺癌风险会增加。特别是如果家族中有多位亲属患有乳腺癌，或者有早发乳腺癌病例（在 50 岁以下），个体的患病风险更高。然而，需要注意的是，大多数乳腺癌并非由遗传因素引起。90% ~ 95% 的乳腺癌与非遗传因素有关，如年龄、激素水平和生活方式等。只有少部分乳腺癌与遗传突变有关。

三、乳腺癌的高危人群筛查

乳腺癌高危人群进行定期筛查是有效的预防手段，年龄小于 40 岁的人群，筛查频率推荐每年 1 次，并且除了乳腺 X 线检查外，还可以采用 MRI 等影像学手段进行筛查。对于乳腺癌的高危人群，主要由以下三个标准来定义：

（1）有明显的乳腺癌家族史。

（2）曾经患有乳腺导管或小叶不典型增生或小叶原位癌（lobular carcinoma in situ，LCIS）。

（3）曾在 30 岁前接受过胸部放疗。

对于乳腺癌高危人群的筛查推荐方案如下：

（1）建议在年龄更早的时候就开始筛查（小于 40 岁）。

（2）每年进行 1 次乳腺 X 线检查。

（3）每 6～12 个月进行 1 次乳腺超声检查。

（4）每 6～12 个月进行 1 次乳腺体检。

（5）必要时每年进行 1 次乳腺增强 MRI。

需要注意的是，以上建议仅供参考，具体的筛查方案应根据个体情况和医生的建议进行。

四、乳腺癌的预防要点

乳腺癌的预防要点主要是针对风险因素进行干预，尤其是积极开展对非遗传因素的矫正和规避，国外有时会采用预防性手术的策略，但在我国这种预防方式是非法行为。

1. 避免雌激素滥用

避免滥用外源雌激素，注意合理饮食，尤其是针对更年期女性的激素治疗，必须在医生指导下开展，而不能自行用药。多项研究表明，雌激素是乳腺癌发生和发展的重要刺激因素。

2. 鼓励母乳喂养

怀孕和哺乳期特有的孕激素和泌乳素等激素具有保护作用。母乳喂养可以延长有益激素的保护作用时间，并减少雌激素的刺激时间，从而降低患乳腺癌的风险。研究发现，哺乳总时间与乳腺癌风险呈显著负相关。基于这些发现，世界卫生组织推荐所有女性（除非存在特殊健康问题，如传染性疾病）给予婴儿母乳喂养，并纯母乳喂养至少持续 6 个月。这些研究结果突出了母乳喂养在预防乳腺癌中的重要性，并为采取简单而有效的健康保护措施提供了指导。

3. 注意饮食多样化

确保食物种类丰富多样。摄取丰富的蔬菜和水果，选择全谷物食品而非精制谷物。控制加工肉类和红肉的摄入：尽量限制加工肉类（如香肠、培根等）和红肉（如牛肉、猪肉）的摄入。这些健康饮食和体重管理的建议有助于维持整体健康，包括降低患乳腺癌的风险。然而，每个人的情况各异，因此在制订饮食计划和控制体重时，建议咨询专业医生或营养师，以获取更准确和个性化的建议。维持适当体重，避免肥胖，将体重指数（BMI）控制在正常范围内（19～24）。

4. 积极锻炼

规律地进行体育运动，每周至少进行 150 min 的中等量运动或者 75 min 的高强度运动，最佳运动强度和运动时间依个体情况而定。

5. 药物预防

乳腺癌的药物预防指的是使用特定药物来降低患乳腺癌的风险。以下是一些常用的乳腺癌药物预防方法：选择性雌激素受体调节剂（SERMs）：SERMs 是一类药物，可以模拟或阻断雌激素在乳腺组织中的作用。其中最常用的是他莫昔芬（tamoxifen）和雷洛昔芬（raloxifene）。这些药物已被证明可以降低高风险女性患乳腺癌的风险。芳香化酶抑制剂（AIs）是一类可以抑制体内产生雌激素的酶的活性的药物。常见的 AIs 包括阿那曲唑（anastrozole）、依西美坦（exemestane）和来曲唑（letrozole）。AIs 主要用于更年期后的妇女，特别是已经完成 5 年服用 SERMs 的妇女。一些研究显示，维生素 D 和钙的补充可能与乳腺癌的风险降低有关。需要提醒的是，药物预防并非适用于所有人，它主要针对高风险人群，如家族中有乳腺癌病史或携带特定基因突变的人。决定是否使用药物预防应该是个体化的，需要综合考虑个人的风险因素、潜在益处和副作用，必须在医生的指导下进行决策而不能自行用药。

第六节　结直肠癌

结直肠癌（colorectal cancer）是指起源于结肠或直肠的恶性肿瘤。它通常分为结肠癌和直肠癌两种类型。结肠癌发生在结肠的各个部位，而直肠癌发生在直肠末端。根据《2020 年全球癌症统计报告》，结直肠癌的发病率和死亡率均高居第三位，成为对人类最具危害的常见癌症。根据 2020 年的数据，全球新发结直肠癌病例为 1 931 590 例，死亡病例为 935 173 例，分别占所有癌症的发病和死亡总数的 10.0% 和 9.4%。结直肠癌的标化发病率为 19.5/10 万，死亡率为 9.0/10 万。在 0~74 岁年龄段，结直肠癌的累积发病风险为 2.25%，死亡风险为 0.94%。男性的结直肠癌标化发病率为 23.4/10 万，死亡率为 11.0/10 万，远高于女性的 16.2/10 万和 7.2/10 万。我国的结直肠癌的发病率随时间变化的趋势在不同年龄组之间存在差异。从 2014 年到 2018 年，50 岁及以上的人群结直肠癌的发病率每年下降约 2%，而 50 岁以下成年人的发病率每年上升 1.5%，有一定的年轻化的趋势；女性的死亡率有所下降，但男性群体则没有看到改变；是一种老年人常见癌症，尤其是对于老年男性危害更大。

一、结直肠癌的主要症状

结直肠癌的发展过程可以分为几个阶段：原位癌（carcinoma in situ）、肿瘤侵袭黏膜层、侵袭肌层、穿透浆膜层以及淋巴结转移和远处器官转移。早期的结直肠癌通常没有明显的症状，但是随着肿瘤的发展，症状逐渐显现出来，因此提早诊断显得尤为重要。以下是结直肠癌的一些主要症状。

（1）肠道变化：最常见的症状是排便习惯的改变，例如便秘、腹泻或者经常发生的大便次数和形状的变化。排便时也可能出现血便或带血。

（2）腹痛和不适：结直肠癌患者可能会感到腹部疼痛、腹胀或腹部不适。这些症状通常与肿瘤阻塞或造成肠道狭窄有关。

（3）明显的贫血：由于结直肠癌引起的慢性出血，患者可能出现明显的贫血症状，如体力虚弱、疲劳、皮肤苍白等。

（4）消化道出血：结直肠癌引起的出血可能会导致排便时出现鲜红血便，或者出现黑色的黏稠便便（称为咖啡渣样便）。

（5）不明原因体重下降：结直肠癌患者常常未经明显原因就出现体重不正常的降低。

（6）肠梗阻：在疾病进展较快或达到晚期阶段时，结直肠癌可能导致肠管堵塞，出现严重腹痛、呕吐、肠鸣音减弱等症状。

二、结直肠癌的危险因素

1. 长期不良生活方式

生活方式与结直肠癌的发病风险息息相关，增加来自动物源的食品摄入量和长时间久坐导致超重，都可能增加结直肠癌的患病风险。此外，过量饮酒、吸烟以及红肉和加工肉类摄入等饮食习惯因素也是潜在危险。适度补充钙、谷物、纤维和乳制品可以降低患结直肠癌的风险。值得注意的是，近年来随着社会经济水平的提高和生活方式的转变，我国的结直肠癌总体发病率和死亡率呈明显增加趋势。此外，结肠癌发病构成比例逐渐增加，而直肠癌所占比重则趋于下降，这反映出发病部位发生了迁移的趋势。

2. 合理的膳食结构

大量研究显示，三高饮食，尤其是红肉摄入过多，以及膳食纤维摄入不足是结直肠癌的主要危险因素。此外，不良的饮食习惯，如频繁食用腌制、烤制、熏制、油炸等食物，以及不规律进餐、暴饮暴食等，也被认为是结直肠癌最重要的危险因素。具体来说有以下几点：

（1）高红肉摄入量：过多摄入红肉（例如牛肉、猪肉和羊肉）与结直肠癌的发生风险增加相关。建议减少红肉的摄入量，选择低脂肪的蛋白质来源，如鱼类、家禽、豆类和坚果。

（2）超加工肉类摄入：长期高量摄入超加工肉制品（如香肠、午餐肉、熏肉等）与结直肠癌的风险增加有关。

（3）不足的蔬菜和水果摄入：蔬菜和水果富含纤维、维生素和抗氧化剂，可以帮助降低患结直肠癌的风险。建议每天摄入多样化的蔬菜和水果，包括深色蔬菜和富含维生素 C 的水果。

（4）缺乏膳食纤维摄入：膳食纤维有助于促进肠道蠕动和预防便秘，减少患结直肠癌的风险。建议增加膳食纤维摄入，包括全谷物、豆类、蔬菜和水果。

（5）三高饮食：长期高脂肪、高糖、高盐饮食可能增加患结直肠癌的风险，建议选择低脂肪的食物，如瘦肉、低脂奶制品、鱼类和植物油。

（6）过量酒精摄入：过量酒精摄入与结直肠癌的发生风险增加相关。建议限制酒精摄入。

3. 遗传因素

多数结直肠癌的发生受到环境因素的影响，一些个例可能与遗传因素有关。家族史是影响结直肠癌发生的重要因素，如果有一位或多位一级亲属（如父母、兄弟姐妹）患有结直肠癌，个体自身患病风险较高。家族性结直肠癌可能与遗传突变有关，但也需要区分与家族共享的生活环境因素。一些遗传突变可以增加个体患结直肠癌的风险。例如，遗传性非息肉病性结直肠癌（HNPCC）和家族性腺瘤性息肉病（FAP）等遗传疾病与结直肠癌的发生紧密相关。此外，特定基因的变异也与结直肠癌的发生风险增加相关，如APC基因、KRAS基因和TP53基因的突变。除了单个基因的突变外，多个基因的遗传变异也可能影响结直肠癌的发生风险。这些变异可能通过影响基因表达、代谢途径或DNA修复过程等来影响结直肠癌的发生。

4. 肠道疾病史

肠息肉是与结直肠癌关联最紧密的病理变化，被视为结直肠癌的前期病变。一些常见的肠道疾病也与结直肠癌有关，包括慢性便秘或腹泻史、黏液血便、旁系亲属肿瘤史、慢性结直肠炎以及直系亲属肿瘤史。这种关联可能是因为肠道疾病对肠壁产生了长期不良影响。以下是一些与结直肠癌关联的肠道疾病。

（1）炎症性肠病（inflammatory bowel disease，IBD）：包括溃疡性结肠炎和克罗恩病。这些慢性肠道炎症疾病与结直肠癌的发病风险显著增加相关。长期存在的炎症可能导致肠黏膜细胞异常增殖和DNA损害，进而增加结直肠癌的发生风险。

（2）结肠息肉：结肠息肉是肠道内突起的肿瘤样病变。某些类型的结肠息肉，特别是腺瘤性息肉，如果不及时切除，可能进一步演变为结直肠癌。因此，结肠息肉是结直肠癌的前期病变。

（3）肠易激综合征：肠易激综合征是一种常见的肠道功能紊乱疾病，其特征包括腹痛、腹胀、排便习惯改变等。尽管肠易激综合征本身并非直接导致结直肠癌的因素，但长期存在的炎症和肠道运动紊乱可能增加结直肠癌的发生风险。

（4）其他肠道疾病：其他与结直肠癌相关的肠道疾病还包括肠道感染、慢性便秘、慢性腹泻等。这些疾病可能通过不同机制增加结直肠癌的发病风险，例如炎症反应、肠道菌群失调等。

对于受影响的个体来说，及早诊断和治疗这些肠道疾病，以及定期进行结直肠癌筛查，是预防和早期发现结直肠癌的重要措施，老年人群常常以为自己是"吃坏肚子"而滥用抗生素抑制消化道症状的情况很普遍，需要引起重视。

三、结直肠癌的预防要点

结直肠癌的早期筛查，可以及早发现病变，提高治愈率和生存率。此外，针对风险因素的管控，也可以有效地对结直肠癌进行预防。定期进行结直肠镜检查或其他筛查方法，如粪便潜血试验，有助于早期发现结直肠癌的癌前病变（如息肉），并及时采取治疗措施，从而减少结直肠癌的发生和死亡风险。此外，积极倡导健康的生活方式，包括均衡饮食、适量运动、戒烟限酒等，也是降低结直肠癌风险的重要举措。

尽量减少、消除结直肠癌的致病因素，抑制正常细胞的癌变过程，可有效对结直肠癌进行防范。具体预防要点有以下几个方面。

1. 制定合理膳食

尽管结直肠癌在一定程度上与遗传因素有关，但大部分散发性结直肠癌与环境因素，尤其是饮食因素紧密相关。通过调整饮食习惯，可以降低结直肠癌的发病率。采取以下措施有助于降低结直肠癌的风险：控制能量摄入、增加水果和蔬菜的摄入量、增加膳食纤维的摄取以及适量补充维生素和微量元素。

2. 改善不良生活习惯

肥胖，特别是腹部肥胖，被认为是结直肠癌的独立危险因素。过度体重和脂肪积累可能导致慢性炎症、代谢紊乱和激素失衡，增加结直肠癌的患病风险。因此，保持健康的体重和腹部脂肪控制对于预防结直肠癌至关重要。除了控制体重，适度的身体活动对于预防结直肠癌也非常重要。适量的身体活动可以促进肠道蠕动，改善消化系统功能，有助于正常排便，并减少结直肠癌的发病风险。建议每周进行 150 min 中等强度的有氧运动，例如快走、跑步、游泳或骑自行车。老年人可根据身体情况选择休闲的运动方式，对于预防亦有效果。

3. 积极治疗癌前病变

大肠腺瘤患者和溃疡性结肠炎患者存在较高的结直肠癌发病风险。通过早期进行普查和随访，并采取适当的干预措施，如切除腺瘤和治疗结肠炎，可以显著降低结直肠癌的发病率和死亡率。对于大肠腺瘤患者来说，这些息肉被视为结直肠癌的前期病变，具有潜在的恶变风险。因此，定期进行结肠镜检查，并根据医生的建议切除可疑或高风险的腺瘤是至关重要的。通过这种早期干预，可以阻断结直肠癌的进展并提高治愈率。

溃疡性结肠炎是一种慢性炎症性肠道疾病，与结直肠癌的发病风险明显增加相关。通过积极治疗和控制炎症，如使用抗炎药物、免疫调节剂等，以及定期进行结肠镜检查以监测病情变化，可以降低结直肠癌的发生风险。对于存在家族史的个体，遗传学检查可以帮助筛选出高风险人群，从而采取相应的预防措施。

4. 早期进行常规筛查

结直肠癌的早期筛查是一种重要的健康检查方法，可以帮助早期发现结直肠癌或其前体病变，提高治愈率和生存率。以下是常见的结直肠癌早期筛查方法。

（1）结肠镜检查（大肠镜检查）：结肠镜是一种直接观察结肠内壁的检查方法。医生会使用一根柔软的管状器械（结肠镜）插入肛门，将其逐渐推进到结肠，同时检查肠道内壁是否存在息肉、肿瘤等异常病变，并进行必要的组织取样（活检）以进行病理学检查。

（2）虚拟结肠镜检查（CT 结肠镜）：虚拟结肠镜是一种非侵入性的影像学检查方法，利用计算机断层扫描（CT）技术生成结肠的三维影像，以检测结肠内的异常病变。这种方法无须插入结肠镜，对于部分患者来说更为舒适，但如果发现异常区域，可能需要进一步进行结肠镜检查以进行确诊。

（3）粪便潜血试验：这是一种简单的筛查方法，通过检测粪便中是否存在潜血来间接判断结肠是否存在异常。可以通过化学试剂或免疫学试剂对粪便样本进行检测。如果结果呈阳性，可能需要进一步进行结肠镜检查以确定异常来源。

（4）基因检测：某些基因变异与结直肠癌的发生风险相关。基因检测可以帮助识别携带这些变异的个体，并进行更频繁的结直肠癌筛查。

第七节　宫颈癌

宫颈癌（cervical cancer）是一种发生在女性宫颈上的恶性肿瘤。它通常起源于宫颈上皮细胞的异常增生，并逐渐发展为癌症，是全球范围内女性常见的恶性肿瘤之一。

国际癌症研究中心发布的《2020 年全球癌症统计报告》显示，女性癌症发病率最高的是乳腺癌，其次就是宫颈癌，给女性健康带来巨大危害。目前，中国的宫颈癌发病率和死亡率都显著低于全球水平，这反映出积极的防控措施取得了成效。自 2018 年以来，我国一直配合世界卫生组织致力于通过疫苗接种、筛查和治疗措施在全国范围内消除宫颈癌。近年来，中国在宫颈癌防控方面取得了显著的成效。

一、宫颈癌的主要症状

宫颈癌是一种常见的妇科恶性肿瘤，主要症状以下腹部各类不适为主。以下是宫颈癌的主要症状。

（1）异常阴道流血：最常见的症状是非经期出血，包括间歇性出血、经期过长或异常阴道出血，可能发生在性交后或接触宫颈时。这些出血可能是持续存在的或出现间断性。

（2）异常白带：宫颈癌患者通常会出现异味、异常颜色（如浅黄或血丝）、增多和持续性白带。

（3）盆腔疼痛：宫颈癌晚期可以导致盆腔或下腰痛的感觉，这可能是由于癌症扩散到周围组织或压迫神经引起的。

（4）病态排尿或排便：宫颈癌晚期可能会影响邻近器官的功能，如膀胱和直肠。这可能导致尿频、尿急、尿血、便秘或肛门反流等排尿或排便问题。

需要注意的是，早期宫颈癌通常没有明显症状，因此定期进行妇科检查和宫颈抹片筛查是早期发现和治疗的重要手段。

二、宫颈癌的主要危险因素

宫颈癌是常见的妇科恶性肿瘤之一，其危险因素包括生物学、行为学、遗传易感性等方面。以下是其主要关联的危险因素。

1. HPV 感染

高危型人乳头瘤病毒（human papillomavirus，HPV）是宫颈癌的主要致病因素之一。这些病毒主要通过性接触传播，在感染后可能导致宫颈上皮细胞发生异常变化，并最终发展为宫颈癌。目前的研究已经确认宫颈癌与感染性疾病相关，超过 90% 的宫颈癌病例与人乳头瘤病毒感染有关。HPV 感染已被公认为宫颈癌发生的主要诱因，并且有研究表明在宫颈癌的发展过程中，HPV 感染发挥着重要作用。以下是 HPV 感染的主要传播途径：

（1）直接接触感染：与 HPV 感染者进行性接触的人中超过 2/3 可能被感染。感染性最强的时间通常在接触后的平均 100 天内，因此在有不洁性行为史的人群中最容易感染 HPV。

（2）垂直传播：又称为母婴传播，宫颈癌的 HPV 感染可以通过分娩过程中，胎儿经过感染 HPV 的产道而发生，或者在出生后与感染 HPV 的母亲密切接触时发生。

（3）间接传播：这种传播途径非常罕见，只有在与患有尖锐湿疣的患者共同生活、共用浴具等情况下才会发生。

需要注意的是，虽然以上是宫颈癌的主要传播途径，但绝大多数 HPV 感染并不会导致宫颈癌。大多数感染会在短期内自行清除，只有少数感染会持续存在并可能进一步发展为宫颈癌。

2. 宫颈炎症

宫颈炎症指的是宫颈内或外侧组织发生炎症反应，通常由细菌、病毒或真菌感染引起。宫颈炎症可导致宫颈组织充血、肿胀、疼痛和异常分泌物等症状。根据炎症性质和病因的不同，宫颈炎症可以分为非特异性宫颈炎和特异性宫颈炎。非特异性宫颈炎是最常见的类型，通常由细菌感染引起，如淋球菌和沙眼衣原体等。特异性宫颈炎则是由性传播感染引起的，如生殖器疱疹和梅毒等。宫颈炎症的病因可以由多种病原体引起，包括细菌、病毒、真菌和寄生虫等。常见的感染病原体包括淋球菌、沙眼衣原体和霉菌等。性行为、卫生习惯不良和免疫功能下降等因素可能增加宫颈炎症的发生风险。

宫颈炎症是一种常见的妇科疾病，及时的诊断和治疗对于预防并发症和保护女性生殖健康至关重要。定期进行妇科检查和保持良好的个人卫生习惯可以有助于降低宫颈炎症的发生风险。近年来，流行病学研究和实验研究提供了强有力的证据，表明在宫颈癌的发生中，炎症途径的过度活化起到重要作用。早期宫颈癌常伴随宫旁浸润和淋巴结转移，而宫颈慢性炎症可能促使宫颈上皮从鳞状上皮向柱状上皮替代，从而进一步发展为宫颈癌。

3. 不良行为方式与生活习惯

年龄较小的女性由于生殖系统尚未成熟，宫颈黏膜对细菌、病毒和致癌物的抵抗力较弱，容易发生鳞状上皮化生、原位癌、浸润癌等变化。研究表明，宫颈癌发病风险与性生活发生年龄、性伴侣数量直接相关。性伴侣数量越多、发生性行为的年龄越小，宫颈癌的发病风险越高。

月经初潮年龄也是诱发宫颈癌的高危因素之一。月经初潮年龄较早表示性成熟时间较早，受到雌激素和孕激素的影响时间相对较长，这类妇女可能比月经初潮年龄较晚的妇女更容易引发宫颈癌。

人工流产次数越多，对宫颈造成的损伤越大，进而可能增加宫颈癌的发生风险。总结来说，宫颈癌患者的平均年龄呈现明显上升趋势，文化程度较高的女性宫颈癌新发病例数较少。最常见的类型是鳞癌和中分化程度的宫颈癌。月经初潮年龄、初次性行为年龄、性伴侣数量、人工流产次数以及 HPV 感染都是诱发宫颈癌的独立高危因素。对这些因素的了解和关注对于预防和早期发现宫颈癌非常重要。与此相反，晚婚、少子女或未婚被认为是宫颈癌的保护因素。

吸烟与女性宫颈癌密切相关。吸烟女性患宫颈癌的比例是非吸烟女性的 1.98 倍。吸烟者的宫颈黏液中含有比血浆中更高浓度的致癌物质，如可的宁和尼古丁。尼古丁可以导致基因甲基化，进而诱发癌症。此外，在吸烟女性的宫颈黏膜中还检测到了烟草中特有的亚硝胺等物质。值得注意的是，被动吸烟者的宫颈黏液中烟草相关致癌物质的含量甚至高于主动吸烟者。因此，吸烟是宫颈癌和宫颈癌前病变的主要因素之一。

三、宫颈癌的筛查

目前，最常用的宫颈癌筛查方法是子宫颈细胞学检查，即常被称为"涂片"或"宫颈刮片"检查。这个过程很简单，医生会使用专门的工具采集一小部分宫颈组织细胞，在实验室中进行显微镜检查，以寻找是否存在异常细胞。这种检查可以帮助发现早期宫颈癌前病变和宫颈癌。对于有宫颈炎症等病史的女性，可能需要更频繁地进行宫颈细胞学检查。

另外，HPV（人乳头瘤病毒）病毒检测也是宫颈癌筛查的重要手段之一。HPV 是宫颈癌的主要致病病毒，通过检测是否感染高危型 HPV 病毒可以更早地发现患者的风险。

四、宫颈癌的预防要点

要预防宫颈癌的发生，最主要的是降低 HPV 感染的风险。以下是一些常见的宫颈癌预防措施。

1. 接种 HPV 疫苗

人乳头状瘤病毒（HPV）是宫颈癌的主要致病因素之一。接种 HPV 疫苗可以有效预防感染高危型 HPV，从而降低患宫颈癌的风险。目前有多种可选的 HPV 疫苗，包括双价、四价和九价 HPV 疫苗。

2. 定期进行宫颈癌筛查

宫颈癌筛查有助于早期发现宫颈癌前病变或早期宫颈癌，并提供相应的治疗机会。常用的筛查方法包括宫颈细胞学检查（涂片检查）和 HPV DNA 检测。建议已开始性活动的女性每 1~3 年进行一次宫颈癌筛查。

3. 避免危险的性行为

多个性伴侣、早期性行为以及与 HPV 感染者的性接触都会增加宫颈癌的发生风险。减少性伴侣数量、遵循安全性行为（如使用避孕套）以及避免与感染 HPV 的人发生性接触是重要的预防措施。

4. 健康的生活方式

保持健康的生活方式也对宫颈癌的预防起到积极作用。这包括戒烟或避免二手烟暴露，保持均衡饮食，适度进行运动，以及维持健康体重等。

5. 教育和增强意识

通过教育和提高公众对宫颈癌的认识和意识，可以促使更多人采取预防措施，并定期进行宫颈癌筛查和接种 HPV 疫苗。

综合应用以上措施可以降低宫颈癌的发病率，并为女性提供更好的健康保护。然而，需要注意的是，即使采取了一级预防措施，仍然需要定期进行宫颈癌筛查，因为宫颈癌的发生可能受到多种因素的影响。

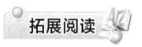

拓展阅读

什么是预防性手术切除?

美国女演员安吉丽娜·朱莉，因为有乳腺癌的家族史，在做过基因检测发现自己携带乳腺癌易感基因的情况下，接受了乳腺癌的预防性切除。新闻一经公布，引起了不小的轰动。那么什么是预防性手术切除呢? 预防性乳房切除手术（prophylactic mastectomy），是一种切除健康的乳房组织来降低患乳腺癌的风险的手术。这种手术主要适用于高度遗传性乳腺癌风险的人群，特别是携带 BRCA1 或 BRCA2 基因突变的人。预防性乳房切除可以显著降低携带 BRCA1 或 BRCA2 基因突变的女性患乳腺癌的风险，但并不能完全消除患病的可能性。根据研究，预防性乳房切除可以降低患乳腺癌的风险达 90% 以上。然而，预防性乳房切除是一项重大的决定，需要综合考虑个人的风险因素、家族史、心理和身体健康等方面。这种手术涉及身体形象和心理健康的影响，还可能伴随着手术风险和并发症。决定是否进行预防性乳房切除应该是个体化的，需要在与专业医生和遗传咨询师的密切合作下进行。他们能够评估个体风险，并提供详细的信息和指导，帮助个体做出明智的决策，尤其是需要根据我国的法律规定实施。

第九章
呼吸系统疾病的风险与管理

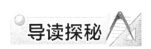 导读探秘

　　老年人由于年龄的增长，导致身体各个系统功能逐渐衰退。在呼吸系统中，老年人的肺功能开始下降，肺容积减少，弹性减弱，膈肌变弱等，这些生理变化使得老年人在面对呼吸系统感染和疾病时更加容易受到损害。另外，老年人的免疫系统功能也会逐渐下降，导致他们对病毒、细菌和其他致病因子的抵抗力降低。这使得老年人更容易感染呼吸道病原体，并且患上呼吸系统感染性疾病，如肺炎、支气管炎和流感等。此外，老年人普遍存在慢性疾病（如高血压、糖尿病和心脏病等），这些慢性疾病会进一步削弱他们的抵抗力，增加呼吸系统疾病的发生风险。

　　综上所述，老年人由于身体的老化、免疫功能减退、室内空气污染以及慢性肺部疾病等原因，使得他们更容易罹患呼吸系统疾病。这些疾病会严重影响老年人的生活质量，并可能引发并发症，甚至危及生命。本章将从老年人最常见的慢性呼吸系统疾病——慢性阻塞性肺疾病、慢性支气管炎展开介绍。

第一节　慢性阻塞性肺疾病

　　慢性阻塞性肺疾病（chronic obstructive pulmonary disease，COPD）（简称"慢阻肺"）是一种慢性进行性的呼吸系统疾病，其主要特征是气流受限。这种疾病通常由长期吸入有害气体或颗粒物引起，最常见的原因是吸烟。COPD 主要包括两种疾病：慢性支气管炎和肺气肿。慢性支气管炎指的是气道内的炎症和黏液分泌增加，导致气道狭窄和阻塞。肺气肿则是由于气道炎症和黏液阻塞引起的气体在肺组织中滞留，导致肺功能下降。慢阻肺也是人类死亡的第四大致死病因，仅次于心脏病、脑卒中、急性肺部感染，预计到 2020 年慢阻肺将成为全球第三大致死疾病。

一、慢性阻塞性肺疾病的主要症状

(1) 咳嗽：患者可能会经历长期咳嗽，尤其在早晨或寒冷时更加明显。这种咳嗽往往会伴有黏液的分泌。

(2) 咳痰：患者通常会咳出大量的黏液，可能带有黄绿色或白色。这些痰可能会有刺激性气味。

(3) 气短：这是最突出的症状之一。患者可能会感到无法轻松地进行正常的体力活动，例如上楼梯或走远距离，由于呼吸困难而变得气喘吁吁。

(4) 胸闷：患者通常会感到胸部沉重或不适，并且可能有一种紧缩的感觉。

(5) 易疲劳：由于呼吸困难和身体不断应对疾病状况，患者可能感到体力上的疲劳和虚弱。

(6) 容易反复呼吸道感染：由于肺部功能减退，特别容易受到呼吸道感染的侵袭，导致咳嗽加重、咳痰变多等症状恶化。

这些症状可能会在不同的患者中表现出不同的程度。慢阻肺是一种慢性进展的疾病，这意味着症状会随着时间的推移逐渐恶化。

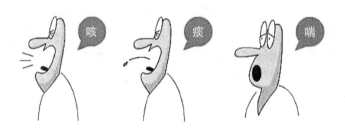

图 9-1　慢性阻塞性肺疾病的主要症状

二、慢性阻塞性肺疾病的风险因素

引发 COPD 的危险因素分为个体易感因素和环境因素，二者之间相互作用。个体易感因素能增加 COPD 发病风险，例如支气管喘和气道高反应性。气道高反应性可能与机体的基因和环境因素有关。目前主要认为的危险因素包括吸烟、职业接触粉尘和烟雾、空气污染、童年时期频繁呼吸系统感染、年龄、对哮喘易感的先天因素以及抗胰蛋白酶缺乏。其中，80%~90% 的 COPD 病例归因于吸烟（包括主动和被动吸烟），吸烟的初次接触年龄、吸烟量和当前吸烟状况是重要的决定因素。COPD 易感人群或高危人群包括具有 COPD 家族史、过敏史、气道高反应性或哮喘病史、吸烟史和有害物质职业接触史、早产儿及幼儿时期反复气管肺感染史、生活水平低下者等。除了上述因素，还有一些其他的危险因素，如气候变化（尤其是寒冷空气）、自主神经功能失调、老年人性腺和肾上腺皮质功能退化、维生素缺乏和营养不良等。以下为一些主要的风险因素：

（1）吸烟：吸烟是导致 COPD 的重要因素。吸烟者肺功能异常率较高，肺功能每年的下降速度较快，患有 COPD 并死亡的人数也比非吸烟者多。被动吸烟也可能导致呼吸道症状和 COPD 的发生。

（2）职业性粉尘和化学物质：长期接触高浓度的职业性粉尘和化学物质（如烟雾、过敏源、工业废气和室内空气污染等）会引发与吸烟无关的 COPD。此外，接触某些特殊物质、刺激性物质、有机粉尘和过敏源会增加气道反应性，导致 COPD 的发生。

（3）空气污染：化学气体如氯、二氧化氮和二氧化硫对支气管黏膜具有刺激和毒性作用。当空气中的烟尘或二氧化硫显著增加时，COPD 的急性发作明显增多。其他粉尘如二氧化硅、煤尘和棉尘也会刺激支气管黏膜，损害气道清除功能，为细菌感染提供条件。生物燃料产生的烟尘与 COPD 的发病密切相关。

（4）感染：呼吸道感染是引起 COPD 发病和加剧的重要因素。病毒感染可能在 COPD 的发生和发展中起到作用；肺炎链球菌和流感嗜血杆菌可能与 COPD 的发病有关。

三、慢性阻塞性肺疾病的并发症

（1）呼吸道感染：COPD 患者由于呼吸系统受限，容易发生反复的呼吸道感染，如肺炎和支气管炎。这些感染会导致症状加重，呼吸困难增加，并可能需要额外的治疗。

（2）肺部功能进一步下降：COPD 本身会导致肺功能下降，但如果不得当地管理或应对疾病，可能导致进一步的肺功能恶化。这可能会导致严重的呼吸困难和氧合功能障碍。

（3）肺大泡（肺气肿）：由于气道狭窄和气体潴留，COPD 患者可能会出现肺大泡，即气泡在肺组织中形成。肺大泡可能增加患者的呼吸困难和感染风险。

（4）肺心病：长期的气流受限会导致肺动脉高压，这可能会引发肺心病。肺心病是指由于肺动脉高压导致心脏负荷过重，从而导致心脏功能减退。

（5）胸廓变形：COPD 的气道阻塞和肺部过度膨胀可能会导致胸廓变形，如桶状胸或鸡胸。这些变形可影响患者的呼吸和姿势，并增加呼吸肌肉的负担。

（6）心血管疾病：COPD 患者在发生心脑血管事件（如心肌梗死和中风）的风险上较非患者群体更高。肺部疾病和心血管系统之间存在密切的关系。

（7）肺癌：吸烟是最常见的 COPD 导致肺癌的因素。COPD 患者有较高的肺癌发生率，尤其是长期吸烟者。

这些并发症展示了慢阻肺对整个身体系统的潜在危害。对于慢阻肺患者，建议积极进行管理和治疗，包括戒烟、遵循医生的建议进行药物治疗、定期进行肺功能检查和参与康复计划，以减轻症状、延缓疾病进展，并提高生活质量。

四、慢性阻塞性肺疾病的评估与预测

《慢性阻塞性肺疾病全球创议（2011 修订版）》（简称 GOLD 2011 年版）对 COPD 的

评估引入了一个全新的概念，旨在确定疾病的严重程度并指导个体化的治疗。以往根据肺功能来划分 COPD 的严重程度，不同肺功能级别的患者在急性加重率、住院率和病死率方面存在差异。然而，对于特定的个体来说，肺功能并不是衡量患者呼吸困难、运动耐力和健康状况的可靠指标。为了确立个体化的治疗目标，GOLD 2011 年版的评估从症状、气流受限程度、急性加重风险和并发症等四个方面进行，并最后综合评估以确定疾病的严重程度。

1. 症状评估

目前有几种问卷可用于评估 COPD 的症状。根据 GOLD 2011 年版，我们可以采用修正后的英国应用医学委员会呼吸困难指数（mMRC）或 COPD 评估测试（CAT）进行评估。mMRC 评分在 2 分及以上，或 CAT 总分超过 10 分，表示症状相对较重。

2. 气流受限程度评估

对于 COPD 的气流受限程度评估，仍然采用肺功能严重度分级，即根据患者 1 秒钟用力呼气容积（FEV1）与预计值的比例进行划分。根据 GOLD 2011 年版，COPD 患者的肺功能可分为四个级别，依次为轻度、中度、重度和极重度。（见表 9－1）

表 9－1　COPD 患者气流受限分级

级别	肺功能 FEV1/FVC ＜0.7
轻度	FEV1≥80% 预计值
中度	50% 预计值≤FEV1＜80% 预计值
重度	30% 预计值≤FEV1＜50% 预计值
极重度	FEV1＜30% 预计值

3. 急性加重风险评估

目前有两种方法可用于评估 COPD 的急性加重风险。根据 GOLD 2011 年版肺功能分级，3 级或 4 级被认为具有高风险；同时，根据患者过去一年内的急性加重病史进行判断，若出现两次急性加重则被视为高风险。如果在肺功能评估和急性加重病史评估之间存在不一致的情况，以评估所得的最高风险为准。

4. 并发症评估

COPD 患者常常合并心血管疾病、骨质疏松、焦虑和抑郁、肺癌、感染、代谢综合征和糖尿病等，其中心血管疾病、抑郁和骨质疏松最为常见。这些并发症可发生在不同程度的 COPD 患者中间，并会对其住院率和病死率产生影响。因此，我们应积极发现并治疗这些并发症。

5. 综合评估

COPD 的综合评估非常重要，需要综合考虑患者的各方面情况，并将其分组，根据每个患者的病情特点和需求来制定最适合的治疗策略。具体的分组和治疗方案可以参考相应的资料（见表9－2）。

表9－2 COPD 综合评估（GOLD，2011）

级别	特征	肺功能分级	每年急性加重次数	mMRC	CAT
A	低风险，症状少	GOLD 1－2	≤1	0—1	<10
B	低风险，症状多	GOLD 1－2	≤1	2＋	≥10
C	高风险，症状少	GOLD 3－4	2＋	0—1	≥10
D	高风险，症状多	GOLD 3－4	2＋	2＋	<10

五、慢性阻塞性肺疾病的预防要点

慢阻肺的健康管理和医疗康复需要综合考虑其发病的危险因素和加重的诱因。对于慢性支气管炎或慢性肺气肿患者，应进行肺功能测试、严重程度分级、运动能力评估、主观呼吸障碍评估以及心理状态评估等，以制定个体化的治疗和康复方案。这些方案包括有效的药物治疗、心理支持、健康教育、饮食指导等。这些综合治疗和康复方案，可以帮助患者改善疾病症状、提高生活质量，并减少急性加重和并发症的风险。预防主要有以下要点：

（1）戒烟。吸烟是导致慢阻肺的主要危险因素。因此，戒烟是预防慢阻肺的最重要措施。对于吸烟者，尽早戒烟可以减少患病风险；而对于非吸烟者，避免二手烟暴露至关重要。

（2）避免接触有害气体和颗粒物。长期接触空气污染、工业化学品、粉尘、烟雾等有害气体和颗粒物会增加患上 COPD 的风险。因此，要尽量避免这些有害物质的接触，使用合适的防护装备。

（3）注重室内空气质量。保持良好的室内空气质量对于预防 COPD 很重要。要注意适当通风，避免烹饪产生的烟雾在室内滞留，使用净化器来过滤空气中的污染物。

（4）进行体育锻炼。定期进行适度的运动可以改善肺功能和心血管健康状况，减少患上慢阻肺的风险。建议每周至少进行适当的有氧运动，如身体无法适应，休闲运动依然有效果。

（5）注意饮食平衡。保持均衡的饮食有助于维持身体健康。建议摄入丰富的蔬菜、水果、全谷类食物、低脂肪蛋白质和健康脂肪，同时限制高盐、高糖和高脂肪食物的摄入。

（6）平衡休息和活动。合理安排工作和休息时间，避免长时间过度劳累和过度的体力活动。适当的休息可以减少肺部和心脏的负担，减少慢阻肺的发生风险。

（7）接种疫苗。身体条件允许可以接种肺炎球菌和流感疫苗，可以降低患上肺部感染的风险，并减轻慢阻肺的症状。

（8）定期体检和随访。定期进行呼吸系统相关的体检和随访，有助于及早发现任何潜在问题或病变，并采取适当的治疗措施。

综上所述，通过坚持不吸烟、避免有害气体和颗粒物的接触、保持良好室内空气质量、进行适度的体育锻炼、注意饮食平衡、平衡休息和活动、接种疫苗以及定期体检和随访等一级预防方案，我们可以有效降低慢阻肺的发病风险。

第二节　慢性支气管炎

慢性支气管炎（chronic bronchitis）是一种慢性呼吸道疾病，其特征是气道的长期炎症和黏液过多。慢性支气管炎通常被定义为至少连续两年持续咳嗽和痰液分泌，在每个冬季期间至少持续 3 个月。这种疾病主要影响支气管的细分部分，导致呼吸道炎症和过度产生黏液。长期炎症会破坏气道的纤毛功能，增加感染和呼吸困难的风险。

一、慢性支气管炎的诊断

慢性支气管炎是老年人中常见的慢性疾病，因此又被称为"老慢支"，其诊断要素如下：

（1）症状持续时间：根据临床标准，患者至少在过去两年中，每年的冬季季节持续出现咳嗽和痰液分泌，并且每个事件至少持续 3 个月。

（2）排除其他病因：诊断慢性支气管炎时，需要排除其他可能引起类似症状的呼吸道疾病，如肺结核、支气管扩张等。

（3）咳嗽和痰液分泌：患者咳嗽和痰液分泌通常是较为持久和频繁的，可以带有黏液或黄绿色痰液。

（4）肺功能测试：通常通过肺功能测试来评估支气管炎的严重程度和肺功能损害。这些测试包括测量患者呼气峰流速（PEF）、一秒钟用力呼气容积（FEV1）和肺活量（FVC）的比率（FEV1/FVC）等指标。

（5）影像学检查：胸部 X 光或胸部 CT 扫描可以用于排除其他肺部疾病或评估合并的肺部病变。

二、慢性支气管炎的预防要点

慢性支气管炎的一级预防要点与慢阻肺类似，慢性支气管炎的重点在于二级预防，评定分级后，我们可以制定个体化的治疗和康复方案，包括药物治疗、心理疏导、健康教育、饮食指导以及保持呼吸道通畅、恢复正常呼吸模式、进行适当的运动和心肺功能锻炼等康复治疗。在整个过程中，药物治疗仍然是重要的治疗方法，但我们强调通过健康管理和康复医学的手段来降低治疗成本，提高治疗效果，并减少并发症的发生。这种综合治疗方法旨在综合考虑患者的身体状况、病情严重程度和个人需求，从而为每个患者制订最适合他们的个性化治疗和康复计划。通过结合药物治疗和其他康复措施，我们可以更全面地管理慢性支气管炎，减轻症状，改善生活质量，并减少疾病对患者的影响。

（一）按照风险人群分层的预防重点

1. 健康人群

健康人群是指那些希望保持身心健康并积极采取行动的个体。他们已经认识到健康的重要性，但可能对 COPD 的相关知识了解有限。为此，我们可以通过发放宣传单等方式普及 COPD 的知识，包括 COPD 的症状、危险因素和预防措施等。

2. 亚健康人群

亚健康人群具有以下情况：有危险因素（如吸烟、职业性粉尘和化学物质接触等）的接触史、既往历史或其他呼吸系统疾病家族史。针对这类群体，我们应定期进行健康与疾病危险性评估，并制定相应的健康管理方案，将其以健康卡片等形式交给目标个体。卡片的主要内容涵盖劝导戒烟并避免接触有害物质（如粉尘、烟雾、有害颗粒、有害气体等），远离受污染环境，改善炉灶和厨房通风环境等。

3. 高危人群

高危人群指的是年龄超过 40 岁、长期大量吸烟且从事高危险职业（如矿工、木材加工、造纸、裁缝、建筑和运输、化工业、食品加工、皮革业、橡胶业等）的人群。可为这类人群建立健康档案，提供疾病危险性评估和健康管理方案，并以健康卡片等形式交给目标个体。卡片的内容包括个人主要危险因素、如何降低风险、何时就医或寻求急诊服务，以及了解 COPD 的主要临床表现。定期进行肺功能检测也是必要的。

4. COPD 患者群

根据症状评估肺功能，利用 BODE 指数（包括体质指数、气流阻塞、呼吸困难和运动耐力）进行综合评估。患者需要全面改善生活方式和行为，降低风险水平，延缓疾病进展，提高生存质量。我们应为这类群体建立疾病档案，并提供相应的健康管理措施。

上述群体预防与健康管理措施包括早期干预稳定期治疗、急性加重期治疗与呼吸衰竭抢救等。通过制定个体化的治疗和康复方案，我们能够更好地帮助 COPD 患者管理病情，改善症状，提高生活质量，并减少并发症的发生。

（二）慢性支气管炎的通用预防要点

（1）一级预防：戒烟是最有效、最经济的方法。除了药物治疗戒烟，还可以采取临床劝诫、宣教支持和社会支持等方面的干预措施。此外，还应重视预防和控制职业因素，改善环境卫生，处理"三废"，减少大气污染，以降低 COPD 的发病率。

（2）二级预防早期筛查：COPD 通常在发病初期症状较隐匿，可能经过数年才被察觉。依靠体征和症状进行诊断可能需要患者失去 50% 以上肺功能才能得出准确诊断，因此早期筛查至关重要。

（3）肺功能检查：是 COPD 诊断的"金标准"，具有良好的敏感性和特异性。目前，阻塞性肺功能障碍的诊断标准为吸入支气管扩张剂后 FEV1/FVC ＜0.7。然而，肺功能检查存在患者配合度不一、老年人过度诊断等问题，因此 GOLD 2019 强调肺功能需要进行动态监测和随访。

（4）COPD 筛查问卷：考虑到肺功能检查在各级医院或社区卫生服务中心尚未普及，COPD 筛查问卷是早期初步筛查的可行工具之一。常用的问卷包括圣乔治呼吸问卷、COPD–PS 问卷、Freeman 问卷等，它们敏感度和特异度各有不同，尚无统一标准。

（5）呼气峰流速（PEF）：指用力呼气时的最大呼气流量，可以反映气道通畅性。PEF 的测定简单、经济，在社区推广使用的可行性较大。

（6）其他生物指标：诱导痰、呼出气冷凝液（EBC）是无创、简便易行的检测方法，对 COPD 诊断的敏感性和特异性尚待进一步研究；血浆或血清标志物（如基线纤维蛋白原等）可能具有一定的辅助诊断作用。

通过一级和二级预防措施的综合应用，可以增加早期发现 COPD 的概率，并采取相应的干预措施，有助于减缓疾病进展并提高预后。

（三）慢性支气管炎的社区健康管理

1. 社区健康管理的重要性

慢性支气管炎是一种慢性炎症性疾病，主要表现为气道黏膜的长期受损和气道炎症的反复发作。这种疾病对患者的生活质量产生了很大的影响，患者经常会出现急性加重的情况，即急性加重期。因此，家庭及社区的支持在慢性支气管炎患者的管理中起着至关重要的作用。

首先，社区支持可以提供及时的医疗资源和服务。通过建立健全的社区医疗体系，慢性支气管炎患者可以获得更方便、更快捷的就医渠道，包括预约看病、药物配送、护理指导等。社区医生可以与患者建立密切的联系，定期进行随访和监测，及时调整治疗方案。这样可以更好地控制疾病进展，减少急性加重的发生，有效管理患者的症状。

其次，社区支持还可以为患者家庭成员及本人提供教育和培训，帮助患者及照护者更好地理解和管理自己的疾病。慢性支气管炎需要患者积极参与治疗和日常管理，包括合理使用药物、合理调节生活方式、避免诱发因素等。社区支持可以通过开展健康教育活动、慢性疾病管理培训等方式，提高患者对慢性支气管炎的认识和自我管理能力。这样可以帮助患者更好地掌握疾病管理技巧，减少急性加重的风险，提高生活质量。

最后，社区支持还涉及社会支持和心理支持。慢性支气管炎患者往往面临着长期的疾病治疗和生活方式的改变，在此过程中可能会出现焦虑、抑郁等心理问题。社区支持可以提供心理咨询和支持，让患者感受到家庭和社区的关爱和支持。这对于患者的康复和生活质量的提升非常重要。

综上所述，慢性支气管炎需要社区支持的原因是社区资源和服务的及时性、教育和培训的提供、社会和心理支持的给予。通过社区支持，慢性支气管炎患者可以更好地管理自己的疾病，减少急性加重的发生，提高生活质量，并实现良好的长期康复。COPD社区健康管理旨在充分利用社区卫生资源，为COPD患者提供支持性药物治疗和依从性干预、长期氧疗、戒烟干预、肺康复干预等非药物干预及认知心理行为干预，以改善患者的症状，控制病情加重，促进肺功能改善，提高活动耐力和生活质量。同时，将社区、家庭和个体的积极因素调动起来，从生物、心理和社会层面对COPD患者进行健康管理，增加其依从性和干预效果的支持性。

2. 社区健康管理支持要点

（1）支持性药物干预。对社区稳定期COPD患者进行支持性药物干预非常重要。这包括持续性的药物治疗以及合理用药管理。支持性药物干预可以帮助患者正确掌握用药方法，合理有效地使用药物，从而减轻症状，控制病情，减少急性加重和住院次数。长期药物干预可延缓COPD的进展。支气管扩张剂是主要用于控制COPD症状的药物，包括β受体激动剂、抗胆碱和茶碱类药物。稳定期的COPD患者可以根据需要或规律使用支气管扩张剂，首选吸入给药。短期按需使用可以缓解症状，而长期规律使用可以预防和减轻呼吸困难等症状，减轻呼吸肌疲劳，增加运动耐力，提高生活质量。抗生素的合理使用可以有效控制感染，防止病情加重。

（2）关注急性发作。对于急性发作期的患者，抗生素的使用可以迅速缓解症状，但对于稳定期的患者预防急性发作无益，不推荐使用。根据GOLD的建议，COPD患者每年秋冬季应接种流感疫苗一次，这可以减少呼吸道感染的机会，减少COPD的发作，降低病死率。然而，目前社区COPD患者的流感疫苗接种率仍然较低。

（3）长期氧疗。长期氧疗通常通过导管给予氧气，流量为 $1 \sim 2$ L/min，每天吸氧时间不少于 15 h 且持续时间较长，旨在使患者在静息状态下达到 $PaO_2 \geqslant 60$ mmHg（1 mmHg＝0.13 kPa）和/或使 SaO_2 升至90%以上。长期氧疗是稳定期COPD患者非常重要的支持性治疗措施，可以显著提高动脉血氧饱和度（SaO_2）和动脉血氧分压（PaO_2），减轻呼吸困难，提高舒适度、运动耐力和生活质量。长期氧疗对于维持稳定期COPD患者的合适氧合状态至关重要。

（4）戒烟干预。戒烟是预防和延缓COPD的关键措施，也是阻止COPD进展的有效手段。戒烟干预通常包括以下方面：一般性劝导戒烟干预（提供相关知识的健康教育、向患者提出戒烟建议、介绍吸烟危害等）、强化劝导戒烟干预、心理行为矫正、尼古丁替代和抗抑郁剂治疗等。

（5）肺康复干预。肺康复是慢性肺病患者康复的主要措施之一。社区肺康复是指通过多学科综合干预的方式，在社区进行的针对患者的康复活动。这些活动通常包括疾病教育、体育锻炼、呼吸训练、症状管理、营养支持等。肺康复干预可以帮助COPD患者提高肺功能，减轻呼吸困难，增加体力活动能力，改善生活质量。

综上所述，社区支持的重点是在慢性支气管炎患者的稳定期进行支持性药物干预，辅以戒烟干预和肺康复干预。这样的综合治疗措施将有助于减轻患者的症状、控制疾病进展，并提高生活质量。然而，这仅仅是社区支持的一部分，还需要社区医疗系统的全力支持和合理规划，以确保患者获得及时的医疗资源和服务，从而实现有效的慢性支气管炎管理。

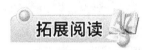
拓展阅读

在呼吸康复中，特别推荐给慢性呼吸系统疾病患者的运动训练包括有氧运动、阻力训练、呼吸肌训练等。这些训练方法旨在提高患者的运动耐力、减轻呼吸困难、增强肌肉力量和改善整体生活质量。具体运动训练方法如下：

一、有氧运动训练

有氧运动训练是呼吸康复的核心部分，适用于各种慢性呼吸系统疾病患者。推荐的有氧运动形式包括：步行、骑自行车、游泳等。步行是最常见和最容易进行的有氧运动，适合大多数患者。恒定功率自行车训练可以作为步行的替代选择，适合那些无法进行步行训练的患者。对于一些患者，游泳也是一种有效的有氧运动形式。每周 3~5 次。每次 20~60 min，可以是持续运动或间歇运动。

二、阻力训练

阻力训练有助于增强肌肉力量，特别是呼吸肌和周围肌肉。推荐的阻力训练方法包括：使用哑铃、杠铃或阻力带进行肌肉力量训练。也可以进行抗阻练习，如腿部推举、手臂弯举等。每周至少 2 次。每次训练的强度和次数应根据患者的评估结果进行个性化调整。

三、呼吸肌训练

呼吸肌训练旨在增强呼吸肌的力量和耐力，减轻呼吸困难。每天进行，具体频率和强度根据患者的评估结果进行个性化调整。

四、咳嗽和气道廓清技术

这些技术有助于清除气道分泌物，改善通气。包括主动循环呼吸技术和自主引流。主动循环呼吸技术，指通过胸廓扩张运动和高肺容量位的压力提高呼气流速，帮助气道分泌物清除。自主引流，指通过调节呼气气流，帮助气道分泌物清除。

五、其他推荐训练

高强度间歇训练：对于一些适合的患者，可以进行高强度间歇训练，以提高心肺功能和运动耐力。

平衡和柔韧性训练：特别适合老年患者，帮助预防跌倒和改善整体身体灵活性。

第十章
糖尿病的风险与管理

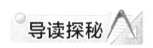

导读探秘

糖尿病是一种常见的慢性代谢性疾病，其特点是血糖水平长期高于正常范围。这种疾病可能导致多种并发症，包括心血管疾病、肾病、神经病变和视网膜病变等。糖尿病已经成为全球公共卫生问题，给个人和社会带来了巨大的负担。

糖尿病的风险因素包括遗传因素、年龄、肥胖、不健康的饮食、缺乏运动、高血压和高血脂等。其中，生活方式因素是糖尿病发病的主要可改变因素。因此，通过改善生活方式，如控制饮食、增加运动量、戒烟和限酒等，可以有效降低糖尿病的发病风险。

对于已经患有糖尿病的人来说，管理疾病的关键在于控制血糖水平，同时管理其他心血管风险因素，如高血压和高血脂等。糖尿病的管理需要综合考虑药物治疗、饮食控制、运动和心理支持等多方面的因素。

本章将介绍糖尿病的风险因素、预防策略和管理方法。通过阅读本章，读者可以了解到如何通过生活方式的改变和适当的医疗干预来降低糖尿病的发病风险，以及如何有效地管理糖尿病，减少并发症的发生，提高生活质量。

一、糖尿病的诊断依据和标准

糖尿病的诊断依据血糖和临床症状。以下诊断标准是 1999 年 WHO 国际糖尿病联盟公布，同年得到中华医学会糖尿病学会等认同，并建议在中国执行。

1. 有"三多一少"（多饮、多食、多尿、体重减轻）症状，且符合下列条件之一者，即可诊断为糖尿病

（1）空腹血浆葡萄糖 >7.0 mmol/L。

（2）随机（一天中任意时间）血浆葡萄糖 >11.1 mmol/L。

（3）口服葡萄糖耐量实验（OGTT）餐后 2 h 血浆葡萄糖＞11.1 mmol/L。

2. 如果没有明显症状，只要重复两次血糖化验结果均达到以上标准，或糖耐量实验 2 h 血糖＞11.1 mmol/L，也可诊断为糖尿病

若餐后血糖＜7.8 mmol/L 及空腹血糖＜5.6 mmol/L，可以排除糖尿病。

需要强调的是，静脉抽血检查血浆葡萄糖浓度是诊断糖尿病、衡量血糖控制是否满意的重要指标，一般宜在取血后 1 h 内进行测定。因为，随着血液标本放置时间延长，红细胞可消耗葡萄糖，使血糖含量减少，导致检测结果偏低。

二、糖尿病的类型

（一）糖尿病的基本类型（见图 10 - 1）

（1）1 型糖尿病。机体完全丧失产生胰岛素的能力，必须终身依赖胰岛素治疗。

（2）2 型糖尿病。机体不能产生足量胰岛素，或周围组织对胰岛素敏感性减弱。此型为最常见类型，患者需口服降糖药物或用胰岛素治疗。

（3）妊娠糖尿病。在妊娠期间首次发现血糖异常者为妊娠糖尿病。该型患者日后患 2 型糖尿病的风险加大，其子女患糖尿病或超重的危险也增加。

（4）特殊类型的糖尿病。即有明确病因者，例如细胞内线粒体基因变异，其他内分泌激素分泌异常、胰腺纤维钙化等病变以及某些药物所致。

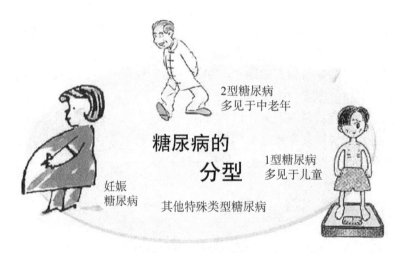

图 10 - 1　糖尿病的基本类型

（二）怎样区分 1 型糖尿病和 2 型糖尿病

1. 1 型糖尿病

1 型糖尿病患者胰岛素分泌绝对缺乏，绝大多数患者需依赖胰岛素控制血糖。该型

糖尿病有以下特点。

（1）多见于青少年，体型消瘦，"三多一少"症状典型，起病急，进展快。

（2）易合并急慢性并发症，酮症酸中毒常见。

（3）胰岛素及C肽分泌实验发现其胰岛素分泌曲线低平，葡萄糖或馒头餐刺激后胰岛素分泌没有明显增加。

（4）许多患者胰岛素自身抗体、胰岛细胞抗体或谷氨酸脱酶抗体阳性。

2. 2型糖尿病

2型糖尿病胰岛素分泌相对缺乏，早期胰岛素敏感性减低，胰岛素分泌节律紊乱。随着病程延长，胰岛功能逐渐减退，最终将需要口服药物和/或胰岛素治疗。该型患者常有以下特点。

（1）多见于中老年，体型肥胖，起病隐匿，常无典型"三多一少"症状。

（2）空腹胰岛素水平正常或偏高，胰岛素分泌实验提示患者有胰岛素分泌，但第一时相缺失、高峰延迟，分泌节律紊乱。

（3）血胰岛素抗体、胰岛细胞抗体和谷氨酸脱酶抗体多为阴性。

（三）妊娠期间糖尿病

妊娠期间的糖尿病包括孕前糖尿病和妊娠糖尿病，发病率在妊娠妇女中占2%。大多数患者无症状，空腹血糖多数正常，甚至在正常低限，所以妊娠期血糖监测至关重要。

（四）特殊类型的糖尿病

特殊类型的糖尿病包括一大类异质性疾病，可能由于多种原因导致的胰岛素分泌不足和/或作用缺陷，而导致血糖水平升高。根据其不同的病因，又可分为以下几类。

1. B细胞功能遗传性缺陷

根据具体病因分为以下类型：

（1）青年人中的成年发病型糖尿病（MODY）。其是一组高度异质性的单基因遗传病，主要临床特征有以下几点。

①有三代或以上家族发病史，且符合常染色体显性遗传规律。

②发病年龄小于25岁。

③无酮症倾向，至少5年内不需用胰岛素治疗。

（2）线粒体基因突变糖尿病。线粒体基因突变，可导致胰岛B细胞氧化磷酸化障碍，抑制胰岛素分泌。其临床特点如下。

①母系遗传：即家族内女性患者的子女均可能得病，而男性的子女均不得病。

②发病早；B细胞功能逐渐减退，自身抗体阴性。

③常伴神经性耳聋，或伴其他神经肌肉表现。

2. 胰岛素作用遗传性缺陷

包括A型胰岛素抵抗妖精貌综合征（rabson-menden-hal）、综合征脂肪萎缩型糖尿病等。

3. 胰腺外分泌疾病

包括胰腺炎、创伤/胰腺切除术、肿瘤、囊性纤维化病、血色病、纤维钙化性胰腺病等。

4. 其他内分泌疾病

包括肢端肥大症、Cushing 综合征、胰升糖素瘤、嗜铬细胞瘤、甲状腺功能亢进症、生长抑素瘤、醛固酮瘤等。

5. 药物或化学品所致糖尿病

包括 Vacor（毒鼠药甲硝苯脲）、喷他脒（pentamidine）、烟酸、糖皮质激素、甲状腺激素、二氮嗪、β 受体激动药、噻嗪类利尿药、苯妥英钠、干扰素 α 等。

6. 感染

包括先天性风疹、巨细胞病毒等。

7. 不常见的免疫介导糖尿病

例如僵人（stiffman）综合征抗胰岛素受体抗体等。

三、糖尿病风险识别的要点

（一）糖尿病典型症状

糖尿病的症状可分为两大类：一是与代谢紊乱有关的表现，尤其是与高血糖有关的"三多一少"症状，多见于 1 型糖尿病，2 型糖尿病不十分明显或仅有部分表现；二是各种急慢性并发症的表现。

糖尿病的典型症状主要指"三多一少"的症状：

（1）多尿。多尿是由于血糖过高，超过肾糖阈（8.89~10.0 mmol/L）经肾小球滤出的葡萄糖不能完全被肾小管重吸收，形成渗透性利尿，血糖越高，尿糖排泄越多，尿量越多，24 h 尿量可达 5 000~10 000 mL。但对老年人和有肾脏疾病者来说，由于肾糖阈增高，尿糖排泄出现障碍，在血糖轻中度增高时，多尿现象可能不明显。

（2）多饮。主要由于高血糖使血浆渗透压明显增高，加之多尿水分丢失过多，发生细胞内脱水，加重高血糖，使血浆渗透压进一步明显升高，刺激口渴中枢，导致口渴而多饮，多饮则会进一步加重多尿。

（3）多食。多食的机制不十分清楚，多数学者倾向是葡萄糖利用率（进出组织细胞前后动静脉血中葡萄糖浓度差）降低所致。正常人空腹时动、静脉血中葡萄糖浓度差缩小，刺激摄食中枢，产生饥饿感，摄食后血糖升高，动静脉血中浓度差加大（>0.829 mmol/L），摄食中枢受抑制，饱腹中枢兴奋，摄食要求消失。然而，糖尿病患者由于胰岛素的绝对或相对缺乏或组织对胰岛素不敏感，组织摄取利用葡萄糖能力下降，虽然血糖处于高水平，但动、静脉血中葡萄糖的浓度差很小，组织细胞实际上处于"饥饿状态"，从而刺激摄食中枢，引起饥饿、多食。另外，机体不能充分利用葡萄糖，大量葡萄糖从尿中排泄，能量缺乏亦引起食欲亢进，因此，机体实际上处于半饥饿状态。

（4）体重下降。糖尿病患者尽管食欲和食量正常，甚至增加，但体重下降。主要是由于胰岛素绝对或相对缺乏，或胰岛素抵抗，机体不能充分利用葡萄糖产生能量，以致脂肪和蛋白质分解加强，消耗过多，呈负氮平衡，体重逐渐下降，乃至出现消瘦。一旦糖尿病经合理治疗，获得良好控制后，体重下降可控制，甚至有所回升。如果糖尿病患者在治疗过程中体重持续下降或明显消瘦，提示可能代谢控制不佳或合并其他慢性消耗性疾病。

（二）糖尿病不典型症状

众所周知，糖尿病的典型症状是"三多一少"，但在临床上大多数的 2 型糖尿病患者常没有典型的"三多一少"症状。许多患者症状并不典型，临床上常见的不典型症状如下。

（1）餐前低血糖。餐前低血糖也叫反应性低血糖。在糖尿病初期部分糖尿病患者并没有典型的"三多一少"症状，而是表现为餐前低血糖，出现心慌、手抖、出汗、饥饿等症状。这主要是因为在 2 型糖尿病早期，胰岛素分泌延迟，胰岛素与血糖的变化不同步，当餐后血糖达到高峰时，胰岛素分泌却没有达到高峰，而到下一餐餐前血糖回落时，胰岛素分泌反而达到高峰，这样就造成了餐前低血糖。

（2）皮肤瘙痒或疖子。有些人总是无缘无故感觉皮肤瘙痒，反复长疖肿，这些都可能是糖尿病的信号。这主要是因为糖尿病患者由于负氮平衡，抵抗力低下，而高血糖可刺激皮肤神经末梢，引起皮肤瘙痒。女性糖尿病患者还会出现外阴部瘙痒。

（3）视物模糊。糖尿病患者在早期血糖控制不佳时可出现视物模糊，这主要是由于高血糖导致屈光改变。视物模糊的发病率也会随病程与年龄的增加而增加，如病史比较长的糖尿病患者可能会因为糖尿病的并发症——糖尿病性视网膜病变、白内障等影响视力，出现视物模糊。其中，糖尿病性视网膜病变对视力影响最大，患者常会因视网膜出血而视力突然下降。

（4）反复尿路感染。女性尿道由于生理的原因本身就比男性容易发生尿路感染。当糖尿病患者血糖控制不佳时，尿糖含量增高，尿道就成了各种病菌的最佳滋生地，如果同时合并糖尿病神经源性膀胱，导致尿潴留，就进一步增加了尿道感染的机会。

（5）手脚麻木。糖尿病可引起周围神经病变，也叫末梢神经炎，表现为四肢末梢对称性麻木、刺痛、灼热、感觉减退或消失。有的患者表现为感觉异常，如蚁走感；也有患者会出现走路如踩棉花的感觉。

（6）直立性低血压。患者由于糖尿病自主神经病变，导致血管舒缩功能紊乱，当久坐、久卧后突然起立时，由于血管不能反射性收缩，导致血压下降而引起一过性脑缺血，出现头晕、眼花，甚至晕厥的症状。

（7）伤口长期不愈合。糖尿病患者由于常常存在外周血管病变影响伤口周围组织的血液供应，加之营养丢失，蛋白质合成受损，从而导致伤口愈合困难。

（8）性功能障碍。长期高血糖可导致神经及血管病变，从而引起男性性功能障碍。所以，以往性功能正常的中年男子发生阳痿或勃起不坚时，应及时化验血糖以排除糖尿病。据调查，男性糖尿病患者合并阳痿者约占50%。

（三）糖尿病的高危人群（见图10-2）

（1）年龄≥45岁者：体重指数（BMI）>24者；以往有IGT（糖耐量损害，即餐后血糖为7.8~11.1 mmol/L）或IFG（空腹血糖损害，即空腹血糖在5.7~7.0 mmol/L）者；糖化血红蛋白HbAlc为5.7%~6.5%者。

（2）有糖尿病家族史者。

（3）有高密度脂蛋白胆固醇（HDL）降低（<0.93 mmol/L）和/或甘油三酯高（>2.2 mmol/L）者。

（4）有高血压（成人血压≥140/90 mmHg）和/或心、脑血管病变者。

（5）年龄30岁的妊娠妇女；有妊娠期糖尿病史者；曾有分娩大婴儿（>4 kg）者；有不能解释的滞产者；有多囊卵巢综合征的妇女。

（6）常年不参加体力活动者，如久坐人群。

（7）使用一些特殊药物者，如糖皮质激素、利尿剂等。

出现上述7种情况之一，就是糖尿病高危人群了，如果不干预的话每年约有10%可能转化为临床糖尿病，因此千万不要马虎大意。

45岁以上　　糖尿病前期史　　超重或肥胖　　静坐生活方式

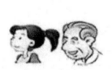

具有家族史　　有妊娠期糖尿病史　　高血压　　血脂异常

图10-2　糖尿病高危人群

（四）中国糖尿病风险评估

芬兰糖尿病危险评分问卷（finnish diabetes risk score）以年龄、体重指数（BMI）、腰围、是否使用过降压药物、高血糖史、体力活动情况及饮食习惯等为调查内容，以累

计分数 >9 为切点。本问卷经国内学者验证提示能够有效地用于糖尿病的筛查，可作为借鉴和试用。但因国内外对一些危险因素的界定标准存在差异，比如肥胖、饮食和运动习惯等，因此本问卷结果仅供参考，请咨询专科医生。

1. 你的年龄是多少？

（1）<45 岁　1 分

（2）45 ~ 54 岁　2 分

（3）55 ~ 64 岁　3 分

（4）>64 岁　4 分

2. 你的体质指数是多少？［计算方法：体重（kg）/身高（m）×身高（m）］

（1）<24 kg/m　0 分

（2）24 ~ 28 kg/m　1 分

（3）>28 kg/m　3 分

3. 你的腰围是多少？

计分/分	男/cm	女/cm
0	<85	<80
3	85 ~ 95	80 ~ 90
4	>95	>90

4. 每天锻炼 30 min 以上？

（1）是　0 分　　（2）不　2 分

5. 每天吃水果？

（1）是　0 分　　（2）否　1 分

6. 每天吃蔬菜？

（1）是　0 分　　（2）否　1 分

7. 长期服用过降压药？

（1）否　0 分　　（2）是　2 分

8. 血糖高（体检、患病或是怀孕期间查出）？

（1）否　0 分　　（2）是　5 分

9. 直系或旁系亲属中有被确诊为糖尿病？

（1）否　0 分

（2）有，爷爷/姥爷、奶奶/姥姥、姑妈/姨妈、叔、伯/舅、表兄妹/堂兄妹（或其子女）　3 分

（3）有，父母、兄妹、子女　5 分

评定标准：

<7 分：10 年内得 2 型糖尿病的可能性较低，仅有 1%。

7 ~ 11 分：10 年内得 2 型糖尿病的可能性轻度升高，为 4%。

12~14 分：10 年内得 2 型糖尿病的可能性中度升高，为 17%。

15~20 分：10 年内得 2 型糖尿病的可能性较高，为 33%。

>20 分：10 年内得 2 型糖尿病的可能性非常高，为 50%。

四、糖尿病病情控制的要点（见图 10 - 3）

1. 制订血糖监测计划

糖尿病患者应制订详细的血糖监测计划，包括不同时间段的监测，例如餐前、餐后、夜间等。这种细致的监测有助于更准确地了解血糖波动情况，以便及时调整治疗方案。

2. 制订个性化饮食计划

患者应与专业营养师合作，制订个性化的饮食计划。根据患者的身体状况、运动水平和个人口味，调整饮食中碳水化合物、脂肪和蛋白质的比例，确保营养均衡。

3. 制订灵活运动方案

考虑到患者的身体状况和日常生活安排，制订灵活、可持续的运动计划。有氧运动（如散步、游泳和骑自行车）对改善胰岛素敏感度特别有效，但运动前后需要合理安排餐食。

4. 合理选择药物治疗

根据患者的血糖水平、生活方式和健康状况，医生应选择最合适的药物治疗方案。有些患者可能需要口服降糖药物，有些则可能需要胰岛素治疗。

5. 监测糖化血红蛋白（HbA1c）

HbA1c 是一个反映过去 2~3 个月内平均血糖水平的指标。定期监测 HbA1c，有助于评估治疗效果，同时也是调整治疗计划的重要参考。

6. 关注心理健康

糖尿病患者常常面临着与疾病相关的心理压力。心理健康的关注包括情绪支持、心理治疗和应对压力的技能培养，有助于提高患者对疾病的应对能力。

7. 定期检查眼科、肾脏和神经系统

糖尿病患者容易发生眼部、肾脏和神经系统的并发症。定期进行眼底检查、肾功能检查和神经系统评估，可以及早发现问题并采取干预措施。

8. 体重管理与适度减肥

对于超重或肥胖的患者，适度的减肥可以显著改善胰岛素敏感度。医生和患者共同制定合理的减重目标，并采取科学的饮食和运动计划。

9. 戒烟和限制饮酒

吸烟和过量饮酒都与糖尿病并发症的风险增加相关。戒烟和限制饮酒对于改善患者整体健康状况至关重要。

10. 教育与培训

患者和其家属需要接受关于糖尿病的教育与培训，包括对疾病的认知、饮食管理、药物使用和紧急情况下的应对措施。患者通过增加对疾病的了解，能更好地参与治疗和自我管理。

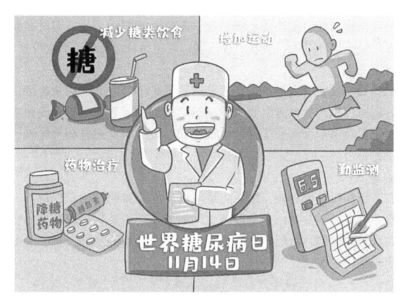

图 10 - 3　糖尿病病情控制要点

五、糖尿病共病的类型及预防

（一）糖尿病急性并发症及治疗

1. 低血糖

正常人的血糖在 3.9 ~ 6.2 mmol/L 之间波动时，我们是没有任何感觉的，但当血糖低于这一范围时，就会引起各种不适症状，是为低血糖。正常人血糖 < 3.0 mmol/L、糖尿病患者血糖 < 3.9 mmol/L 即称为低血糖。凡确系血糖水平低于正常范围内者，可诊断为低血糖症，但其病因的诊断则比较困难而且较为复杂。常见的低血糖症分为：空腹（禁食性）低血糖症，餐后（反应性）低血糖症，药物（诱导性）低血糖症。糖尿病患者往往是血糖升高，为什么又会出现低血糖呢？低血糖常常是由于治疗引起。糖尿病病人在使用胰岛素和口服降血糖药物治疗过程中，常常可能会遇到低血糖，注射胰岛素比口服药物更容易发生低血糖。另外，这也与不合理的运动、过量饮酒以及合用其他药物有关，不正确的进食、运动和药物治疗可以使血糖过度降低。

（1）低血糖反应。

一部分糖尿病患者在开始降糖治疗时，由于血糖原本很高，使用过量药物治疗，可因血糖下降速度过快，导致病人出现交感神经兴奋的症状，如心悸、多汗、饥饿等。但此时，血糖检测结果提示，患者血糖水平虽较治疗前明显下降，但仍高于正常水平，此时称为低血糖反应，是一种相对低血糖现象。鉴于相对低血糖多是由于血糖下降过快所致，患者在降糖治疗初期，应注意血糖监测，避免血糖下降过快，同时根据血糖监测结果，及时向医生通报监测结果，调整治疗方案，避免出现低血糖或低血糖反应。

（2）低血糖危害。

轻度低血糖及时发现可以很快纠正，使症状缓解。因为血中的葡萄糖是脑组织能量的主要来源，因此严重的低血糖可直接造成脑组织损伤，甚至昏迷、癫痫发作，及时纠正也可以完全康复。但是反复发生的严重低血糖，可引起低血糖相关性脑病，甚至一次严重的急性低血糖可以引起严重心脑血管事件，乃至猝死。因此，我们应该高度重视。

（3）低血糖表现。

大多数患者都经历过低血糖，患者应该掌握自己低血糖时的表现特点，以便及时发现、及时处理。低血糖常常是一个由轻到重的渐进过程，其临床表现可以多种多样，个体之间可以有很大的差别，可能出现下列任何一项或全部的症状。患者的低血糖程度不同，可能会出现不同的表现。

轻度低血糖可引起交感神经兴奋症状，表现如下：①饥饿感、出冷汗、心慌手颤、面色苍白、发抖、虚弱乏力。②忧郁、焦虑、渴望甜食。③情绪和行为改变（如小孩哭喊、易怒、过度顽皮）。④注意力不集中，但不影响生活。

中度低血糖反应：①头昏眼花、头晕、头痛、腹痛、恶心。②表情淡漠、恍惚，紧张、发呆、多话、答非所问、言行怪异。③自己进食和饮水困难，动作不协调。④影响生活，但尚能自理。

出现中度低血糖反应时，若不及时处理，可渐渐发展成重度低血糖，引起大脑功能障碍，表现如下：①定向力消失，对周围没有反应。②无法进食和饮水（可能误吸入肺，发生窒息危险）。③肢体无法站立、面部痉挛。④昏睡、抽搐惊厥甚至昏迷、死亡。

（4）低血糖的预防与自我急救。

①预防低血糖注意事项。

a. 饮食中对糖类的限制要适当，要保证有一定量的主食。

b. 老年患者在发生胃肠炎、感冒等疾病时，应尽快到医院就诊，不能大意。

c. 合理使用胰岛素或口服降血糖药，应根据病情调整药物剂量，掌握各种胰岛素的特点及正确的注射技术。

d. 进食减少时，要及时减少降糖药的剂量，同时加强血糖监测。

e. 老年患者如果晚间服降糖药或应用长效胰岛素，必须特别慎重，防止夜间或凌晨发生低血糖反应。夜间低血糖的症状有噩梦、出汗、晨起头痛、晨起乏力等。睡前血糖不宜过低，定期监测夜间血糖，夜间血糖偏低者及时调整治疗方案，必要时可适当进食少量牛奶、饼干等。

f. 肝、肾功能不全者，应注意药物在体内的积蓄作用，选择适当的药物和剂量。

g. 老年糖尿病患者的血糖控制指标可适当放宽，餐后 2 h 血糖不高于 11.0 mmol/L 即可，以防低血糖的发生。

h. 生活规律，养成良好的生活习惯，戒烟戒酒。

i. 选择轻度的运动方式，运动前后监测血糖并适当加餐。

②急救。

a. 随身携带识别卡，万一在外面发生低血糖时，可以得到及时适当的治疗。

b. 应随身携带一块方糖或至少一种含糖食物，以便在紧急时，作为升糖之用。

c. 在其他人发生低血糖的时候，首先检查有无醉酒等情况。

d. 一旦发生低血糖，首先采取家庭自救。如果同伴出现低血糖并突然晕倒在地，应立即让其平躺仰卧休息，松解衣服扣子和裤腰带，立即给患者口服糖水，或食用含 15 g 糖类的食物。家中常见的急救食物包括：葡萄糖片 3 片、含糖汽水半杯、方糖 6 块、糖果 2～3 块、饼干 3 块、牛奶 1 杯。10～15 min 后，若症状还未缓解，可再吃一次。若发生在夜间，可另外吃一份含蛋白质及糖类的点心。另外注意，使用 a 糖苷酶抑制药的患者，低血糖急救时必须使用葡萄糖，而不能食用蔗糖来处理。要调成糖浆，慢慢喂食。如服糖 10 min 仍未清醒，应立即送附近医院抢救。

e. 若病患不幸昏迷时，千万不要强塞糖块或食物于病患口中，要维持呼吸道畅通，并立刻拨打 120 送医院，静脉注射葡萄糖。

f. 注射胰岛素的患者可以预备一个胰升血糖素应急盒，以备不时之需。

2. 糖尿病酮症酸中毒

糖尿病病情加重，脂肪分解加速，产生大量乙酰乙酸、β-羟基丁酸和丙酮，三者统称为酮体。当酮体超过机体的氧化能力时，血中酮体升高并从尿中排出，称为糖尿病酮症。乙酰乙酸、β-羟基丁酸为强有机酸，大量消耗体内储备碱，当超过机体酸碱平衡的调节能力，发生代谢性酸中毒，称为糖尿病酮症酸中毒。

（1）糖尿病酮症酸中毒的诱因。

1 型糖尿病有发生糖尿病酮症酸中毒倾向，2 型糖尿病在一定诱因作用下也会发生糖尿病酮症酸中毒。常见的诱因有感染、胰岛素治疗中断或不适当减量、饮食不当、创伤、手术、妊娠和分娩，但有时可无明显诱因。

（2）糖尿病酮症酸中毒的临床表现。

①临床表现。

a. 早期呈糖尿病症状加重，随后出现食欲减退、恶心、呕吐、腹痛、呼吸深大、呼气中有烂苹果味。

b. 随着病情进一步发展，中、重度酮症酸中毒患者常有脱水症状，明显失水，尿量减少，呼吸深快，当 pH < 7.0 时部分患者呼吸中可有类似烂苹果气味。心率加快、脉搏细弱、血压及体温下降，意识模糊，嗜睡以致昏迷。

c. 可出现腹痛症状，有时甚至被误为急腹症。造成腹痛的原因尚不明了，有人认为可能与脱水及低血钾所致胃肠道扩张和麻痹性肠梗阻有关。

②实验室检查。

考虑到糖尿病酮症或糖尿病酮症酸中毒时，医生一般会进行以下检查，患者及家属应积极配合完成，并积极了解各项指标的意义，进而对患者病情有个较系统的认识。

a. 尿糖、尿酮体均强阳性。

b. 血糖明显升高，多数为 16.7～33.3 mmol/L。

c. 血酮体定量检查多在 4.8 mmol/L 以上。

d. CO_2 结合力降低，血 pH 低于 7.35。

e. 治疗前血钾正常或偏低，尿少时升高，治疗后可出现低血钾，严重者发生心律失常。

f. 血钠、血氯降低，血尿素氮和肌酐增高。

（3）糖尿病酮症酸中毒的救护措施。

对于糖尿病酮症酸中毒来说，应坚持防重于治的原则。首先，糖尿病患者、家属应自觉学习有关酮症酸中毒的知识，增强对酮症酸中毒的认识，以利于及早发现和治疗本病。其次，应严格控制好糖尿病，及时防治感染等诱因，以预防酮症酸中毒的发生发展。治疗上应积极补液，轻度患者应鼓励进食进水，用足胰岛素，以利血糖下降和酮体消除；中度和重度酮症酸中毒应用小剂量胰岛素疗法，纠正水、电解质及酸碱平衡。治疗过程的始终，都应注意去除诱因，这不仅有利于酮症酸中毒的治疗，而且可防治酮症酸中毒的复发。

在这里需要强调的是，糖尿病酮症酸中毒的治疗远较低血糖复杂，对施救人员的专业知识要求高，应该到专业的医院接受治疗。下面简单介绍一下医院里的就诊过程，以供病友及家属参考。

①补液。对重症酮症酸中毒患者十分重要，不只利于失水的纠正，而且有助于血糖的下降和酮体的消除。一旦尿酮阳性，应尽快大量饮水，对于昏迷患者予以胃管补液，重者需静脉补液，以纠正细胞内外脱水及高渗问题，并恢复正常的细胞功能和代谢。

②小剂量胰岛素疗法。此疗法是指按每千克体重（按标准体重计算）每小时 0.1 单位/体重的剂量，经静脉、肌肉或皮下给予胰岛素，成人通常用 4～6 单位/h，一般不超过 10 单位/h，使血糖缓慢下降。治疗的主要目的是消除酮体，小剂量胰岛素疗法既可对酮体生成产生最大抑制，而又不致引起低血糖及低血钾，低血糖不利于酮体消除。

③纠正电解质紊乱。钠和氯的补充可通过输入生理盐水而实现，因对本症患者纠正电解质紊乱主要是补钾，患者总体钾丢失往往较严重，随着治疗，钾的缺乏进一步加重。值得注意的是，高血钾可引起严重的后果，如心搏骤停等，必须加以预防。

④可辅以口服 10% 氯化钾以减少静脉补钾量。

⑤纠正酸中毒。

首先值得强调的是只有重度酸中毒方需补碱。补碱过于积极还可加重低血钾及引起难以纠正的碱中毒。严重酸中毒时（pH < 7.1），可用 5% 碳酸氢钠 50～100 mL。补碱不宜过多过快。

3. 糖尿病乳酸性酸中毒

糖尿病乳酸性酸中毒是糖尿病的急性并发症之一，是各种原因引起的血乳酸持续增高（25 mmol/L）和 pH 减低（<7.35）的异常生化改变所致的临床综合征，后果严重，死亡率高。由于乳酸性酸中毒患者病情较复杂，预后不佳，在考虑到本病可能时，应及时到医院就诊。为不贻误病机，患者及家属应对其病因、发病机制及诊疗过程有所了解。

（1）糖尿病乳酸性酸中毒常见原因。

乳酸性酸中毒在糖尿病患者中较少自然发生，常见于以下情况：

①肝肾功能不全，而又口服大剂量苯乙双胍、二甲双胍等双胍类降糖药，常见于老人、肝肾功能不全者、心肺功能不全者。

②糖尿病控制不佳的病人，葡萄糖氧化过程受阻滞，增强了葡萄糖酵解，产生大量乳酸，体内乳酸聚集，就容易引起乳酸性酸中毒。

③感染、酮症酸中毒、糖尿病非酮症高渗综合征时，可成为糖尿病乳酸性酸中毒的诱因。

④如果患者过量饮酒，或发生一氧化碳中毒，或过量服用水杨酸、乳糖时，亦可因干扰葡萄糖有氧酵解，使乳酸生产过多，导致乳酸性酸中毒。

（2）糖尿病乳酸性酸中毒诊断。

乳酸性酸中毒多发生在老年人身上，多伴有肝、肾功能不全以及心、肺功能不良。一旦患者出现以上症状时，应考虑到发生乳酸性酸中毒的可能，主要靠询问病史，观察患者出现的症状以及实验室检查进行诊断。

①病史。糖尿病患者使用过量双弧类药物［尤其是苯乙双胍（降糖灵）］后，出现病情加重；糖尿病患者有肝、肾功能不全、缺氧或手术等同时使用双服类降糖药物；糖尿病患者出现多种原因休克，又出现代谢性酸中毒者，应高度怀疑本病。

②表现。患者常在原来糖尿病症状的基础上，出现食欲减退、恶心，严重者可呕吐、乏力、头痛、腹痛、意识逐渐发生障碍。随着酸中毒加剧，可出现昏迷。

③实验室检查。血乳酸增高（>5 mmol/L），血 pH<7.35，HCO_3^-<20 mmol/L。

（3）糖尿病乳酸性酸中毒治疗。

①胰岛素治疗。本病是因胰岛素绝对或相对不足引起，需要用胰岛素治疗。即使是非糖尿病患者发生乳酸性酸中毒，也有人主张胰岛素与葡萄糖合用，以减少糖类的无氧酵解，有利于血乳酸清除，糖与胰岛素比例根据血糖水平而定。

②迅速纠正酸中毒。当血 pH<7.2、HCO_3^-<10.05 mmol/L 时，只要患者肺脏能维持有效的通气量而排出二氧化碳、肾脏有能力避免钠水潴留，就应及时补充 5% 碳酸氢钠 100~200 mL（5~10 g），用生理盐水稀释为 1.25% 的浓度。严重者血 pH<7.0，HCO_3^-≤5 mmol/L，可重复使用，直到血 pH>7.2，再停止补碱。可用 5% 碳酸氢钠补碱，但补碱也不宜过多、过快，否则可加重缺氧及颅内酸中毒。

③迅速纠正脱水。补液、扩容可改善组织灌注，纠正休克，利尿排酸，补充生理盐水，维持足够的心输出量与组织灌注。补液量要根据病人的脱水情况、心肺功能等情况

来定。其实，临床上许多乳酸性酸中毒患者合并心功能不全，常予以口服、胃管内注入为主的胃肠内补液，以减轻心脏负担，避免诱发心衰。

（4）糖尿病乳酸性酸中毒预防。

①慎用双胍类药物。对需用双胍类降糖药的患者，尤其是＞70岁的老年人应在医生指导下，慎重服用；对有严重肝、肾功能损害的患者，心、肺功能不全的患者及休克患者，忌用双胍类药物。

②戒酒。为防止乳酸性酸中毒，糖尿病患者最好戒酒。

③及时就医，不要自行购药。

4. 高渗性非酮症糖尿病昏迷

高渗性非酮症糖尿病昏迷是一种严重的糖尿病急性并发症，其临床特征为严重的高血糖、脱水、血浆渗透压升高而无明显的酮症酸中毒，患者常有意识障碍或昏迷。该并发症多见于老年2型糖尿病患者，这类患者多数病程长，病情复杂，常合并不同程度的心、肝、肾等并发症，预后不佳。

（1）诱因。高渗性非酮症糖尿病昏迷常见诱因有：感染、急性胃肠炎、胰腺炎、脑血管意外、严重肾疾病、大量进甜食或含糖饮料、不合理限制水分以及使用某些药物如糖皮质激素、免疫抑制药、噻嗪类利尿药等。有时在病程早期，因误诊而输入葡萄糖液，或因口渴而大量饮用含糖饮料可促使病情恶化。

（2）高渗性非酮症糖尿病昏迷的临床表现。

起病时有多尿、多饮，但多食不明显。以后失水情况逐步加重，逐渐出现神经精神症状，如嗜睡、幻觉、定向障碍、偏盲、上肢拍击样粗震颤、癫痫样抽搐，终致昏迷。

①前驱期。起病一般比较缓慢，这一期从数天到数周不等，半数患者无糖尿病病史，多数有肾脏功能下降的病史，由于劳累，饮食控制放松，以及感染机会增多，冬季尤其是春节前后发病率较高。患者发病较慢。发病前数天常有糖尿病病症加重的临床表现，呈烦渴、多饮、多尿、无力、头晕、食欲不振、恶心、呕吐、腹痛等状态，反应迟钝，表情淡漠。

②典型期。早期得不到及时治疗，则病情继续发展，由于严重的失水引起血浆高渗和血容量减少，患者主要表现为严重的脱水和神经系统两组症状。

a. 严重脱水：常伴循环衰竭。由于患者年龄较大，发病前体内水分的储备差，伴有高糖利尿严重，饮水明显减少，脱水严重，体重明显下降，皮肤干燥少汗、弹性下降，眼球凹陷，舌体干、有纵行裂纹；病情严重者表现为脉搏细快，脉压小，低血压，甚至四肢厥冷，发绀呈休克状态，少尿或无尿。

b. 中枢神经功能障碍：半数患者有意识障碍，约1/3患者处于昏迷状态，感觉神经和运动神经均可受累，可出现迟钝、木僵、发作性失语、偏瘫、眼球震颤和斜视，以及癫痫发作，有时有幻觉、胡言乱语、躁动不安等，有时精神症状严重，有时中枢性高热，体温可达到40℃以上，亦可合并感染，常误诊为脑炎或脑膜炎，易并发动静脉血栓形成，尤以脑血栓为严重，导致较高的病死率。

（3）高渗性非酮症昏迷的防治。

糖尿病酮症酸中毒的治疗也远较低血糖复杂，对施救人员的专业知识要求高，应该到专业的医院接受治疗。下面简单介绍一下医院里的就诊过程，以供病人及家属参考。

①补液。

a. 口服：以口服补液为主纠正脱水，嘱患者饮水或胃管给水，对于昏迷患者予以胃管补液，经胃管每4 h注入温开水300~400 mL，直至能主动饮水，清醒后，如高渗尚未纠正，应鼓励患者主动饮水，24 h饮水1 500~2 000 mL，直至高渗纠正。

b. 静脉：可先静脉滴注生理盐水，需要根据血钠和渗透压结果决定，如血浆渗透压>350 mmol/L，血钠>155 mmol/L，可考虑输0.45%~0.6%氯化钠，但有诱发脑水肿及溶血可能。当渗透压降至330 mmol/L时，应改输等渗溶液。应积极治疗诱发病和各种并发症，如感染、心力衰竭、心律失常、肾衰竭、脑水肿等。加强护理，保持呼吸道通畅，预防尿路和肺部感染等。

②小剂量胰岛素。小剂量胰岛素持续输注，可以采用胰岛素泵，持续输注胰岛素，根据血糖情况决定胰岛素用量。注意密切监测，血糖不宜下降过快。直至高渗纠正，改为每天分次输注胰岛素或皮注胰岛素及口服降糖药治疗。

③补钾、纠正酸中毒。体内钾总量减少，且用胰岛素治疗后血钾即迅速下降，故应及时补钾。如患者无肾功能衰竭，尿少及高血钾（>5.5 mmol/L），治疗开始即应补钾。部分患者同时存在酸中毒，一般不需特殊处理，合并有严重酸中毒者可小剂量补碱。

④控制感染及各脏器功能衰竭。

a. 控制感染：感染是最常见的诱因，也是引起患者后期死亡的主要因素，必须一开始就给予大剂量有效抗生素治疗，一般需要2种以上新型广谱抗生素，这是降低病死率和治疗成功的关键。

b. 维持重要脏器功能：合并心力衰竭者应控制输液量和速度，避免引起低血钾和高血钾，应注意血钾和心电图变化，应保持血糖下降速度，以免引起脑水肿，应加强呼吸循环监测，仔细调整代谢紊乱，对症处理，加强支持疗法，以维持重要脏器功能，有高凝状态者给予小剂量肝素治疗，以防血栓形成。

5. 糖尿病与感染性疾病

糖尿病与感染是相互影响、互为因果的两组疾病。糖尿病患者的全身免疫功能减退。此外，糖尿病未被控制时造成的代谢紊乱、糖尿病引起的神经血管病变等均可影响局部营养供应，这些都是诱发感染的重要因素。糖尿病患者容易患某些感染，而感染又可引起或加重糖尿病。其中以呼吸系统感染加肺炎、慢性支气管炎合并继发感染、肺结核、肺脓肿等患病率最高，其次为尿路感染。感染可使糖尿病症状明显，病情加重，使原有的糖尿病不易控制，甚至引起酮症酸中毒等严重后果。

（1）糖尿病患者易发生感染原因。

①长期高血糖。一是导致机体免疫功能缺陷、血液循环障碍，当细菌、病毒、化学

毒素等侵害机体时其反应能力减弱，因而极易感染，且常常比非糖尿病患者严重；二是长期高血糖导致各种体液含糖量增高，有利于细菌生长和繁殖。

②血管病变。糖尿病患者易发生血管病变，使血管结构和功能异常，导致局部血循环障碍、血流缓慢、组织血液供应减少，影响局部组织对感染的反应。由于组织缺氧也有利于厌氧菌生长，严重时可引起组织坏死。糖尿病血管并发症引起肾脏血流量减少，使得细菌感染频率增加，这是肾盂坏死的主要原因。下肢血管病变易致肢端缺血坏疽甚至截肢致残。伴有微血管病变的糖尿病患者，抗生素吸收缓慢且减少，可影响其作用，导致感染不愈甚至恶化。

③周围神经和自主神经病变。表现为四肢末端感觉异常，对外来刺激不敏感，痛、温、触觉减退，一旦遭受损伤（溃破、挫伤、烫伤）常不易早期发现，易致感染，且由于周围循环差，创伤不易愈合。有自主神经病变的糖尿病患者常伴有神经源性膀胱，膀胱肌无力，可致大量尿潴留，加上尿糖增多有利于细菌生长，且膀胱尿潴留常需插尿管，因而易发生逆行尿路感染，甚至导致肾盂肾炎。

④其他因素。糖尿病伴营养不良与低蛋白血症时，免疫球蛋白、抗体生成明显减少。糖尿病常伴失水、脱水、酸中毒及血糖控制不良，可损伤患者的防御机制，有利于细菌的生长繁殖，使糖尿病患者更易感染。需要特别强调的是，糖尿病患者防治感染至关重要的一点是严格控制血糖，平时血糖控制良好的患者发生感染的概率比控制不良者低很多。一旦合并感染，患者的血糖会明显升高，此时要加强降糖治疗，必要时使用胰岛素强化治疗，只有把血糖控制好，其他的抗感染治疗措施才能奏效，否则感染就会迁延不愈，甚至恶化蔓延全身，导致严重后果。

（2）糖尿病合并感染防治原则。

积极治疗糖尿病，纠正糖代谢紊乱，增强机体抵抗力，可以减少感染的发生。注意个人和环境卫生，妇女尤应注意外阴的清洁卫生。有周围神经病变者，应避免损伤，及早发现和治疗局部损伤及感染。参照临床和药敏试验应用抗生素，以足量、足疗程，严重感染者静脉给药、联合用药为原则。不宜长期用药或预防性用药。有些感染需外科协助治疗，如肾脓肿、痈等需外科扩创或切开引流才能尽快治愈，否则疗效不佳。

（3）常见感染及处理方法。

①呼吸系统感染。糖尿病患者除上呼吸道感染外，常见的感染是肺炎，部分人有慢性支气管炎基础，这在吸烟者中尤为多见。常见致病菌是肺炎双球菌、葡萄球菌和克雷伯菌族等，革兰阴性杆菌也相当多见，用一般针对肺炎球菌的药物常无效。糖尿病合并肺炎的老年人常较严重，易发生中毒性休克。因此凡临床怀疑感染的患者应立即摄胸片、做痰涂片和培养，并开始治疗，然后根据病原学结果及治疗反应酌情调整抗生素。另外，结核菌感染也较常见。

②泌尿系统感染。糖尿病患者易并发泌尿系统感染，女性发病率明显高于男性，约为男性的8倍，这与女性尿道宽而短有关，性生活时压迫尿道，细菌极易进入膀胱。此外，妊娠分娩等因素也可压迫输尿管，导致排尿不畅，尿中细菌易生长繁殖，导致尿路

感染。革兰阴性菌是最常见的致病菌，真菌感染也可见到，可能与不适当地应用广谱抗生素有关。其中膀胱炎和肾盂肾炎最常见，可反复发作，变为难治性、复杂性尿路感染，偶可并发急性肾乳头坏死。部分患者表现为无症状性菌尿，若合并存在尿潴留，则容易尿路感染。预防及早期发现和治疗尤为重要。

③皮肤及软组织感染。由于周围血管神经病变，糖尿病患者的皮肤较易损伤，且不容易发现和自愈，因此，糖尿病患者易发生多种皮肤及软组织感染，临床上以痈、毛囊炎、汗腺炎、头部乳头状皮炎等细菌感染为多见。主要由于高血糖、高渗状态及白细胞杀菌能力减低所致。金黄色葡萄球菌是主要致病菌，治疗上需选择抗青霉素酶的新型青霉素，并需外科切开引流。蜂窝组织炎和下肢溃疡是另两种常见感染，下肢感染溃疡常为革兰阳性菌、革兰阴性菌混合感染。应尽早治疗，包括局部进行清创引流术，同时合并抗感染、改善循环、营养支持等全身治疗。由于尿糖、白带的刺激，常可引起会阴部皮肤瘙痒。此外，糖尿病患者易发生真菌感染，如霉菌性阴道炎，甲癣、手癣、足癣、体癣。由于瘙痒抓搔易继发细菌感染，应注意保持皮肤的清洁，经常洗澡，换洗内衣裤，尽早发现，积极治疗。

④胆道感染。多见于女性，与原有的胆道疾病及糖尿病自主神经病变有关。由于胆囊收缩不良、胆汁排空延缓与滞留，极易继发细菌感染。也由于同样的原因，糖尿病患者胆石症发病率也较高，而胆石症又易合并胆道感染。

⑤牙周病。牙周病在糖尿病患者中较常见，且较严重。有时尚未发现或未被控制的糖尿病患者可忽然发生广泛的急性牙周病，表现为牙齿松动、牙周溢脓、牙槽骨吸收，在糖尿病控制后这些症状可减轻或停止。牙槽骨的吸收与糖尿病病程长短有关。牙周病的发病可能与牙周组织微血管病变有关。平时应注意口腔卫生。治疗应包括口腔局部处理及口服甲硝唑。

⑥败血症。革兰阴性菌败血症在糖尿病患者中多见，病原菌以大肠埃希菌、产气杆菌等为多见。常见原因为泌尿系感染、皮肤感染、胆系感染等未及时控制，意识丧失后吸入及机体抵抗力差所造成。常伴休克，易诱发酮症酸中毒、高渗性昏迷等严重并发症，死亡率较高。由于败血症病原菌种类众多，难以从临床表现鉴别，因此正确的病原学诊断有赖于及早采取血培养及有关脓液或其他体液等标本进行涂片培养，并根据检验结果进行适当的治疗。

（二）糖尿病慢性并发症及治疗（见图10-4）

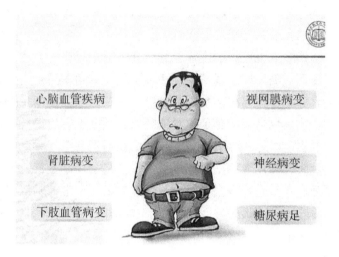

心脑血管疾病 　　　视网膜病变

肾脏病变 　　　神经病变

下肢血管病变 　　　糖尿病足

图10-4　糖尿病慢性并发症

1. 糖尿病大血管病变及治疗

糖尿病慢性并发症累及中、大型动脉时，称为大血管病变，主要指心血管、脑血管、下肢血管等受累所致的病变。其发病的基础是长期高血糖以及高血压、血脂异常、氧化应激等因素综合作用导致的动脉粥样硬化。

（1）糖尿病与冠心病。

1999 年，美国心脏病协会提出了"糖尿病是一种心血管疾病"；同年，《新英格兰医学杂志》发表芬兰一项为期7 年的研究，提示被确诊为糖尿病的患者，预计今后面临的危险与有心肌梗死史者相当；2001 年，美国国家胆固醇教育计划成人治疗指南中，将糖尿病列为冠心病的等危症。调查显示，糖尿病患者患心血管疾病的危险是无糖尿病者的2～4 倍；无心肌梗死史的糖尿病患者，在未来8～10 年发生心肌梗死的危险为20%，与已患心肌梗死的患者再发心肌梗死的危险相等；而已患心肌梗死的糖尿病患者，未来再发心肌梗死的危险超过40%。越来越多的证据表明，高血糖与心血管疾病之间可能具有共同的发病基础。欧洲对25 个国家110 个医疗中心的4 961 例冠心病患者的专题研究表明，高达2/3 的冠心病患者合并高血糖。中国心脏调查研究指导委员会在我国7 城市、52 家医院对住院冠心病患者的糖代谢状况进行了调查，结果提示，多数冠心病患者合并高血糖，而且很多冠心病患者合并的高血糖被漏诊。糖尿病患者冠心病发病率增高的原因尚不十分清楚，但糖尿病容易引起动脉粥样硬化已被公认。多数学者认为，肥胖、高血压、高脂蛋白血症、高血糖、高纤维蛋白血症（即胰岛素抵抗综合征），这些内容密不可分。肥胖使机体对胰岛素产生抵抗，为了保证血糖的水平正常，胰岛 B 细胞必须分泌较正常人高几倍甚至几十倍的胰岛素，形成高胰岛素血症，但最终又导致了血糖升高、血三酰甘油水平升高、高密度脂蛋白胆固醇降低、血浆纤维蛋白原升高，这些都是动脉粥样硬化的危险因素。胰岛素本身也有促进动脉粥样硬化的作用，因此，口服磺脲类降糖药或注射胰岛素等通过不同途径使血中胰岛素水平提高，这就有可能进一步加重硬化血管的病变。此外，糖尿病患者并发冠心病时，冠心病的某些临床症状出现得较迟或被掩盖。因为糖尿病性神经病变可累及神经系统的任何一部分，特别是神经末梢，当患者的神经末梢受损时，痛阈升高，即使发生了严重的心肌缺血，疼痛也较轻微而不典型，甚至没有心绞痛症状，无痛性心肌梗死的发生率高，而且休克、心力衰竭、猝死的并发症也较多，预后较差。

①糖尿病合并冠心病的特点。临床上，糖尿病合并冠心病患者与单纯冠心病患者的表现不尽相同。糖尿病合并冠心病者往往起病隐袭、症状不典型，但客观的血管造影等检查提示病变更严重；合并心肌梗死时，梗死面积一般较大，易发生严重的心功能不全甚至猝死，预后不良。具体说来，糖尿病合并冠心病者主要有以下特点。

a. 发病年龄轻，病情进展快。

b. 症状不典型的多见。其无症状性心肌缺血发生率为 22%，而非糖尿病患者无症状性心肌缺血的发病率为 11%；无痛性心肌梗死发生率为 40% ~50%，而非糖尿病患者约为 20%。

c. 冠状动脉病变严重而弥漫，往往是多支病变，发病以心肌梗死、不稳定性心绞痛表现，且预后较差；心脏的小血管也会受累，加重心脏缺血缺氧。有时病人心脏症状严重，心电图和心脏血管造影可能正常。

d. 糖尿病冠心病人往往伴有心脏自主神经病变，使患者对心脏缺血诱发的心绞痛不敏感，使冠心病的诊断延迟。自主神经病变还可以造成病人心律失常、心功能不全，表现为持续性心动过速、直立性低血压等。

②糖尿病合并冠心病的治疗。如前所述，糖尿病是冠心病的等危症。因此，从某种意义上讲，对糖尿病的防治，自始至终，其主要目的就是尽可能地预防和延缓冠心病的发生，从而降低糖尿病、冠心病的病死率。糖尿病合并冠心病的治疗应强调以生活方式的科学化为前提，在合理治疗糖尿病的基础上，还要积极地降压、调脂、抗凝，以最大限度地延缓糖尿病患者发生冠心病。具体说来，可从以下几个方面着手。

a. 控制血压：糖尿病患者降血压的首选药物是血管紧张素转化酶抑制药或血管紧张素受体拮抗药。长期应用这类药物治疗，具有抗动脉粥样硬化的作用。美国糖尿病学会在 2004 年糖尿病防治指南中指出"一切糖尿病合并高血压的降压治疗中均应包括血管紧张素转化酶抑制药或血管紧张素受体拮抗药的应用"。关于 β 受体阻滞药（如阿替洛尔），糖尿病患者虽不是使用它的禁忌证，但由于它能增加胰岛素抵抗，还可能掩盖和延长降糖过程中的低血糖反应，故一般不用。如果必须用，则使用高选择性 β1 受体阻滞药（如美托洛尔）。如果糖尿病合并急性冠脉事件，则应积极选用高选择性 β1 受体阻滞药，以增强心肌对缺氧的耐受，降低心源性猝死，改善预后。

b. 调脂：糖尿病患者应该与冠心病患者一样接受严格的调脂治疗，应在低脂饮食的基础上，选用合适的调脂药物。对于以胆固醇升高为主的患者，应以他汀类降脂药物为首选。但许多糖尿病患者以三酰甘油升高更突出，甚至有些患者三酰甘油 >5.0 mmol/L，如处理不当有发生急性胰腺炎的风险。此时，应选用比三酰甘油更好的非诺贝特类药物。

c. 改善胰岛素抵抗：由于胰岛素抵抗是糖尿病和冠心病的共同致病因素，选择改善胰岛素抵抗的降糖药物（如二甲双胍和胰岛素增敏剂），可显著减少胰岛素或胰岛素促泌剂的应用，减少高胰岛素血症的不利影响，起到更好的临床效果。

d. 选择适宜的降糖口服药：有报道称，某些磺脲类药物，如格列吡嗪和格列奇特，能增加血纤维蛋白的溶解活性，降低血液的黏附性和聚集性，因而有利于减轻或延缓糖尿病血管并发症的发生。因此，在降糖药物的选择上，要及时向医生请教，让他们根据个人的综合情况选择适宜的药物。

e. 抗凝：美国糖尿病协会推荐，对糖尿病合并有大血管并发症者采用阿司匹林 81 ~ 325 mg/d，作为冠心病二级预防；对 40 岁以上伴有心血管高危因素的糖尿病患者也应用阿司匹林作为一级预防。在急性冠脉事件发生的情况下，除应用这类抗血小板药物后，还可应用相对安全的低分子肝素钙，以改善血液的高凝状态，预防血栓形成。

f. 戒烟：考虑到吸烟产生的一氧化碳与血红蛋白结合，会形成碳氧血红蛋白，影响红细胞的携氧能力，造成组织缺血、缺氧，同时使血液黏稠度增加，而吸烟诱发血浆纤维蛋白原水平升高，使血液容易凝固，形成血栓等种种不良影响，患者应自觉戒烟，减少吸烟对血管、血凝的不良作用。

（2）糖尿病与脑血管病。

糖尿病是脑血管病的重要危险因素之一，糖尿病并发脑血管病的比例是非糖尿病病人的 4 ~ 10 倍，因脑血管病死亡的糖尿病患者占糖尿病患者总死因的 10%。因此，糖尿病脑血管病是糖尿病患者主要的并发症和致死的主要原因之一，血糖控制不良、肥胖、合并高血压、血脂异常等是糖尿病发生脑卒中的重要危险因素。与非糖尿病脑血管病相比，糖尿病脑血管病患者致残率、死亡率均显著增高。糖尿病患者合并脑血管病既可发生在糖尿病后，也可与糖尿病同时发生，或发生在发现高血糖、糖尿病之前；既可累及颈动脉血管系统，也可累及椎基底动脉血管系统；既可以急性头晕、头痛、言语障碍、肢体活动不良等发病，也可隐袭发病，直至病人发生昏迷才被家人发现。糖尿病患者一旦发生脑血管疾病，严重影响患者的正常思维、记忆和日常活动，使患者生活质量降低，显著增加医疗费用的支出，甚至危及患者生命，对个人、家庭和社会都是很大的负担。

①糖尿病合并脑血管病的治疗简介。

a. 积极控制血糖：一般情况下，糖尿病脑血管病急性期均有血糖增高，这是由于糖尿病本身、应激及医源性因素所致。脑血管意外患者并发血糖增高的水平与预后有一定的关系，早期血糖明显升高可使病死率、致残率成倍增加，尤其是血糖 > 16.7 mmol/L。血糖升高对脑血管意外病人的预后影响，可能与体内缺氧、血糖升高、无氧糖酵解增加、酸性代谢产物堆积、细胞内外酸中毒加重，以及进一步损伤了脑的能量代谢有关。需要注意的是，大脑的葡萄糖储存极少，对缺氧的耐受差，所以在降糖药物用量上要特别注意，应从小剂量开始，逐步加量致使血糖降到接近正常水平，不要强求血糖完全达到正常，空腹血糖 7 ~ 8 mmol/L 和餐后血糖 9 ~ 10 mmol/L 就可以。

b. 血管重建再通治疗：在缺血引起不可逆的损害之前，将闭塞的血管再通，重建脑血流，维持神经元的正常代谢活动，防止血管和脑组织坏死，动、静脉溶栓及支架植入术是理想的治疗。但这类治疗也有一定风险，如果处理不当，则可导致梗死后出血等严重并发症，危及患者生命。所以，应选择有条件、有类似成功经验的大医院进行此类治疗。

c. 控制血压：脑灌流与全身血压呈正相关，稳定的血压对维持脑循环十分重要。当平均动脉压超过 150 mmHg 或低于 60 mmHg 时，脑血流自动调节能力明显受损。因此，将血压调控在一定水平上，达到脑血流的正常供应，而又不致加重脑损害十分重要。在脑血管病早期，血压可能一过性升高，一般不推荐使用急剧降压的药物。使血压逐渐下降至 160/100 mmHg 左右或高于卒中前 10～20 mmHg 是适宜的。避免因血压过低造成脑组织低灌注加重缺血性脑损害。

d. 抗凝药物的应用：主要包括抗血小板药物和抗凝血药，如阿司匹林、抵克立得、氯吡格雷、双嘧达莫、华法林和肝素等。在用药过程中，应根据医生的医嘱，定期进行血凝等检查，以及时调整用药，使各项指标达标，取得最佳效果。

e. 防治感染：患脑血管病时，患者长期卧床可出现肺部感染和泌尿系统感染等并发症。感染状态下，病原微生物产生、释放大量毒素，可使细动脉收缩、血管通透性增加，血流速度减慢，内皮细胞损伤，加重脑血管病变区水肿，减少该区的血液供应，加重脑损伤。因此，积极防治感染，能缓解患者的病情，改善预后。

f. 降低颅内压及对症处理：如果患者病情较重，医生会根据情况，安排住院治疗。其间医护人员会定期观察患者病情变化，根据患者的情况予以降低颅内压、保护胃黏膜、营养支持、维持电解质平衡、保持大便通畅、防止褥疮形成等处理。患者家属可多和医护人员交流沟通，自觉学习相关知识，学会观察病情，并逐步掌握相关护理措施，在促进患者康复的同时，也为出院后的护理做好准备。

g. 康复治疗：脑血管病致残率极高，早期进行康复治疗有利于防止失用性肌萎缩等废用综合征的产生，有效地防止肢体挛缩，以及防止或减少非瘫痪侧的肌萎缩，可使 50%～70% 的患者获得日常生活活动自理能力，同时也在一定程度上解除患者的不安，减少体位性低血压的产生，有效地预防或减少肺部及泌尿系统感染、骨质疏松、褥疮等并发症，缩短住院时间。但此类治疗应在医生的指导下逐步进行，避免求之过急，适得其反。

②糖尿病合并脑血管病的预防。

糖尿病患者要最大限度地保护脑血管，需注意以下几点：

a. 坚持健康的生活方式。坚持做到"管住嘴、迈开腿"。"管住嘴"是指控制食物总量，合理进食，保持理想体重，同时应禁止大量饮酒，并禁烟。"迈开腿"是指增加体力活动，参加体育锻炼。运动不但可消耗多余的热量和维持肌肉量，而且能提高充实感和愉快感。这些措施对预防糖尿病、脑血管疾病有积极作用。

b. 定期复诊。通过定期复诊，医生会根据你的病情选择适合你的药物。不应自行到药店购药，因为只是单纯强调降糖治疗达不到综合治疗、全面达标的目的。

c. 定期做相应检查。例如通过半年一次的心电图检查，可以发现早期冠心病、心肌炎等并发症；通过半年一次的眼底检查，可以发现早期眼部并发症。如有头晕不适、言语不清、肢体活动不灵等情况，也应在医生的建议下及时进行脑血管造影、脑 CT 等检查。

2. 糖尿病与周围血管病变

其发病机制与脑卒中、冠心病相同，病变主要累及下肢血管，特别是膝以下腘动脉、胫后动脉、腓动脉等，这些动脉粥样硬化斑块、血栓形成，造成管腔狭窄、闭塞，致肢体远端缺血，使组织不能获得足够的氧气及营养物质，不能及时排出代谢废物，即不能使治疗药物有效地到达病变部位，出现下肢发凉、间歇性跛行（走动时出现小腿疼痛，需要停下来休息才能缓解），严重者脚的颜色变得发紫、发暗。糖尿病下肢血管病变是糖尿病足截肢的重要危险因素，也是决定截肢以后伤口是否能够愈合的关键。预防糖尿病周围血管病变也要全面控制血糖、血压，并予以调脂、抗凝，同时应该绝对戒烟。因为吸烟可以加重周围血管的收缩，加重周围组织的缺血，是截肢后再截肢的危险因素。已经有下肢血管病变的患者，运动时应该量力而行，一旦出现间歇性跛行，应该立即停止运动。下肢血管 B 超有助于发现下肢血管是否有病变及病变的程度，一旦发现应及早治疗，有条件的可以进行下肢血管造影，在狭窄处放置支架或者进行搭桥手术。

3. 糖尿病微血管病变及治疗

糖尿病患者微血管病变的主要部位是肾、视网膜、皮肤等处的微血管，其病理变化主要是毛细血管基底膜增厚。糖尿病性肾病多与糖尿病性视网膜病变和糖尿病性神经病变同时存在。视网膜微血管病变多见于青年起病型的糖尿病患者，是造成以后失明的主要原因。糖尿病皮肤微血管病变，可以见于全身任何部位，但以下肢胫骨前和足部皮肤微血管受累产生局部发病和皮肤缺血性溃疡多见。

（1）糖尿病眼病。

①糖尿病眼病类型。

糖尿病导致的眼部病变很多，几乎所有的眼部疾病都可以发生在糖尿病患者的身上。糖尿病眼病主要有以下几种：

a. 糖尿病视网膜病变：是糖尿病微血管病变的主要疾病之一，是成人失明的主要原因。由于长期高血糖导致视网膜毛细血管壁损伤，加上糖尿病患者本身血液处于高凝状态，因此容易造成血液瘀滞、血管栓塞、血管破裂出血，甚至玻璃体积血，视网膜剥脱、失明。

b. 白内障：真正单纯由糖尿病引起的白内障比较少见，多发生于 1 型糖尿病的年轻人，其特点是双眼发病，进展迅速，数周或数月内全晶体混浊。糖尿病患者最常见的还是一般性白内障，也称老年性白内障，它的发生有许多因素参与，如年龄、疾病、遗传、代谢障碍等，但长期血糖控制不良显然促进了白内障的发生和发展。糖尿病患者晶体内葡萄糖浓度升高，随之转化为山梨醇和果糖，渗透压升高，晶体肿胀；同时蛋白质的非酶糖化导致晶体蛋白质合成障碍。这些因素均导致晶体混浊。因此，糖尿病患者中一般性白内障的患病率比同年龄组非糖尿病的患者高，且进展快。

c. 青光眼：糖尿病患者容易并发青光眼。糖尿病性青光眼与非糖尿病性青光眼一样也分为原发性（开角型或闭角型）青光眼和新生血管性青光眼。糖尿病引起的原发性青光眼表现没有特异性，主要表现为眼胀、头痛，严重者视力减退、恶心、呕吐。新生血管型青光眼常见于有明显增殖性视网膜病变的糖尿病患者，由于虹膜和房角新生血管导致虹膜前粘连、房角关闭，房水流通不畅引起青光眼。此类患者病情重，临床表现有头痛、眼痛、球结膜混合充血、角膜上皮水肿、虹膜表面有新生血管，眼压高，患者往往多已失明，严重影响生活质量，预后差。

②眼底检查。

如前所述，糖尿病对眼睛的影响非常大，其中对视力影响最大的就是糖尿病眼底病变，或者说糖尿病视网膜病变。应该警惕的是糖尿病视网膜病变早期，患者的视力完全不受影响，患者自觉视力挺好，不相信已经发生了眼底病变；而到了眼底病变晚期，治疗起来又非常棘手，疗效也不理想。而且2型糖尿病比较隐蔽，许多人在确诊时，往往已有数年病程，此时很可能已经伴随不同程度的糖尿病眼底病变了，只是患者自己不知道。因此，医生会建议患者，在糖尿病确诊后，即刻做一个眼底检查，了解视网膜受损程度，也留下一个初始眼底情况，以做将来的对照资料。今后需要每半年复查一次眼底，以便发现问题，及时处理。糖尿病患者需要做以下几种眼底检查。

a. 眼底镜检查：过高的血糖会使视网膜毛细血管失去正常的结构和功能，发生血管壁的膨出形成微动脉瘤，血管内的液体从不健全的管壁渗透到视网膜，引起视网膜水肿、黄斑水肿、视网膜出血。医生通过检眼镜可以观察到这些病变，并通过眼底摄像技术将病变记录下来。

b. 眼底荧光血管造影：眼底荧光血管造影是将能产生荧光效应的染料快速注入血管，同时用加有滤色片的眼底照相机进行观察和照相的一种检查方法。该方法可以发现许多检眼镜难以发现的细微病变。当病变已相当严重，需要做激光治疗时，眼底荧光血管造影可以确定激光治疗的部位。

c. 眼B超：有些糖尿病患者就诊时，眼睛已接近失明，因为白内障或玻璃体积血视网膜已无法被看到，这时就需要通过B超检查，来明确玻璃体和视网膜的情况，同时也可以大致推测手术复明的可能性。

d. 光学相干断层扫描：这种检查是非接触性、无损害性、高分辨率的，能对视网膜进行横断面扫描，对糖尿病性黄斑水肿的检查具有独特意义。它可以观察黄斑水肿的范围、类型及严重程度，指导治疗，还可以分析治疗后的效果。

③糖尿病视网膜病变治疗。

糖尿病视网膜病变的治疗也是在控制血糖的基础上，进行降压、调脂、抗凝等综合治疗。下面作一简介，供患者及家属参考。

a. 控制糖尿病：研究发现，长期良好的血糖控制可以减少糖尿病视网膜病变的发生率，即使发生病变也轻，因此控制血糖达标是预防糖尿病视网膜病变的基础。

b. 抗凝、防止血栓形成：糖尿病视网膜病变虽表现为不同程度的眼底出血，但其根本发病机制还是糖尿病微血管病变等导致局部缺血、缺氧而诱发的新生血管的生成，最后这些新生血管破裂出血而出现症状。因此，本并发症从根本上说，还是因糖尿病导致血管病变，而导致局部微循环障碍所致。所以，治疗上，不是应用止血药，而是采用抗凝、活血化瘀等改善循环的综合治疗，如长期应用阿司匹林、双嘧达莫等有利于防止血栓的形成和破裂，改善预后。

c. 增加视网膜营养：维生素 C、维生素 B1 及微量元素锌等能够增加视网膜的营养，促进病变恢复。

d. 其他药物：尿激酶、链激酶等促纤溶药物能够改善微循环障碍，减少视网膜的硬性渗出；醛糖还原酶抑制药，可有效抑制葡萄糖代谢的多元醇通路，抑制山梨醇聚集，保护视网膜毛细血管外周细胞，对糖尿病视网膜病变也有一定治疗效果。

e. 激光光凝治疗：这是糖尿病增殖性视网膜病变的首选治疗方法，在临床中广为应用。其原理是借助激光光束在视网膜上聚焦产生的热能，对准需要治疗的部位达到烧灼和光凝作用，来凝固和封闭微血管瘤或渗漏的血管、新生血管、微小梗死区或局部水肿等，同时保留残留视网膜较多的血液灌注，从而防止或减少视网膜水肿和玻璃体积血。需要注意的是，该治疗方法并不能改善视力，仅仅能预防视力进一步恶化，甚至有时可能因激光治疗本身的损失，导致"受治眼"短期、一过性视力障碍。

f. 玻璃体切割术：增生性视网膜病变患者，当视网膜出血或新生血管出血在视网膜表面形成薄膜、机化物或条索时，可以做玻璃体切割治疗。对长期存在的玻璃体积血及牵拉性视网膜剥离患者，可以做玻璃体切割术。

（2）糖尿病肾病。

①糖尿病肾病早期症状。

肾病早期治疗能够逆转病情，因此早期诊断和早期治疗至关重要。糖尿病肾病的早期症状有以下几点。

a. 蛋白尿：可表现为小便泡沫增多，有异味。早期虽然尿常规检查示蛋白阴性，但进行尿微量白蛋白排泄率检查，则可有阳性发现，有助于早期发现糖尿病肾病。随着病情的进展，尿常规中尿蛋白即可有加号。

b. 高血压：原先没有高血压的患者出现了高血压；或者原先有高血压的患者，血压进一步升高，而且难以控制。

c. 水肿：早期可能只有晨起眼睑水肿，严重后可以出现颜面及双下肢水肿，病情进一步进展可出现全身水肿，甚至出现胸水、腹水和心包积液。

②糖尿病肾病预防。

糖尿病肾病重在预防。糖尿病肾病的发生除了与种族及家族遗传等固定因素有关外，还与高血糖、高血压、血脂异常、吸烟等因素有关系，因此预防糖尿病肾病的关键在于在糖尿病的早期即严格控制血糖，防止血糖过高导致的血管内皮损伤，以及由此造成的糖化蛋白终产物在肾小球血管基底膜的沉积，导致基底膜增厚和肾小球血管堵塞。同时还要积极控制血压，糖尿病肾病血压的达标目标比非肾病的患者更低，有心血管危险因素的最好低于 130/80 mmHg，没有心血管危险因素的最好低于 120/75 mmHg。在选择降压药时，尽可能选择那些既能降低血压，又能保护肾脏功能、降低蛋白尿的血管紧张素转化酶抑制药和血管紧张素受体拮抗药。这两类药物在发挥降蛋白尿作用时，其用量要高于常规降压剂量。控制血脂达标、抗凝、戒烟、优质低蛋白饮食、避免应用加重肾损伤的药物，以及去除加重肾功能损伤的诱因都有利于糖尿病肾病的预防。

③糖尿病肾病治疗。

糖尿病肾病的治疗是以内科为基础的综合治疗，主要包括以下措施。

a. 饮食治疗：糖尿病肾病的饮食治疗在糖尿病饮食的基础上，需要做到优质低蛋白饮食。一旦出现蛋白尿，蛋白摄入量应该小于 0.8 g/(kg·d)，肾功能不全患者，应低于 0.6 g/(kg·d)。蛋白质以优质蛋白为主，如鱼、虾、瘦肉、禽肉、蛋、奶等动物蛋白，尽量减少植物蛋白的摄入。少吃盐，尤其是伴有血压高、水肿和心功能不全的患者，每天摄盐量最好在 3~6 g。（见图 10－5）

b. 控制血糖：在降糖药物的选择上，要选用对肾脏功能没有损害的药物，轻度肾功能不全者可以选择的口服药物有：格列喹酮（糖适平）、那格列奈（唐力）、瑞格列奈（诺和龙）、阿卡波糖（拜糖平、卡博平）等，应注意，避免继续使用那些容易在体内蓄积的长效药物，如格列苯脲（优降糖、消渴丸）。

c. 口服药物血糖控制不好时，应该尽早开始胰岛素治疗。在使用胰岛素时，应该注意，由于肾功能下降，肾对胰岛素的清除作用减慢，胰岛素容易在体内蓄积，作用时间延长，胰岛素的用量可能会比肾脏功能正常时要少。在胰岛素的选择上，尽可能选用作用时间短的剂型，从小量开始使用。糖尿病肾病患者，在出现肾功能不全的表现时，应慎用双胍类药物（如二甲双胍、苯乙双胍）。

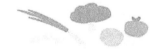

1.平衡膳食，选择多样化、营养丰富的食物

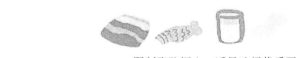

2.限制脂肪摄入，适量选择优质蛋白

3.减少或禁止单糖及双糖的食物

4.选择高纤维膳食，减少食盐摄入

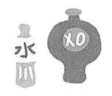

5.坚持少食多餐，定时定量定餐

6.多饮水，限制饮酒

图 10－5　糖尿病饮食治疗

d. 控制血压：高血压促进糖尿病肾病的发生发展，一旦发生肾病高血压，又加重肾功能的损害。控制血压达标，可以降低蛋白尿，并延缓肾小球滤过率的下降速度。在选用降压药时，应尽可能选择对肾功能有保护作用、不影响糖、脂代谢的药物，如血管紧张素转化酶抑制药、血管紧张素受体拮抗药等。

e. 终末期肾病的治疗：与其他原因引起的肾衰不同之处在于，其血液透析的指征要适当放宽，当肾小球滤过率小于 20 mL/min 时，即考虑进行血液透析或肾移植治疗。

f. 其他治疗：如醛糖还原酶抑制药、小剂量肝素、冬虫夏草、腹膜透析等综合治疗。

（三）如何预防糖尿病慢性并发症

如前所述，糖尿病慢性并发症的后果非常严重，但只要治疗合理，措施得当，这些并发症是可以预防和治疗的。以下几项建议，将有助于延缓糖尿病慢性并发症的发生，或降低其危害。

（1）增加糖尿病及其慢性并发症的防治知识。

（2）参加糖尿病教育活动，与病友交流防治体会，向医生和糖尿病相关专业者请教治疗方法。

（3）将病情及治疗方法告诉家人，让他们监督自己的治疗。

（4）制订一份详细的糖尿病饮食、运动计划，并严格执行。

（5）纠正不良生活方式，控制体重、戒烟、限酒。

（6）经常自测血糖和尿糖，争取血糖达到控制标准。

（7）定期到医院全面检查，争取血糖、血压、血脂、体重等全面达标。

（8）培养乐观豁达的性格，树立战胜疾病的信心。

（9）早预防、早治疗，慢性并发症晚期治疗费用不但昂贵，而且效果也不佳。

六、糖尿病治疗的常见措施与规范

（一）糖尿病治疗的"五驾马车"

糖尿病治疗的目标是使血糖、血脂、血压控制达标，防治和延缓糖尿病各种并发症的发生和发展，提高患者的生活质量，降低致残率和死亡率，延长患者的寿命。"五驾马车"是糖尿病综合防治的经典策略，即饮食控制、合理运动、药物治疗、疾病监测及糖尿病教育（见图 10-6）。其中，糖尿病教育是核心，饮食控制是基础，合理运动是手段，药物治疗是降糖的武器，科学全面的监测是血糖达标的保障。另外，心理健康是糖尿病治疗的前提，预防并发症是糖尿病综合管理的终极目标。

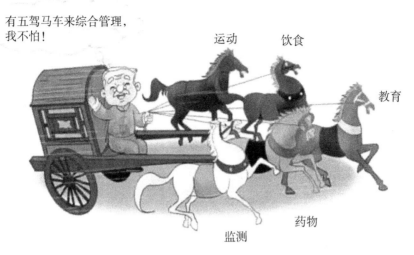

有五驾马车来综合管理，我不怕！

运动　饮食　教育　药物　监测

图 10 - 6　糖尿病治疗的"五驾马车"

（二）糖尿病的治疗原则

糖尿病治疗应该采取综合措施，包括教育与心理治疗、饮食调理、适量运动、药物治疗以及患者的自我监测。

1. 糖尿病患者的教育与心理治疗

首先要让糖尿病患者了解糖尿病的基本知识，包括对家属的知识教育，使患者增强战胜糖尿病的信心，避免因为无知而导致病情迅速发展。患上糖尿病后心态需要平和，不要过分紧张，当然也不要满不在乎、听之任之。特别是众多的糖尿病患者由于症状并不明显不严重，不看病，不查血糖，不按规定吃药，结果最后出现严重的并发症（如尿毒症、眼睛失明等），使家庭和社会付出沉重代价，往往治疗效果不好而致残或死亡。

我国在糖尿病的宣传教育方面还是十分薄弱。如何采取措施乃是各级政府和卫生行政部门需要加强的重要任务。糖尿病患者需要健康心理状态，保持情绪乐观，在战略上藐视，在战术上重视，坚持科学的生活方式，特别要在饮食方面严格调理，要有信心战胜疾病。实际上，有许多糖尿病患者（包括 1 型糖尿病患者）同样可以长寿。

2. 糖尿病饮食控制

饮食控制对糖尿病患者特别重要。饮食治疗包括控制总热量，合理调配营养成分，适量增加纤维素食品和补充维生素，戒烟控酒。每天粮食 4～5 两，主食供热量占 55%～60%，蛋白质占热量 15%～20%，脂肪占 25% 左右。蛋白质供应应该选择优质蛋白，如牛奶、鸡蛋、肉鱼类，脂肪应以植物油为主（不饱和脂肪酸比例大），要少油炸食品以防热量过多，平时饮食要防止暴饮暴食，也可以采取少量多餐。吃水果不要吃太甜。水、茶和豆浆都是比较好的饮料，但要少喝含糖的果汁饮料。

3. 合理运动

运动对糖尿病患者有很大好处，它可以增强体质，促进血液循环，同时通过运动促进血糖血脂利用，有力地降低血糖、血脂和血液黏稠度，增进身体对胰岛素的敏感性。运动又可以调节心情，给生活带来活力和乐趣，还可以减少体重，减少脂肪的堆积。

不过，糖尿病患者的运动要结合个人情况，一般应该选择有氧运动，运动不宜过于剧烈。有氧运动心率最好控制在 110 次/min 左右。体育锻炼贵在持之以恒，而不是三天打鱼两天晒网，每次要坚持 30~60 min 运动。

运动对于一些病情较重的患者是不适宜的。例如，有大血管并发症，有严重的眼底视网膜病变，严重的糖尿病肾病并出现酸中毒和尿蛋白等。这些患者不适于剧烈运动，只能做些局部的轻松的活动。

4. 药物治疗

糖尿病患者的药物治疗往往是终身的，药物治疗包括口服降糖药片和应用胰岛素。应该注意的是，药物治疗需要经过有经验的医疗专家指导，自己千万不要盲目地乱吃药。

胰岛素的应用：对 1 型糖尿病患者，由于胰岛 β 细胞破坏或胰岛绝对缺乏，故终身要使用胰岛素。有些因口服降糖药效果很差的 2 型糖尿病病人且消瘦者，如不改用胰岛素，可能导致糖尿病并发症。还有的糖尿病并发症者一般也要改用胰岛素。

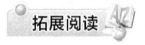
拓展阅读

如何制订一个适合糖尿病患者的健康饮食计划?

1. 评估个人情况

首先需要了解病史，了解患者的糖尿病类型（1 型或 2 型）、病程、并发症等。其次需要确定每日的总热量需求，根据患者的年龄、性别、体重、身高和活动水平计算每日总热量需求。

2. 制订饮食计划

碳水化合物需要占总热量的 50%~60%，主要来源于全谷类、蔬菜和水果。蛋白质占总热量的 15%~20%，主要来源于瘦肉、鱼类、豆类和乳制品。脂肪占总热量的 20%~30%，主要来源于不饱和脂肪酸，如橄榄油、鱼油、坚果等。每天摄入至少 25~30 g 纤维，主要来源于蔬菜、水果、全谷类和豆类。

3. 饮食安排

每天三餐定时定量，避免暴饮暴食。控制餐后血糖。保证食物种类多样化，摄入足够的维生素和矿物质。每天至少摄入 500 g 蔬菜、适量水果。

第十一章
视力、听力的风险与管理

导读探秘

视力障碍定义为视觉系统的一个或多个功能的限制，其典型特征是双眼的最佳矫正视力低于 0.5。视力损害可由一系列疾病引起，包括先天性功能障碍、年龄相关性黄斑变性、青光眼和视网膜血管病变等。2017 年世界卫生组织估计全球有 2.17 亿人患有中度至重度视力障碍，其中大多数年龄超过 50 岁，视力障碍在老年人中更为常见。

听力障碍是指听觉系统中的传音、感音以及对声音的综合分析的各级神经中枢发生器质性或功能性异常，而导致听力出现不同程度的减退，习惯称为耳聋。老年性听力障碍是人体衰老过程在听觉生理功能上的表现，其原因为内耳听觉器官和中枢神经系统的退行性改变。WHO 指出，全球约三分之一的 65 岁以上老年人存在中度或中度以上的听力损失。听力障碍仅次于关节炎、高血压，是全球发病率第三高的慢性病。

视力障碍及听力障碍均是老年人生活质量下降的独立危险因素，可通过影响活动能力、身心健康、认知功能和社会功能等影响老年人整体的生活质量。本章将介绍老年人视力障碍及听力障碍的危险因素、早期筛查、干预策略及管理方法。通过阅读本章，读者可以了解到如何通过早期筛查并采取有效的医疗措施干预老年人视听障碍，从而提高老年人生活质量。

第一节　视力的风险与管理

目前，我国的人口结构同时面临少子化和老龄化问题。中国老年人口规模稳居世界第一，人口老龄化程度持续加深。国家统计局数据显示，至 2022 年末，中国 60 周岁及以上人口达 2.8 亿人，占总人口的 19.8%。据测算，2035 年左右，我国老年人口将突破 4 亿人。随着老年人口的增长，与年龄相关的视力健康问题变得日益突出。研究显示，视力不良是中国老年人的死亡风险升高的危险因素。因此，视力不良对老年人死亡风险的影响正日益受到关注。全球有 2.85 亿人视力不良，其中 50 岁以上人群占比将近 65%。第二次全国残疾人抽样调查数据显示，70% 的视力残疾人口是老年人口；视力残疾是老年人的主要残疾类型，6.8% 的老年人有视力残疾，占老年各类残疾总人口的 1/4。它不仅妨碍老年人日常生活和社会参与，还引发依赖、活动受限、进入社会收容机构等问题，也会导致精神残疾、肢体残疾的增加，对老年人社会功能、生活质量造成严重影响。总而言之，视力障碍对老年人的影响主要体现在认知功能、活动能力、自理能力、与他人相处、生活活动、参与度等 6 个方面。因此，对于老年人视力健康的管理尤为重要。

一、老年人视力障碍的影响因素

1. 人口统计学因素

年龄是目前公认的视力障碍危险因素，年龄越大，视力障碍风险越高。原因可能在于，随着年龄的增长，生理上不可避免地出现眼部器官功能的衰老和退化，从而使视觉系统易于发生导致视力受损的疾病。

2. 社会经济因素

有研究表明，较低的文化程度、较差的经济状况和没有配偶与视力障碍存在一定的相关性。教育程度较低的人可能对自身健康状况缺乏了解和认识，因而极少进行常规视力检查；较低收入的人群拥有较少的经济资源，这可能导致眼科保健服务的可及性和效果不理想；离婚、分居或丧偶的个体很可能因为缺乏社会支持、缺乏健康的生活行为，导致较难获得眼科保健服务，从而导致较差的视力结果。

3. 疾病相关因素

（1）遗传因素。导致老年人视力障碍的主要原因包括白内障、年龄相关性黄斑变性（AMD）、糖尿病视网膜病变（DR）和青光眼等眼病。大约 80% 的白内障是年龄相关性白内障，流行病学的证据表明遗传因素是年龄相关性白内障的重要危险因素；AMD 被认为是一个复杂的遗传性疾病，其中多种基因和环境因素在发病机制中发挥作用，估计遗传率高达 75%；青光眼的家族史与原发性的开角型青光眼和闭角型青光眼的存在和严重程度也有一定的相关性。

（2）糖尿病。糖尿病是由多种病因引起的慢性复杂性疾病，该疾病以慢性高血糖为特点。基于人口的研究已经表明，患有糖尿病的人易患 DR、白内障和开角型青光眼等多种眼科疾病。DR 是糖尿病最常见的微血管并发症。有研究表明，患有 DR 的老年人患视力障碍的风险比没有患 DR 的老年人高 3.7 倍。这是因为高血糖引起的微血管病变引起血管渗漏和毛细血管闭塞，从而引起视力损伤。

（3）慢性肾病、血管疾病、焦虑抑郁、外伤史等，均是影响疾病发生的原因。

4. 生活方式

不健康的生活方式与视力障碍有关。吸烟可以伤害身体的很多器官，导致许多疾病。

一项对上海市 4 190 名老年人视力障碍患病率的调查显示，重度吸烟者的视力损害患病率是不吸烟者的 2 倍，原因可能与吸烟可导致白内障、年龄相关性黄斑变性、青光眼和 Graves 眼病（甲状腺相关眼病）有关。饮酒与视力损害之间的关系是一个有争议的话题。有研究表明，大量饮酒（＞14 次/周）与视力障碍有较高相关性。体力活动也已经被确定为影响整体健康的重要因素。有研究表明，每天较多的体力活动与 DR 和边缘性视网膜病变的发病率较低有关。坐位时间越长，患 DR 的可能性越高。

5. 自护能力不足

研究表明，个体执行自我护理的能力会受到自身状态、动机、自护知识储备和外部条件的影响，个体的自我护理能力不单单指个体本身执行自我护理的能力，还应包括个体利用社会资源促进健康的能力。简而言之，就是个体通过利用内、外部资源来维持自身健康或良好状态的能力。当自护能力不足，对疾病控制和管理的能力就下降，也会导致视力健康受到影响。

二、老年人视力障碍管理模式的现状

1. 国外管控模式

（1）1997 年 Anshel 提出"视力健康管理"理念，对于老年人的视力障碍防治有着重要意义。英国在 1990 年开展了为期 17 年的糖尿病视网膜筛检项目，证明及时早期筛查是预防和延缓视力障碍发生发展的重要管理手段。美国社区 2013 年开展的"眼健康教育项目"可改善青光眼患者的知识和对眼部护理的态度。澳大利亚的"年龄相关眼病项目"关注年龄相关眼病患者的就医情况和视力情况，通过随访改善患者的视功能与生命质量，收到满意效果。

（2）三级低视力保健服务：WHO 建议将低视力保健服务分为 3 个等级。初级水平：进行视力筛查、简单的环境调整等非光学干预措施；二级水平：采用光学干预措施，由验光师等专业人员在低视力门诊或康复中心为视力障碍患者配备光学眼镜；三级水平：由专业团队提供全面服务，包括评估视觉功能、屈光，使用全方位光学、非光学低视力辅助设备，多学科康复，视觉技能、行动能力训练。

2. 国内管控模式

（1）低视力社区综合康复模式有效改善了低视力患者的视功能，提高其生命质量。

（2）基于双向管理的社区白内障患者管理模式显著改善了患者的遵医嘱行为、焦虑和抑郁状态以及生命质量。

（3）老年人群视力障碍的发生发展与多因素交互作用相关，单纯聚焦老年视力障碍治疗远远不足，应通过识别高危因素并从基础疾病、心理、社会及家庭全方位管控，充分发挥护士的健康教育的积极作用。

三、视力障碍老年人的自我管理方法

1. 定期自我测评及筛查

（1）老年人自我护理能力量表（self-care ability scale for the elderly，SASE）。由 Suderhamn 等人于 1996 年研制而成。该量表包含 17 个条目。国内护理学者郭丽娜等将该量表汉化为中文版老年自我护理能力量表，且在社区以及住院老年慢性病患者中进行文化调试和信效度的检验。

（2）视力障碍评估量表（the visual disability assessment，VDA）。它由 Pesudoys 等人于 1998 年研制而成，包含 3 个维度、18 个条目。量表采用 Likert 4 级评分，总分为 20～80 分。得分越高，表示其活动受限程度越高，自我护理能力越低。该量表主要用于测量白内障对患者视觉功能的影响和辅助判断白内障手术后的效果。

（3）《中国老年人视力评估技术应用共识》中提出建议，老年人宜每年进行常规眼科检查。患有眼部疾病需要人为干预，应当至少每年进行 1 次眼病筛查工作，及时发现老年视力障碍及高危人群并进行干预，防止因病情恶化而视力丧失。

2. 认知行为干预

有文献报道，认知行为干预措施主要包括医护协同管理式健康教育、强化式健康教育和个性化健康教育。这种通过医生进行眼科检查、指导用眼卫生及正确使用眼药水的方法，护士负责康复宣教、定期随访，医护共同管理的模式更有益于老年人自我护理能力的提升。

3. 技能训练干预

可采用视觉训练与生活技能训练相结合的方式，对视力障碍患者进行综合性的技能训练，主要包括助视器的使用、日常生活活动内容训练、行走训练等。技能训练分阶段循序渐进进行，确保老年人及家属正确掌握训练内容。这种方式更能激发老年人的学习兴趣，易于掌握培训内容，在提升老年人自我护理能力的同时，也提高了其自我效能和生活质量。此外，还可以进行专项技能训练辅以心理指导，改善老年人自我护理能力及生活质量。

四、常见疾病的风险与管理

（一）白内障的风险与管理

1. 概述与流行病学

白内障是眼睛晶状体混浊，可能导致视力模糊或扭曲、眩光问题，或者在非常严重的情况下导致失明。白内障是全世界导致失明的重要原因。

白内障随着年龄的增长而频繁发生，可能是衰老的正常现象。然而，营养不良、代谢损伤、过度暴露于阳光或其他辐射源、创伤和某些药物（如可的松）会加速它们的发生发展。（见图 11－1）

在世界范围内，因白内障导致失明的病例已从 1990 年的 1 230 万例增加到 2010 年的 2 000 万例，其中因白内障失明的比例，北美为 12.7%，东南亚为 42%。

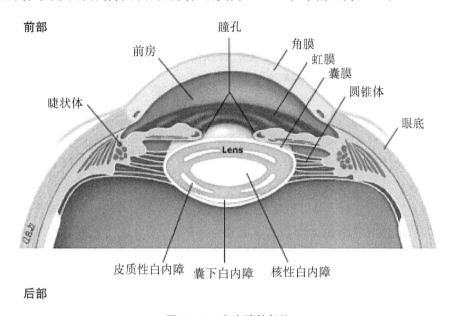

图 11－1　白内障的部位

2. 发病机制及危险因素

眼睛的晶状体具有独特的结构，使其容易因衰老或其他原因而受到伤害。它由高度有序、复杂排列的特化细胞组成，含有高含量的细胞质蛋白。这些蛋白质、晶状体蛋白以及复杂的结构赋予晶状体透明度。与其他上皮细胞不同，晶状体不能脱落非活细胞；随着时间的推移，这些细胞被压缩到晶状体的中心，并开始失去透明度。白内障的发病机制可能与其类型有关。

其中，年龄较大、抽烟、酒精消耗、阳光照射、营养不良、遗传因素、缺乏身体活动、代谢综合征、糖尿病、HIV 艾滋病、全身使用皮质类固醇、使用他汀类药物，这些都是引起白内障的危险因素。

3. 疾病分类及临床表现

（1）疾病分类。

①年龄相关性白内障——白内障的绝大多数是由高龄引起的，也是最常见的类型。发病机制与衰老对细胞结构的退化影响有关。晶状体混浊的一些解剖学和超微结构相关性是已知的，但确切的发病机制尚不清楚。流行病学和实验证据表明，可能由有毒或致敏物质增强的光氧化损伤发挥了作用。

②非年龄相关性白内障——这些白内障最常见的原因是外伤、葡萄膜炎、巩膜炎

（特别是坏死性巩膜炎）、眼内肿瘤的放射、全身性疾病（如强直性肌营养不良）的代谢影响、局部皮质类固醇或某些吩噻嗪的使用，以及局部抗胆碱酯酶（中毒性白内障）。

（2）临床表现。

其中，年龄相关性和非年龄相关性白内障的临床表现是相同的。

白内障的发展是一个无痛、渐进的过程，个体之间差异很大。患者通常出现双侧症状，如常抱怨夜间驾驶困难（特别是由于迎面而来的车灯刺眼）或阅读路标、细则困难。首要表现为无痛性、渐进性视力减退（雾里看花），见图 11-2。有部分患者表现为对比敏感度下降。早期白内障没有影响到中心视力，检查视力较为正常，但是对于细小物体的分辨能力已经受损。另外，还可表现为屈光改变，近视度数加深，远视度数减轻，这是由于晶状体的屈光力增加导致的。少数患者可表现为色觉改变。

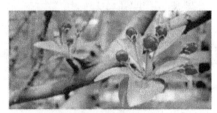

正常人视物效果

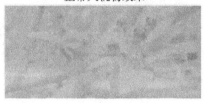

白内障患者视物效果

图 11-2 雾里看花

不同类型白内障具有特征性的混浊表现，根据晶状体开始混浊的部位不同，可分为皮质性、核性、后囊下性，其中以皮质性白内障最常见，分为 4 期（见表 11-1）。

表 11-1 皮质性白内障不同时期表现

分期	表现	并发症
初发期	仅晶状体周边皮质混浊，呈楔形状，尖端指向中央，晶状体大部分仍透明。早期无视力障碍。发展缓慢，数年以后才进入下一期	—
膨胀期	混浊向中央发展，逐渐加重，呈不均匀灰白色。视力明显减退。特点为新月形虹膜投影	急性闭角型青光眼
成熟期	晶状体完全混浊，呈乳白色。视力仅剩下光感或手动，虹膜投影消失。此时色觉和光定位正常	—
过熟期	晶状体核下沉，视力有所提高	晶状体溶解性青光眼

4. 检查项目

（1）通过直接检眼睛进行非散瞳眼底检查来确认，记录晶状体混浊的类型和程度，并进行散瞳眼底检查。

（2）眼电生理检查：了解视网膜、视神经的功能。

（3）角膜曲率及眼轴长度检查：可计算手术植入人工晶体的度数。

5. 治疗方法

目前尚无疗效肯定的药物，以手术治疗为主。常用的方法有白内障囊外摘除术、白内障超声乳化吸出术等。白内障手术是一种低风险手术，但也有一些并发症。直接并发症包括眼内炎、角膜水肿、人工晶状体错位/脱位、黄斑囊样水肿、眼前节毒性综合征（TASS），迟发性并发症包括视网膜脱离、有黄斑变性的风险、后囊混浊。

6. 术后康复指导

（1）常规护理：卫生用眼，避免眼部疲劳；不宜长时间看电视、电脑和阅读，宜多休息，外出戴防护眼镜。积极治疗合并疾病，特别是糖尿病、高血压等。正确使用眼药水。

（2）饮食清淡、易消化，少进食坚硬、辛辣食物，避免咳嗽。

（3）术后配镜指导：白内障摘除术后，未植入人工晶体者，无晶状体眼呈高度远视状态，一般为 +10 ~ +12D。矫正方法可有眼镜、接触镜。植入人工晶体者，3 个月后屈光状态稳定时，可验光佩戴近用或远用镜。

7. 出院居家指导

（1）术后一周内洗脸、洗澡时避免污水入眼。

（2）术后 1 个月内多卧床休息，头部不可过多活动，不要使头部过度紧张或悬空，避免低头、弯腰等动作。

（3）术后 1 个月内避免剧烈运动及负重，以免用力过猛、眼压过高导致手术切口裂开，有咳嗽和便秘者宜用药物加以辅助治疗。

（4）术后 1 个月不可穿领口过紧的衣服。

（5）术后 3 个月内避免揉擦、碰撞术眼。

（6）出院 1 周后复诊。

8. 如何预防白内障

目前还没有经过证实的治疗方法可以预防白内障的形成或减缓晶状体混浊的进展。然而，观察性研究表明，一些干预措施（例如富含水果和蔬菜的健康饮食以及戒烟）可能会有所帮助。由于阳光照射是一个危险因素，太阳镜可以提供保护，特别是对于暴露在高反射光（例如水、雪、高沙漠地面）下的人，但没有证据表明任何特定类型的太阳镜在预防白内障方面更有效或进展。同样，戴有檐帽子可以预防白内障。

（二）青光眼的风险与管理

1. 概述与流行病学

青光眼是一组以眼内压（IOP）升高为特征的眼病，是一种常见的不可逆转的致盲眼病，与眼球后部的视神经特征性损伤有关。

青光眼是继白内障之后世界上第二大致盲眼病。它是不可逆失明的主要原因。开角型青光眼是白人和黑人中最常见的青光眼类型，而闭角型青光眼在亚洲人中更常见。

2015 年，全球估计有 5 750 万人患有开角型青光眼，到 2020 年增加到 6 550 万人。据估计，2010 年美国有 280 万开角型青光眼患者，2020 年这一数字增加到 340 万人。

青光眼在任何年龄段的人群中都可能发生。从青光眼的流行病学调查资料得知，以下人群容易患青光眼：①年龄超过 35 岁的人；②高度屈光不正患者；③糖尿病患者；④有青光眼家族史者；⑤眼睛受过外伤或患有其他眼部疾病者。

2. 发病机制及危险因素

由于青光眼升高的眼压作用于视盘筛板，使穿过视神经纤维的筛板孔变形、扭曲、挤压；与此同时，因眼压升高，视盘动脉血管的灌注压也会因受阻而降低。以上两种原因给视神经纤维造成损伤，导致视网膜神经节细胞死亡。如果这种状况长期持续下去，将会引起所有的视神经纤维出现损害，发生视神经萎缩，就像电缆中的铜丝完全被折断，电流无法通过一样，视觉冲动无法向大脑传递，最终会导致失明。

为什么眼压升高会引起青光眼？

眼压，又称为眼内压，是房水、晶状体和玻璃体 3 种眼球内容物对眼球壁施加的压力。正常情况下，眼压保持在 10 ~ 21 mmHg，只有在此正常范围内的眼压才能维持眼球正常的生理功能，使眼球各个屈光间质界面与视网膜间保持恒定的、精确的距离，获得良好的屈光状态。正常人眼压保持着一定的动态平衡，一天内眼压的高低也有一定的波动。多数人一天内清晨眼压最高，下午及晚上较低，可相差 3 ~ 5 mmHg。另外，大量喝水或失水，情绪激动都可以影响眼压。但一般情况下，24 h 的眼压波动变化不会超出正常范围，而是处于相对稳定状态。生理性眼压的稳定性，主要有赖于房水生成量与排出量的动态平衡。如果这种动态平衡机制遭到破坏，致使当房水生成增加，或房水排出通道受阻时，房水就会在眼内逐渐积聚，眼压就会随之升高。当眼压升高超越了眼球内部组织，尤其是视神经所能承受的限度时，就会引起青光眼，出现典型的青光眼性视神经萎缩和视野缺损改变。

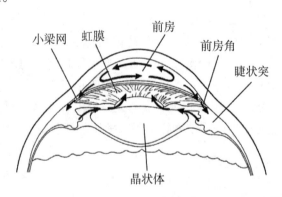

图 11 - 3　眼压的稳定性有赖于房水生成量与排出量的动态平衡

研究显示，青光眼的危险因素有：青光眼家族史、眼压高、高度近视、远视、小眼球、眼底视盘凹陷偏大、双眼视盘凹陷大小不对称、视盘小片状出血、短时间内饮用大量的水（约 1 000 mL）后眼压升高、糖尿病、心血管疾病（高血压和低血压等）、偏头

痛及血液微循环功能不良（如手指、脚趾常觉寒冷不暖）等。（见图 11 - 4）

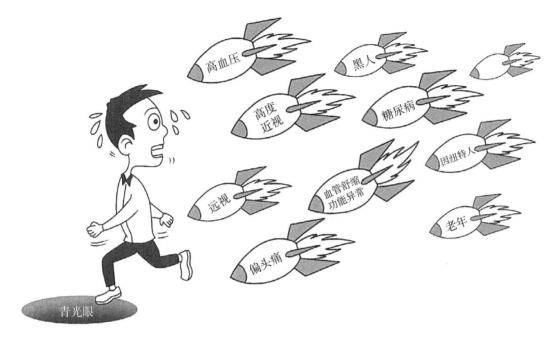

图 11 - 4 引起青光眼的危险因素

3. 疾病分类及临床表现

根据前房角形态（开角或闭角），病因机制（明确或不明确），以及发病年龄 3 个主要因素，一般将青光眼分为原发性、继发性和先天性三大类。（见表 11 - 2）

原发性青光眼（primary glaucoma）指没有明确眼部和全身继发性病因的青光眼，病因尚未完全明确。分为闭角型青光眼和开角型青光眼。

继发性青光眼（secondary glaucoma）是由眼部其他疾病或全身疾病等明确病因所致的一类青光眼。

发育性青光眼（先天性青光眼）（congenital glaucoma）是胚胎期和发育期内眼球房角组织发育异常所引起的一类青光眼。

表 11 - 2 青光眼的分类

序号	分 类		
1	原发性青光眼	原发性闭角型青光眼	急性闭角型青光眼
			慢性闭角型青光眼
		原发性开角型青光眼	原发性开角型青光眼（高眼压型）
			正常眼压型青光眼

续上表

序号	分 类	
2	继发性青光眼	继发性闭角型青光眼
		继发性开角型青光眼
3	先天性青光眼	婴幼儿型青光眼
		青少年型青光眼
		先天性青光眼伴有其他先天异常

（1）原发性青光眼。

原发性青光眼是临床常见的主要青光眼类型，其发病机制还没有充分阐明。原发性青光眼一般为双侧性，但两眼的发病可有先后，两眼的严重程度也常不相同。我们根据眼压升高时前房角的状态是关闭还是开放，又将原发性青光眼分为原发性闭角型青光眼和原发性开角型青光眼两个类型。

①原发性闭角型青光眼。

是由于周边虹膜组织阻塞房角小梁网或与小梁粘连，房水流出受阻引起眼压升高的一类青光眼，也是我国最常见的青光眼类型，多见于50岁以上的人群。

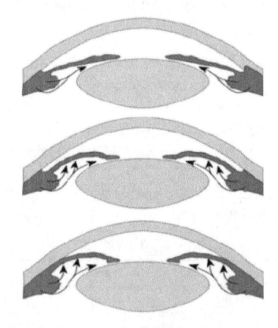

图 11-5　闭角型青光眼的发病机制

原发性闭角型青光眼有急性和慢性2种临床表现类型。

a. 急性闭角型青光眼。其典型大发作临床表现见表11-3。

表 11 - 3　急性原发性闭角型青光眼典型大发作临床表现

症状		剧烈的眼痛、头痛，甚至恶心、呕吐
眼部检查	视力	严重减退，可仅存光感
	结膜	球结膜水肿，睫状充血或混合充血
	角膜	上皮水肿，呈雾状浑浊，角膜后可有色素颗粒沉着（色素性 KP）
	前房	前房极浅，房水闪辉
	虹膜	水肿，隐窝消失；可见虹膜色素脱落和/或扇形萎缩
	瞳孔	瞳孔扩大，多呈竖椭圆形或偏向一侧，对光反射消失等
	晶状体	青光眼斑：为晶状体前囊下可呈现灰白色斑点状或粥斑样的浑浊
	眼底	难以窥见，可见视网膜动脉搏动
		角膜水肿消退后，可见视盘充血或苍白，视网膜水肿，出血斑点
	眼压	多在 6.67 kPa（50 mmHg）以上，甚至可超过 10.7 kPa（80 mmHg）
	急性大发作后留下的体征	瞳孔（竖椭圆形）散大、固定
		虹膜色素扇形萎缩
		青光眼斑

不典型发作期：又称小发作。发作时仅有轻度眼痛或鼻根部酸胀、头痛、雾视、虹视现象，发作时间短暂，休息后自行缓解。眼部检查，视力影响不明显，没有明显充血、水肿，角膜上皮轻度水肿，瞳孔形态正常，对光反应略迟钝，虹膜膨隆，前房较浅。眼底视盘正常，眼压一般在 30 mmHg，也可高达 50 mmHg。发作后房角仍可重新开放，但如果反复发作，则可逐步产生房角损害，在大部分房角形成粘连后，可进入到慢性进展期。

b. 慢性闭角型青光眼。

其房角粘连是由点到面逐步发展的，眼压也随之缓慢上升，没有急性闭角型青光眼急性大发作的症状和体征，但在高眼压的持续作用下，逐渐形成视盘凹陷性萎缩和特征性视野损害。患者多在做常规眼科检查时或于病程晚期感觉到有视野缺损时才被发现，因此更具有潜在的危害性。慢性闭角型青光眼常缺乏自觉症状，如果检查不细致，可被漏诊或误诊为老年性白内障、开角型青光眼等而导致贻误有效治疗。临床也难以做出原发性慢性闭角型青光眼的明确分期，其临床特征见表 11 - 4。

表 11 - 4 慢性原发性闭角型青光眼临床特征

项目	临床特征
好发年龄	50 岁左右
性别	男性多见
症状	无急性大发作的症状
前房	中央前房深度正常或接近正常，周边前房浅
虹膜	膨隆现象不明显
虹膜角膜角	房角为中等狭窄，多中心的点状周边虹膜前粘连，房角粘连由点到面
视盘	逐渐形成凹陷性萎缩等典型的青光眼性视盘损害
视野	程度不等的青光眼性损害
眼压	多为中等程度升高，常在 5.33 ~ 6.67 kPa（40 ~ 50 mmHg）

②原发性开角型青光眼。

原发性开角型青光眼（primary open angle glaucoma，POAG）确切的发病机制尚未阐明，具有多基因或多因素的基因致病倾向性，其特点是眼压升高、房角开放，即房水外流受阻于小梁网 – Schlemm 管系统。我国的原发性开角型青光眼少于原发性闭角型青光眼。

临床表现：早期几乎没有症状，少部分患者在眼压升高时可出现眼胀、头痛和虹视等；常至晚期因视物模糊、视野缩小，行动不便时才发觉。部分患者表现为进行性近视，常觉视疲劳；多数患者中心视力在短期内不受影响，甚至晚期管状视野患者中心视力也可保持良好。

眼局部体征：早期，眼前部可无任何改变，前房深度正常或较深，虹膜平坦，虹膜角膜角开放，房角镜检查一般看不到房角结构的明显异常；晚期，在患眼视神经损害较重时可有瞳孔轻度散大，对光反射迟钝（相对性传入性瞳孔障碍）。

（2）继发性青光眼。

原因往往是由于某些眼病或全身疾病以及某些药物的应用干扰或破坏了正常的房水循环，使房水流出通路受阻而引起眼压增高的青光眼，占全部青光眼的 20% ~ 40%。继发性青光眼多为单眼发病，一般无家族遗传性。根据在眼压升高状态下检查前房角显示房角开放或关闭，又分为继发性开角型青光眼和继发性闭角型青光眼两类。继发性青光眼除了眼压增高这一危害因素导致视神经损伤外，还有较为严重的原发病因存在。由于原发眼病常使眼组织遭受破坏，所以继发性青光眼在诊断和治疗上比原发性青光眼更为复杂，预后也较差。在继发性青光眼的诊断和治疗中，需要同时考虑眼压水平和原发病变。

4. 检查项目（见表 11-5）

表 11-5　青光眼检查项目

项目	说　明
查房角	通过房角检查，明确房角的开闭状态，以及房角的发育、色素、粘连等情况
查眼压	通过眼压检查明确眼压水平。因为眼压在一天中是有波动的，因此测量 24 h 眼压曲线对某些青光眼的诊断和治疗效果判定是非常必要的
查视野	通过视野检查明确视野的损害程度
查眼底	特征性视盘改变、视神经纤维层缺损是诊断青光眼的重要依据

5. 治疗方法

（1）药物治疗。

①增加房水流出：缩瞳剂。

毛果芸香碱：1%～4% 滴眼液，每日 3～4 次收缩瞳孔，使瞳孔重新开放，为闭角型青光眼一线用药。

前列腺素及其衍生物：目前有 0.005% 拉坦前列素，0.004% 曲伏前列素和 0.03% 贝美前列素，其机制为增加房水经巩膜外流，但生成无影响。

肾上腺素受体激动剂：目前常用的为 α2 酒石酸溴莫尼定，可选择激动 α2 受体，同时减少房水生成和增加房水排除。

②抑制房水生成。

β 肾上腺素受体阻滞剂：常用 0.25%～0.5% 噻吗洛尔、0.25%～0.5% 盐酸左旋布诺洛尔和 0.25%～0.5% 倍他洛尔滴眼液，可抑制房水生成。但注意的是前两者为非选择性 β 受体阻滞剂，房室传导阻滞、窦房结病变或支气管哮喘者忌用。

碳酸酐酶抑制剂：代表药物为乙酰唑胺，每天 0.25 g，多为补充用药，不可长期以及大剂量使用，目前已应用有 1% 布林佐胺，其副作用比前者少。

③减少眼内容积。

采用 50% 甘油和 20% 甘露醇，可在短时间内迅速提高血浆渗透压，使眼玻璃体中的水分迅速进入血液从而降低眼压，常用于治疗闭角型青光眼急性发作。但注意降压作用维持时间短，常在 2～3 小时后即消失，且可因颅内压降低出现头痛、恶心等神经症状。

（2）手术治疗。

①解除瞳孔阻滞。

常见有周边虹膜切除术、激光虹膜切开术，原理是切除或切开周边虹膜，解除瞳孔的阻滞情况，适用于发病机制为瞳孔阻滞且房角无广泛粘连的早期闭角型青光眼。

②解除小梁网阻力。

常见有房角切开术、小梁切开术、选择性激光小梁成形术（SLT），前者切开通透性不良的小梁网将房水引流至静脉系统，后者应用激光激活小梁网细胞增加房水外流进而降低眼压。

③建立房水外流通道。

常见有小梁切除术、非穿透性小梁手术、激光巩膜造瘘术、房水引流装置植入等，机制是切除部分巩膜小梁阻滞形成瘘管引流至球结膜下间隙再经结膜组织吸收。

④青光眼白内障联合手术。

去除膨胀、位置前移白内障晶体，治疗白内障的同时解除瞳孔阻滞，降低眼压，适用于中等或严重青光眼视神经损害的患者。

6. 术后康复指导

（1）常规护理。

术后早期严禁压迫、按摩眼球。滤过手术后，根据需要在医生指导下做眼球按摩，以保证滤道通畅，促进房水排泄，降低眼压。术后如有头疼、眼胀、恶心等症状，需要及时通知医护人员给予处理。

（2）用药指导。

①注意事项：遵医嘱用药，不能自行停药。滴用 2 种及以上眼药水时，点眼至少间隔 5 min 以上，眼药膏睡前使用。使用噻吗心安眼药水期间，如脉搏＜60 次/min 时应报告医生，必要时停用。打开使用的眼药水、眼药膏使用有效期是 28 天，未用完都要丢弃。用药过程如感到不适，应与医护人员联系。同时，一些精神科、神经科、内科用药可引起眼压升高，诱发或加重闭角型青光眼，应禁用或慎用，如地西洋、艾思唑仑等。

②目前治疗青光眼的药物有很多种，下面介绍几种常见治疗药物。

a. 拟胆碱药（缩瞳剂）。

目的：急性闭角型青光眼的治疗原则是迅速降低眼压，减少组织损害，积极挽救视力。首先用药物降低眼压，待眼压得到有效控制后，可考虑手术治疗。

方法：常见局部点眼。

不良反应：应用拟胆碱药（缩瞳剂）时，患者出现眉弓疼痛、视物发暗、近视加深等。若使用高浓度制剂频繁滴眼，患者出现胃肠道反应、头痛、出汗等全身中毒症状。

注意事项：每次点药后应压迫泪囊区数分钟，如出现上述症状应及时在医生指导下停药。

b. 肾上腺素能受体阻滞剂。

目的：降低眼压，减少组织损害。

方法：常见局部点眼。

不良反应：减慢心率。如使用 0.5% 噻吗洛尔滴眼液过程中应自我监测心率，心率低于 60 次/min 时，在医生指导下停药并给予正确处理。

注意事项：对心脏房室传导阻滞、窦性心动过缓、支气管哮喘和 COPD 患者禁用。

c. 拟肾上腺素药。

目的：减少房水生成及增加葡萄膜巩膜外流。

方法：局部点眼。

不良反应：局部结膜苍白，烧灼感、视物模糊和泪液分泌减少，眼部干、痒、局部充血等过敏反应。全身：最常见的不良反应为口鼻黏膜干燥、疲劳乏力、嗜睡等中枢神经系统症状。

注意事项：不要用于婴幼儿/低龄儿童（约为体重＜18 kg）。

d. 碳酸酐酶抑制剂。

目的：通过抑制房水生成，降低眼压，减少组织损害。

方法：口服。

不良反应：患者会出现口麻、手麻情况，长期服用也可引起酸中毒、尿路结石、肾绞痛、血尿及小便困难、乏力、低血钾等副作用。若发生上述症状，应停药，并及时通知医生。

注意事项：磺胺药物过敏史者禁用。

e. 高渗剂。

目的：在短期内提高血浆渗透压，使眼玻璃体内的水分进入血液，减少眼内容量，以降低眼压。

方法：静脉输液、口服。

不良反应：使用20%甘露醇注射液静脉输液降眼压后因颅内压降低，部分患者如有头痛、恶心等症状，平卧1～2 h后症状可减轻或消失。

注意事项：使用20%甘露醇注射液静脉输液完毕后30 min～1 h通知医生复测眼压。20%甘露醇注射液静脉输液时，应在15～20 min内快速滴完（排除心肺疾病患者）。输液后如遇胸闷、憋气、头痛、寒战等不适或血压脉搏、呼吸异常，及时通知医生，以防意外。糖尿病患者禁止口服甘油降眼压。

f. 抗生素类眼药水。

目的：为防止眼部术后感染，术前三日应据医嘱部滴抗生素眼药水及其他眼药。

方法：局部点眼。

不良反应：药物过敏反应如点药后出现痒、球结膜充血、水肿等不适。

注意事项：点眼药方法要正确，点滴前需要清洁双手；正确核对药名、有效期。

食指轻轻拉开下眼睑，露出穹隆部。瓶口距眼睛2～3 cm处，在穹隆部滴下眼药水，闭目休息5 min，注意眼药瓶勿碰触眼睛，以免污染眼药水。点药后应压迫泪囊区2～3 min。

g. 激素类眼药水。

目的：抗感染，减轻术后炎症反应，促进眼球恢复。

方法：局部点眼。

不良反应：长期使用该类药物易引发眼压升高继发青光眼。患者表现为眼球胀痛、同侧偏头痛；眼睛看灯管时，在光源周围出现犹如彩虹般的彩色光环、视物模糊，以及恶心、呕吐等胃肠道反应。

注意事项：点眼药方法正确，需在医生指导下用药，不得擅自增减药量。

h. 前列腺素类药物。

目的：显著降低眼压，可持续至少 24 h。

方法：常见局部点眼。

不良反应：局部副作用可见部分患者出现虹膜颜色加深，睫毛变粗，变长。

注意事项：每日只需一次用药，一般每晚一次，儿童安全性好。药物需于冰箱内冷藏。

7. 出院居家指导

青光眼术后，眼压虽控制，但不代表疾病痊愈，需终身随访。术后早期术眼充血（发红）、轻度异物感或流泪属于正常现象，若出现看灯有彩虹圈、眼痛、头痛伴恶心呕吐、视力下降等不适或其他自觉症状严重不适时，需及时就诊。注意眼压和视野的变化。一般每周复查一次，一个月后改为两周复查一次，眼压控制良好后每月一次或者每两个月一次，半年后可每 3～6 个月复查一次。具体的复查时间可根据病情由医生决定。

（1）术后应注意居家卫生，床铺整洁，穿着宜宽松透气，衣领不要过紧、过高，女士胸罩不能过紧，睡觉时枕头高度适宜（高度大约 10 cm）。

（2）保持眼部卫生，洗漱时避免脏水或肥皂水进入术眼。

（3）避免长时间低头弯腰，不在暗室长时间逗留。

（4）已有视野缺损的患者应注意安全，避免驾驶或从事危险的工作及运动。

（5）生活作息规律，学会控制情绪，保持心情舒畅。

（6）劳逸结合，多闭眼休息，避免强光、烟、尘刺激。

（7）术后早期避免重体力劳动和对抗性的体育活动。

（8）推荐运动：散步、太极拳、慢跑等。

8. 如何预防青光眼

预防青光眼的主要对象是具有危险因素的人群。具有青光眼危险因素的人，在不良精神因素等诱因刺激下随时都可能激发青光眼的形成，所以平时必须排除一切可以诱发眼压增高的有害因素，预防青光眼发生。

（1）保持心情舒畅，避免情绪过度波动，青光眼最主要的诱发因素就是长期不良精神刺激，脾气暴躁、抑郁、忧虑、惊恐。

（2）生活、饮食起居规律，劳逸结合，适量体育锻炼，不要参加剧烈运动，保持睡眠质量，饮食清淡、营养丰富，食量达到八成饱，适当吃些青菜和水果。禁烟酒、浓茶、咖啡，适当控制进水量，每天不能超过 1 000～1 200 mL，一次性饮水不得超过 300 mL，保持大便通畅。

（3）注意用眼卫生，保护用眼，不要在强光下阅读，暗室停留时间不能过长，如看电影，不要戴墨镜，光线必须充足、柔和。看书、写字、玩电脑等保持时间在 30～40 min 以内，中间休息 10 min 后可继续，不要过度用眼。

（4）综合调理全身并发症。

（5）不要穿紧颈或紧身的衣服，以免影响头部的血液循环；保持 7 h 以上的睡眠，睡觉时枕头稍高一些。

（6）注意药物影响，坚持按医嘱服药，不要擅自停药、改药、加药。

（7）妇女闭经期、绝经期及痛经可使眼压升高，应高度重视，如经期出现青光眼表现，应及时就诊专科。

（8）有青光眼家族史及危险因素者，必须定期复查，一旦有发病征象，必须积极配合治疗，防止视功能突然丧失。即使病情非常稳定，也不要抱有麻痹侥幸心理，掉以轻心。

（9）青光眼发病具有一定的遗传倾向。根据世界青光眼协会专家的推荐，结合我国防治早期青光眼的经验，我们推荐根据年龄结构对人群进行普查：35～40岁至少检查1次，40～49岁每2～3年检查1次，50～59岁每1～2年检查1次，60岁以上每年检查1次。特别对高度近视眼（＞－6.0D）、远视眼、有青光眼家族史及患有心血管系统疾病、糖尿病者更需排查青光眼。

防护小贴士

青光眼患者往往会问医生，自己的眼压要降低到何种程度才能保存现有的视力与视野，也就是说医生最好能给每位患者设定一个治疗的"目标眼压"，使患者与医生都能向"目标眼压"的水平共同努力，这对青光眼这一需终身诊治的眼病非常重要。"目标眼压"的设定值也不是一成不变的。一般的设定值为降低原眼压的35%～50%；或者大致为：早期青光眼达18 mmHg，中期青光眼15 mmHg，晚期青光眼达12 mmHg左右。对于已经达到目标眼压者，治疗后仍要密切注意视野及视神经病变的变化，如果仍有进展，则要考虑眼压是否得到了良好的控制：一是"目标眼压"可能设定太高，需要重新设定；二是眼压的昼夜波动值，有时夜间眼压可能升高，而白天就诊时眼压处于较低水平，造成眼压控制良好的假象。因此，治疗前后最好能测定昼夜眼压波动，如条件不具备，至少要测量眼压日曲线，有助于判断治疗后眼压下降水平及视神经病变的状态。

（三）年龄相关性黄斑变性的风险与管理

1. 概述与流行病学

年龄相关性黄斑变性（age-related macular degeneration，AMD）是一种视网膜中央部分（黄斑）感光细胞和支持性视网膜色素上皮的退行性疾病，其特征是中心视力丧失。它是一种无痛的疾病，通常因进行性视力损害而使病情复杂化。它严重影响患者的生活质量，尤其是老年人。这是一种导致失明的不可逆转的疾病，是全球第三大常见致盲性眼病，也是西方国家老年人不可逆转失明的最常见原因。

流行病学调查结果显示，AMD是西方世界成年人严重中心视力丧失和法定失明的最常见原因。据估计，全球AMD患病率为8%～9%。据预测，到2040年，全球将有近2.5亿人受到这种疾病的影响，发病率和患病率随着年龄的增长而增加。（见图11-6）

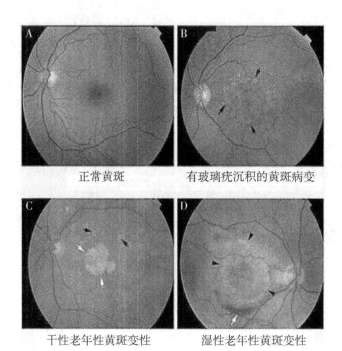

正常黄斑   有玻璃疣沉积的黄斑病变

干性老年性黄斑变性   湿性老年性黄斑变性

图 11 - 6   眼底黄斑标示图

2. 发病机制与危险因素

AMD 的发病机制仍知之甚少。它显然是一种多因素、多基因疾病所致，而衰老仍然是最重要的单一风险因素。其危险因素中，不可改变的风险因素包括年龄较大和遗传风险，而可改变的风险因素包括吸烟和饮食类型（膳食中抗氧化剂摄入量低）。

3. 疾病分型

干性 AMD（也称为非渗出性或非新生血管性 AMD）是最常见的类型。85%～90%的患者患有此病，它会导致视力逐渐丧失。

湿性 AMD（也称为渗出性或新生血管性 AMD）不太常见，10%～15%的患者患有此病。

4. 临床表现

在早期可能没有症状：

（1）干性 AMD 患者的视力会慢慢丧失。他们可能：

• 在阅读或驾驶时注意到一只眼或双眼的问题。

• 首先注意到一只眼睛的问题，后来双眼都会出现问题。

（2）患有湿性 AMD 的人的视力可能会突然发生变化。他们可能需要明亮的灯光或放大镜才能像以前一样看得清楚。

5. 检查项目

荧光素眼底血管造影（FFA）检查，可见脉络膜新生血管和渗漏。使用裂隙灯仪器

（生物显微镜）进行散瞳检查。

6. 治疗方法

（1）药物治疗：目前临床上应用的药物是抑制血管内皮生长因子及抑制新生血管的糖皮质激素类药物。

（2）光动力疗法：利用与脉络膜新生血管内皮细胞特异结合的光敏剂，受一定波长光照射激活，产生光氧化反应，杀伤内皮细胞，从而达到破坏脉络膜新生血管的作用。目前已被广泛采用。

①激光光凝治疗：软性玻璃膜疣可行激光光凝或微脉冲激光照射，可促进吸收。

②手术治疗：是一种能够根除脉络膜新生血管的方法。

7. 预防保健

（1）合理膳食：通过采用富含植物、蔬菜和鱼类的饮食（地中海饮食）来坚持健康的生活方式，是降低 AMD 发生和进展风险的最佳方法。日常生活中，进食抗氧化剂（维生素 B、C 和矿物质等）、叶黄素和玉米黄素、脂质、浆果提取物（如蓝莓）。

（2）生活方式管理：戒烟或避免吸二手烟，合理运动，保持理想的体质指数。

（3）减少光线暴露：为避免光损害造成的光毒性蓄积作用，接受光动力疗法的人群在强光下活动时，需要佩戴手套、深色太阳镜，穿长袖长裤。

（4）视力康复：黄斑病变低视力的训练原则就是帮助患者建立稳定而集中的旁中心注视，充分利用残留视功能，改善其功能性视力，提高患者生活质量。旁中心注视的训练方法很多，最新、最精准的方法是微视野生物反馈训练（MBFT）。其原理是当患者因某些眼底疾病导致黄斑中心凹区域受损时，大脑将试图用中心凹旁优选的视网膜区域代替受损的中心凹区域，并作为新的注视中心，重新定位眼球的运动基准。这是初级视觉皮质的重塑，其本质是大脑皮层的可塑性，可通过脑功能成像体现。

（5）早期筛查。

①询问病史：对于任何出现视力障碍症状的患者，病史应包括视力丧失率；是否涉及一只眼睛或双眼；以及视力丧失是远视力、近视力还是两者兼而有之。同时，应考虑眼部问题的家族史，包括发病年龄。家庭成员较早发病可能表明患者患病的可能性更大或进行性疾病。

②眼科检查：可使用近视力表或远视力表（如果有）。应始终通过让患者佩戴适当距离的眼镜来检查视力。使用阿姆斯勒网格对畸变或暗点进行额外检查可能会很有用。未散瞳的眼底镜检查可能会发现玻璃疣或黄斑出血。

每周在家中使用阿姆斯勒网格进行自我监测是尽早发现干性 AMD 向湿性 AMD 转变的最佳方法之一。使用阿姆斯勒方格表的说明如下：

• 视力表尺寸应为 10 cm×10 cm，照明良好，用于测量距离眼睛 33 cm 时的中央 20°视野。

• 如果患者需要的话，应该戴眼镜进行测试。

• 在照明良好的房间中，要求患者将网格保持在距面部约 33 cm 的位置，每次测试一只眼睛。（要求遮住一只眼睛）

●当直视中心点时，患者应观察网格，而不要将焦点从中心点重新定向。确定患者是否可以看到网格的所有角和边。如果任何线条或区域看起来模糊、波浪状、黑暗或空白，请在图表注释中标记该区域并安排紧急眼科咨询。

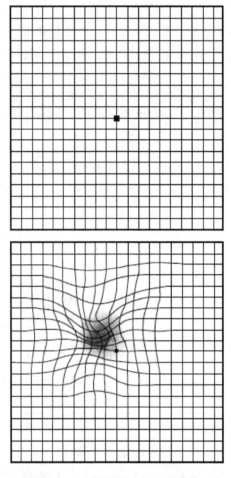

图 11 - 7　正常视物与 AMD 视物情况

（四）老视的风险与管理

1. 概述与流行病学

屈光不正和老花是全世界视力受损的常见且可矫正的原因。老花眼是一种生理现象，不属于屈光不正。老花眼通常在 40 岁之后开始出现，此时患者开始意识到无法在阅读距离处聚焦于物体。老花眼患者到 65 岁时，眼睛的阅读聚焦能力会逐渐丧失直至完全丧失。

据估计，2015 年，全球有 18 亿老花眼患者。其中约 8.26 亿人的视力未矫正或矫正不足。在美国，老花眼是老龄化导致视力障碍的最常见原因。

2. 发病机制

老花眼的发生，与老化晶状体的调节能力丧失有关，导致无法再聚焦在一臂或更近的物体上。在自然老化过程中，晶状体失去弹性，因此当小带纤维松开其抓力时，晶状体会变得更圆。

3. 临床表现

视近物困难：初期近点逐渐远移，常将注视目标放得远些才能看清。在光线弱的环境下，近视力更差。随着年龄增长，即使将注视目标尽量放远也无法看清。

视疲劳：头痛、眼胀、流泪、看近物不能持久。单眼复视，视力不稳定，看书错行等。

4. 治疗方法

老花眼的治疗方法是使用凸透镜作为"老花镜"，或者与远视矫正结合使用，其中透镜可以是有衬里的（双焦点、三焦点）或无衬里的（多焦点、渐进）。

还可以采用手术治疗，包括巩膜扩展手术、射频传导性热角膜成形术等。

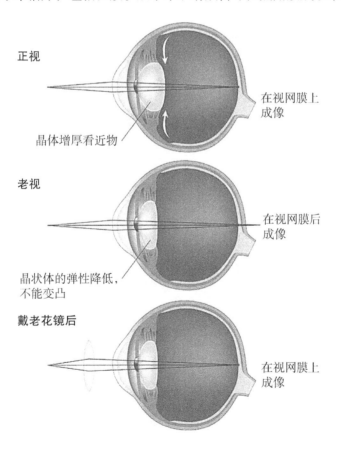

图 11-8　矫正后的视物

5. 预防护理措施

（1）避免用眼过度导致视疲劳。

（2）老花眼一般45岁开始，所以老花镜需要定时调整。

（3）保持身心健康，生活有规律，合理饮食，锻炼身体。

（五）视网膜脱离的风险与管理

1. 概述与流行病学

视网膜脱离（retinal detachment，RD）是指视网膜的神经上皮层和色素上层之间的脱离。它是一种严重的眼部疾病，会导致视力改变或视力丧失甚至失明。本病多见于中年或老年人，多数有近视，双眼可先后发病。

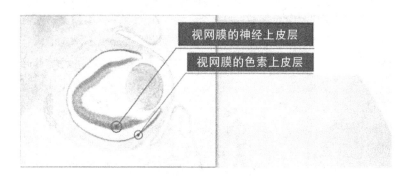

图 11-9　视网膜结构

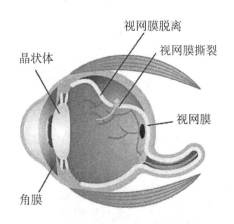

图 11-10　视网膜脱离

2. 发病机制及危险因素

视网膜脱离通常没有明确的原因，发病诱因有玻璃体后脱离、年龄较大、既往眼内手术、近视、视网膜格子样变、视网膜脱离家族史、另一只眼视网膜脱离史、眼外伤和先天性结缔组织疾病。牵引性视网膜脱离通常发生在糖尿病患者中，渗出性视网膜脱离通常发生在眼部炎症患者中。

当视网膜与下面的视网膜色素上皮和脉络膜分离时，就会发生视网膜脱离，导致视网膜缺血和感光器变性。如果不进行治疗，许多有症状的视网膜脱离会发展到整个视网膜并导致视力丧失。

3. 疾病分型

（1）孔源性视网膜脱离（RRD）是由于视网膜破裂导致液化玻璃体进入视网膜下腔所致。

（2）非孔源性脱离是由于渗出过程或牵引力造成的，可分为牵拉性及渗出性视网膜脱离。

4. 临床表现

（1）患眼出现无痛性视力减退或视力丧失。

（2）眼前闪光感和黑影飘动。

（3）视野缺损：相应于视网膜脱离区的视野缺损，并多有眼压偏低。

（4）眼底改变：散瞳检查眼底可见视网膜脱离区裂孔。

5. 检查与诊断

根据病史（例如突然出现飞蚊症、闪光和/或视力丧失），怀疑视网膜脱离的诊断。根据眼底表现，散瞳后用间接检眼镜、巩膜压迫或用三面镜检查，发现视网膜脱离区裂孔即可诊断。眼底荧光血管造影和 B 超检查可协助诊断。

6. 治疗方法

（1）治疗原则是封闭裂孔，缓解或消除玻璃体牵拉。

（2）一经确定孔源性视网膜脱离应尽早手术。牵拉性视网膜脱离累及黄斑要做玻璃体手术治疗。渗出性视网膜脱离需针对原发病进行治疗，大多数不用手术治疗。

（3）常采用手术封闭裂孔。方法可选择激光光凝、透巩膜光凝、冷凝，再在裂孔对应的巩膜外做顶压术、巩膜环扎术。复杂的视网膜脱离选择玻璃体内气体或硅油充填术等，使视网膜复位。

（4）不同情况的处理方法：在没有视网膜撕裂或视网膜脱离的情况下，不需要治疗，但需要在四至六周内进行密切监测。对于有症状的视网膜裂孔患者，建议采用激光光凝或冷冻视网膜固定术进行治疗，而不是进行监测，以防止随后的视网膜脱离。对于无症状视网膜破裂的患者，通常会进行密切随访。

7. 术后康复及出院指导

（1）包扎双眼，安静卧床休息一周。

（2）保持正确的体位：玻璃体注气或注油病人，术后应低头或给予恰当体位，使裂孔处于最高位，待气体吸收后可正常卧位。应定时变换体位，每两小时变换一次，轮流保持俯卧位、面向下坐位和面向下步行位，辅以额、颈、肩、胸、腰垫，使患者能较为舒适、长时间保持低头位。

（3）术后可能有眼压升高、眼痛等症状，需要动态观察和评估。

（4）术后患侧眼睛继续散瞳治疗 1 个月以上。

（5）恢复期内或半年内避免剧烈运动或从事重体力活动，防止视网膜再次脱离。

（6）正确点眼药水，按时遵嘱用药，定时复查。

（7）出院后佩戴小孔眼镜 3 个月。

（六）干眼症的风险与管理

1. 概述

干眼症，又称角结膜干燥症，是一种眼表多因素疾病，是因泪液分泌质或量的异常或动力学异常引起的泪膜不稳定，并伴有眼部不适和/或眼表组织病变的一类疾病。

2. 发病机制及危险因素

干眼症的病因复杂，受多种因素影响。眼表面改变、基于免疫的炎症反应、细胞凋亡、性激素水平降低及外界环境因素等都是导致干眼发生发展的主要因素。通常是由于泪液产生减少和/或蒸发损失过多造成的。泪膜不稳定和高渗透压、眼表炎症和损伤以及神经感觉异常往往是病因。

据研究显示，高龄、女性、荷尔蒙变化（主要是由于雄激素减少）、全身性疾病（例如糖尿病、帕金森病、干燥综合征）、隐形眼镜佩戴、全身药物（抗组胺药、抗胆碱能药、雌激素、胺碘酮、烟酸）、眼部药物（尤其是含有防腐剂的药物）、营养缺乏（例如维生素 A 缺乏）、角膜感觉减退、眼科手术（尤其是角膜屈光手术）、低湿度环境等都是其危险因素。

3. 临床表现

大多数患者会出现与轻度至中度不适相关的慢性眼部刺激症状。然而，随着时间的推移，患者报告的症状和临床可测量的体征存在相当大的差异，并且公认这些症状和体征之间缺乏相关性。常见的眼部不适包括：干涩、异物感、红眼睛、烧灼感、畏光、痒感、模糊的视野，容易视疲劳。对某些人来说，当处于寒冷、有风或干燥的环境中时，症状会更严重。

4. 检查项目

（1）泪河宽度：正常情况裂隙灯下检查结膜，泪液沿着睑缘形成一泪液条，其宽度为 0.5 ~ 1.0 mm，表面为凹状的泪河。如泪河曲率半径≤0.35 mm，提示泪液分泌异常。

（2）泪液分泌试验：常用 Schirmer 试验，正常 10 ~ 15 mm/5 min，低于 5 mm 提示干眼可能。

（3）泪膜破裂时间：正常为 10 ~ 45 s，小于 10 s 为泪膜不稳定。

（4）眼表上皮活性染色。

（5）泪液渗透压测定：有一定特异性，如大于 312 mOms/L，可诊断为干眼症。

5. 治疗方法

一线治疗方法是：补充泪液、环境应对策略、改善眼睑异常、热敷（软化阻塞的睑板腺排泄管中的分泌物）、停止使用可能导致干燥的全身或眼部药物。严重干眼症而颌下腺功能正常者，可行颌下腺导管移植手术。

6. 预防与护理

（1）消除诱因：注意用眼卫生，避免长时间阅读或使用电脑等容易产生视疲劳的因素，对于长期应用电脑等视屏引起的干眼症，应以预防为主。使用电脑时，保持正确的姿势，视线稍向下，眼与屏幕距离 40～70 cm，每次使用时间控制在 1～2 h，然后休息10～15 min，并向远处眺望休息。定时做眼保健操，按摩眼部，促进眼部肌肉放松。

（2）用药护理：正确使用眼药水，常用的药物是人工眼泪、环孢素 A 滴眼液等。对于轻度干眼患者宜选择黏稠度较低的人工泪液，如0.1% 玻璃酸钠等，使用频率为每天 4次；对于中、重度干眼患者，宜选择黏稠度较高的人工泪液，如0.3% 玻璃酸钠等，使用频率根据病情和症状适当增加或按需使用。凝胶及膏剂在眼表保持的时间较长，主要用于重度干眼患者，但因涂抹后会影响视物和日常活动，建议在睡前使用。

（3）保留眼泪：可佩戴硅胶眼罩、湿房镜、治疗性角膜接触镜（重症者不宜使用）。可常做瞬目动作，保持眼镜湿润。

（4）睑缘清洁：①根据情况应用具有抗炎、抗菌、除螨虫作用的眼部专业湿巾及清洗液常规清洁睑缘；②对于睑缘感染严重的患者，常规清洁后短期局部应用抗菌眼膏。

（5）热敷熏蒸：①使用热毛巾、加热蒸汽罩等进行熏蒸，建议温度达到40～45 ℃，保持 10～15 min；②可联合中医科，在医生指导下，采用特殊中药，包括野菊花、桑叶、金银花和密蒙花等进行熏蒸。

（6）睑板腺按摩：①使用玻棒法、睑板垫法、镊子挤压法，通过挤压睑板腺，排出睑板腺内的异常睑酯；②对于睑板腺开口严重阻塞者，可用细的探针穿刺开口，有利于睑酯排出。

（7）饮食干预：对于有干眼症状的人群，推荐地中海饮食结构，每天摄入一定量的微量营养素，如 ω－3 脂肪酸、维生素、类胡萝卜素、微量金属元素，天然食物以蔬菜、水果、鱼类、五谷杂粮、豆类、橄榄油为主；避免长期食用脂肪含量较高的食物，如坚果、肥肉、动物内脏、奶油制品、巧克力、冰淇淋等。

（8）眼部行为训练练习：眨眼训练，指导患者在清醒时训练 20 min，正常闭眼 2 s，睁眼，再次正常闭眼 2 s，紧紧闭合挤压眼睑 2 s，睁眼；坚持 4 周。"盲工作"练习，不需要视物时闭上双眼。

（9）室内环境：使用加湿器改善局部环境，减少使用冷、暖气，避免冷风或热风直吹。避免在吸烟的环境停留过长时间。

（七）糖尿病视网膜病变的风险与管理

1. 概述

糖尿病视网膜病变（diabetic retinopathy，DR）是糖尿病的常见并发症之一，是导致成人失明的主要原因。

2. 发病机制及危险因素

（1）高血糖：长期高血糖是糖尿病视网膜病变的主要原因。血糖水平控制不佳会加速视网膜血管的损伤。

（2）糖尿病病程：糖尿病病程越长，发生视网膜病变的风险越高。1 型糖尿病患者在诊断后 5 年内，2 型糖尿病患者在诊断时即可能已有视网膜病变。

（3）高血压：高血压会加重视网膜血管的损伤，增加视网膜病变的风险。

（4）高血脂：高血脂会导致视网膜血管的脂质沉积，加重病变。

（5）肾脏疾病：糖尿病肾病与视网膜病变常同时存在，肾功能不全会加重视网膜病变。

（6）吸烟：吸烟会增加视网膜病变的风险，且会加重病情。

3. 临床表现

糖尿病视网膜病变的症状表现因病变的严重程度和类型而异。常见症状包括：

视力模糊：视力逐渐下降，尤其是黄斑区受累时，视力模糊更加明显。

视野缺损：视网膜出血或脱离可引起视野缺损，患者可能出现视野中的黑影或盲点。

视物变形：黄斑水肿或硬性渗出可导致视物变形，患者可能感觉物体扭曲或变形。

夜盲：视网膜缺血和微循环障碍可导致夜间视力下降，出现夜盲症状。

突然失明：玻璃体出血或视网膜脱离可导致视力突然下降，甚至失明。

4. 治疗方法

糖尿病视网膜病变是一种严重的糖尿病并发症，需要综合管理。通过严格控制血糖、血压和血脂，定期进行眼科检查，以及必要时进行激光治疗、抗血管内皮生长因子（VEGF）治疗和玻璃体切割术，可以有效预防和延缓视网膜病变的进展，保护患者的视力。生活方式干预也是管理糖尿病视网膜病变的重要措施，患者应积极配合医生的治疗方案，保持健康的生活方式。

5. 预防与护理

（1）血糖控制。目标：将糖化血红蛋白（HbA1c）控制在 7% 以下。措施：通过饮食、运动、药物（如胰岛素、口服降糖药）等综合管理血糖。

（2）血压控制。目标：将血压控制在 130/80 mmHg 以下。措施：通过生活方式干预（如低盐饮食、运动）和药物［如血管紧张素转化酶抑制剂（ACEI）、ARB］控制血压。

（3）血脂管理。目标：将低密度脂蛋白胆固醇（LDL－C）控制在 2.6 mmol/L 以下。措施：通过饮食、运动和药物（如他汀类药物）管理血脂。

（4）定期眼科检查。频率：1 型糖尿病患者在诊断后 5 年内，2 型糖尿病患者在诊断时即应进行眼科检查，此后每年复查一次。内容：包括视力检查、眼底镜检查、荧光素血管造影等。

（5）激光治疗。适应症：适用于增殖性糖尿病视网膜病变（PDR）和严重的非增殖性糖尿病视网膜病变（NPDR）。效果：激光治疗可以封闭异常血管，减少出血和渗出，防止视力进一步恶化。

（6）抗 VEGF 治疗。适应症：适用于黄斑水肿和增殖性糖尿病视网膜病变。药物：如雷珠单抗、阿柏西普等，通过抑制血管内皮生长因子，减少新生血管和渗出。

（7）玻璃体切割术。适应症：适用于玻璃体出血、牵拉性视网膜脱离等严重并发症。效果：通过手术清除玻璃体内的出血和病变组织，恢复视网膜的正常结构和功能。

（8）生活方式干预。健康饮食：选择低 GI 食物，控制总热量摄入，保持均衡营养。规律运动：每周至少 150 分钟中等强度的有氧运动，如快走、慢跑、游泳等。戒烟限酒：戒烟和限制酒精摄入，有助于减少视网膜病变的风险。

第二节　听力的风险与管理

随着年龄的增长，人体各部位的机能退化，我国老年人口听力障碍的问题日益突出。第二次全国残疾人抽样调查显示，我国老年性耳聋或者占听力障碍患者总人数 34.1%，其中 75 岁以上的老年人群一半都存在不同程度的听力障碍。可见老年性耳聋是一个很普遍的现象。发生老年性耳聋的主要原因是衰老的听觉系统退化，特点是持续多年缓慢进行且对称性下降的听力损失。听力损失是继高血压和关节炎之后的第三大常见的困扰老年人的疾病，是世界发病率第三的老年性疾病。听力损失是听觉功能障碍的表现，轻者称重听或听力减退，重者称耳聋或全聋。

2022 年，有关机构发布了国内首份《老年听障社会问题调研报告》，显示我国听力障碍老人的共性主要为：病情进展慢、不够自我重视、依赖家人支持且不愿意接受助听器使用。听力下降会导致老年人言语识别率降低，随着年龄进一步增加，听力受损加剧，老年听障人群慢慢与非听障人群形成沟通障碍。这种交流障碍会使其减少对外沟通，情绪低落，进一步增加孤独感，甚至改变心理状态。长期缺乏对外沟通还可导致抑郁、社会隔离、低自尊、住院率增加、认知功能下降和功能性失能。

一、概述

听觉系统由外耳、中耳和内耳组成。外耳包括耳郭和耳道，主要作用是收集声波并导向中耳。中耳通过三个小骨头，即锤骨、砧骨和镫骨放大声波并传递到内耳。内耳包括耳蜗和前庭器官，耳蜗将声波转化为神经脉冲，传递到大脑进行解析。

老年听力损失是指 60 岁以上老年人因年龄增长、耳科疾病、遗传因素、噪声损伤、耳毒性药物以及代谢性疾病和不良生活习惯等因素导致的听觉功能下降的总称。

世界卫生组织将听力损失划分为以下 5 种：

（1）正常听力：≤25 分贝。

（2）轻度听力损失：26 ~ 40 分贝。日常沟通偶尔辨别不清，很小的声音听不到。

（3）中度听力损失：41 ~ 60 分贝。日常沟通能听到声音但经常辨别不清，有时需要对方重复所说的话。噪声环境下沟通比较困难。

（4）重度听力损失：61~80分贝。日常沟通声音模糊，交流困难，需要大声说话才能听清。噪声环境下几乎无法沟通。

（5）极重度听力损失：>80分贝。日常无法正常沟通，需要在耳旁大声喊话。只能听到鞭炮声、雷声等。

二、流行病学

不同地区和国家老年听力障碍发病率存在差异，和遗传、环境、感染因素有关。通常，听力损失的患病率随着年龄的增长而增加，高达80%的功能性听力损失发生在老年人中。在美国的一个人群中，听力损失（通过听力测定定义）的患病率随着年龄的增长而稳步增加：①11%年龄在44~54岁之间；②25%年龄在55~64岁之间；③43%年龄在65~84岁之间。就性别而言，老年听力障碍患者中男性比女性更常见，可能与该男性暴露于较高水平的噪声有关。就年龄而言，70~90岁是老年人听力下降最快的阶段。此阶段女性老年患者与男性老年患者听力损失比例趋于一致。

三、发病机制及病因

（一）听力损失分类及其特点

听力损失可分为三大类：传导性听力损失、感音神经性听力损失和混合性听力损失。

（1）传导性听力损失的特点是无法将声音振动从环境机械传输到内耳，属于声音传导路径障碍。传导性损失是由于外耳和中耳疾病引起的，常见原因有耳道堵塞、中耳炎和听骨链异常等。

（2）感音神经性听力损失的特点是无法有效地将声音信息转换成可用的神经信号。即耳蜗或听觉神经在将声波转化为神经脉冲的过程中出现障碍。大多数感觉神经损失是内耳本身疾病的结果，与前庭蜗神经功能障碍没有直接关系。这是老年性听力障碍的常见类型。

（3）混合性听力损失指同时具有传导性听力损失和感音神经性听力损失的特点。

（二）病因

（1）危险因素包括社会经济地位低、噪声暴露、耳毒素暴露（例如氨基糖苷类、化疗药物、重金属）、耳科感染、吸烟、高血压、糖尿病、血管疾病、免疫紊乱和激素因素（例如醛固酮、甲状腺激素、雌激素）。尽管停止了噪声暴露，但年轻时暴露于大噪声仍会加速与年龄相关的听力损失的进展。

（2）遗传因素也会使个体容易出现与年龄相关的听力损失。饮食因素（例如高脂肪饮食）也可能与老年性耳聋的风险增加有关。

四、临床表现

老年性耳聋的特点是多年来高频听力逐渐、对称性丧失。听力损失还可能伴有耳鸣、眩晕和导致跌倒的平衡失调。

（1）双感音神经性耳聋：老年性耳聋患者通常表现为双侧的感音神经性耳聋，且双耳听力损失程度基本一致，也有一小部分则表现为两侧听力损失程度不同的临床症状，此外还有少部分合并有外耳或中耳退行性病变的患者也可表现为混合型听力下降，听力下降病程呈缓慢进行性进展。

（2）高频听力下降为主：老年性耳聋患者的听力损失由高频开始逐渐向言语频率呈缓慢进行性加重，在发病早期并不易被发现或重视，患者常表现为对日常生活中高频声响反应不敏感，如手机铃声、门铃声、鸟鸣声等。当听力损失达到一定程度时，患者可能会表现为突然的听力下降。

（3）言语识别率降低：言语识别率降低可能是部分患者及家属就诊时主诉的第一个症状。这个症状主要表现为患者能够听到声音，但分辨较困难，难以理解声音的内容，尤其在特殊场合，比如公共场合中很多人同时讲话时，老年性耳聋患者的言语识别率降低的表现就更加明显。

（4）耳鸣：耳鸣呈高调性，且耳鸣症状呈逐渐加重趋势。最常见的是稳定的铃声、急促的声音或"静态"声音，但也可以描述为广泛的感觉，包括音乐音调、铃声或"叽叽喳喳"声。这种声音通常被描述为影响双耳或弥漫在"头部"。

（5）重振现象：少数老年性耳聋的患者出现重振现象，表现为当别人小声与之交流其难以听清时，往往用手挡着耳郭，而如果与他交流声音较大时其又觉得声音刺耳。随着听觉功能减退，患者视觉功能会进行补偿，交流时会观察对方面部及口型的变化。

（6）中枢性老年性耳聋：中枢性老年性耳聋主要表现为对周围环境的声音感受失真，中枢对外源声音信息处理错乱，出现对声音的定位发生障碍，等等。

（7）听力学特点：①纯音听阈呈双侧对称性的感音神经性听力损失，听力图曲线可表现为陡降、缓降和平坦等多种改变；②大部分患者阈上听觉功能检查表现为重振现象；③双耳听性脑干反应（ABR）表现为各个波潜伏期时间延长，阈值升高；④声导抗图为A型，镫骨肌反射通常可引出；⑤言语识别率降低，较纯音听阈下降明显；⑥诱发性耳声发射（EOAE）存在或消失。

五、老年听力损失的危害性

1. 言语交流能力下降

老年听力损失早期以高频听力损失为主，主要表现为言语识别率下降，特别是在噪声环境下言语交流更加困难；当听力损失累及中低频率时，即使在安静环境下言语交流也很困难。因此，存在听力问题的老年人会主动选择减少社会交往。

2. 情感和社会交流能力下降

老年人出现听力损失和言语识别能力下降，导致对周围事物不感兴趣，久而久之则变得多疑、猜忌和自卑，甚至出现焦虑、抑郁等心理精神问题以及社会隔离现象。研究发现，24%的老年听力损失患者有不同程度的心理或精神异常，同时约40%伴有耳鸣、20%伴有平衡障碍。老年人随着听力损失加重，接受和处理外界信息的能力减弱，导致老化加速、生活质量急剧下降。

3. 认知能力下降

在老年听力损失患者中认知能力下降比较常见。研究发现，阿尔兹海默病在伴有轻、中、重度听力损失老年人中的发病率分别是听力正常老年人的2倍、3倍和5倍。有数据表明，老年人听力每降低10个分贝，罹患阿尔兹海默病的概率就增加9%，但二者之间的具体关系和发生机制目前尚不够明确。

4. 避险能力下降

老年听力损失患者对日常生活中的危险警告声（如交通工具鸣笛、火警、周围人的提醒声等）的感知能力下降，同时伴随年龄增长会出现声源定位能力下降的情况，对危险警告信号的方位判断也会出现问题。因此，老年听力损失带来的安全风险不容忽视。

六、老年听力损失的早期发现

老年听力损失的早期发现极为重要，患者本人或亲近的人应该具备相关的常识以便早期发现、尽早干预。

（1）生活中的自我观察或家庭成员等看护人员的日常观察。

（2）医师简单评估法和问卷筛查法：受检者根据日常生活中的经验回答医师提出的听力相关问题，由医师进行评估；也可以选用老年听力障碍筛查量表简化版（HHIE-S，见表11-6），请受检者在5min内回答听力相关问题，根据得分加以判断。HHIE-S量表共包括10个问题，分别为社交场景5题和情绪5题。每个问题分为"是"得4分，"有时"得2分，"从不"得0分，得分范围0~40分，得分越高提示听力损失越严重。美国听力协会听力筛查指南将HHIE-S量表得分0~8分定义为无听力障碍，10~24分为轻到中度听力障碍，26~40分为重度听力障碍；得分大于8分定义为存在听力障碍。

表11-6 老年听力障碍筛查量表简化表

编号	问　　题	是	有时	从不
1	遇到不熟悉的人时，您会因担心听不清楚而感到窘迫（紧张）吗？			
2	听力问题会使您和家人聊天时感到有困难（受影响）吗？			

续上表

编号	问　　题	是	有时	从不
3	别人跟您小声说话的时候，您觉得听起来很费劲吗？			
4	听力不好会不会让您感觉自己有缺陷（像残疾人一样）？			
5	走亲访友时，您是否因听力不好而感到交往困难？			
6	听力问题会让您经常不愿意参加公众聚会活动吗？			
7	会因听力不好让您和您家人争吵吗？			
8	听力问题会让您在看电视或者听收音机广播时感到有困难吗？			
9	听力问题会对您的私人及社交活动有影响吗？			
10	听力问题会让您在酒店就餐与亲友交谈时感到困难吗？			

（3）简易设备筛查法：是指基于通信工具和数字测听程序的远程听力筛查。目前已经实现了基于固定电话、网络软件或手机 APP 的远程听力筛查，但需要注意的是，上述筛查结果可能与真实听力之间存在差异。

（4）听力计筛查法：由经过听力学培训的人员在隔声室或安静环境下，使用纯音听力计进行 500 Hz、1 000 Hz、2 000 Hz、4 000 Hz 和 8 000 Hz 的纯音气导测听，若各频率均达到筛查标准，即通过听力筛查。这种筛查方法专业性强、灵敏度高。

七、临床诊断

1. 病史问询

在老年听力损失的诊断中，病史询问非常重要，应包括以下内容。

（1）听力损失的识别、诱发因素、发生时间及程度、加重或缓解因素等。

（2）听力损失对日常生活的影响。

（3）是否伴有其他耳部症状，如耳鸣、耳痛、耳溢液、眩晕等。

（4）既往史包括外伤史、噪声暴露史、耳毒性药物使用史、慢性病史（高血压、糖尿病、高血脂等）。

（5）家族史、吸烟史、饮酒史等相关信息。

2. 推荐的临床检查

（1）耳科专科检查。

（2）听力学基本检查：①纯音测听，包括常规测试频率的气导和骨导听阈测定，建议加做 3 000 Hz 和 6 000 Hz 测试；②声导抗测试，包括鼓室图和同侧及对侧镫骨肌声反射测试；③言语测听，对于老年听力损失的评估非常重要，包括言语识别阈、言语识别率以及噪声下言语测试等。伴有认知功能障碍的患者，其行为测听结果可能不准确，建议增加电生理测试。

3．其他临床检查

（1）位听功能检查：包括听性脑干反应（ABR）、耳声发射、耳鸣匹配等，若伴有眩晕可行前庭功能和平衡功能检查。

（2）认知功能评估：常用的认知评估工具可分为两大类，一类是反映总体认知，例如简明精神状态量表（MMSE）与蒙特利尔认知评估量表（MoCA）；另一类反映的是单个认知域，例如反映记忆功能时选择听觉词语学习测验（AVLT），反映语言功能时选择言语流畅性测验与 Boston 命名测验（BNT），反映注意/执行功能时选择连线测验（TMT）A 与 B。认知功能的评估应由相关专业人员完成，部分患者听力损失较重，会影响评估操作，可矫正听力后再行评估或换用主要依靠视觉完成的评估工具。

（3）影像学检查：根据病情需要酌情选择颅脑 MRI 和颞骨 CT 检查，主要用于鉴别诊断，排除中枢性病变以及桥小脑角占位病变等。

八、治疗手段

（一）药物治疗

目前临床上并没有治疗老年性听力损失的特效药物，有研究表明氧化应激反应对老年性听力损失的发病起着重要作用，过量积累的氧自由基会影响听力，抗氧化剂对保护听力有一定的作用。药物、噪声对内耳的损伤都涉及氧化应激反应，因此，抗氧化剂在噪声性耳聋和药物性耳聋的治疗中也有一定作用。有研究证实分别在噪声暴露前和暴露后一段时间内服用抗氧化剂可以保护听力。

（二）助听器

助听器是帮助老年听力损失患者提高听力、改善听觉言语交流的有效手段，但在未经充分医学评估和听力学评估的情况下，应避免不恰当使用助听器。为老年人验配助听器的关键是使其能在不同聆听环境下轻松理解言语，重新获得对声音的真实感受，最终接受助听器并从中获益。

（三）人工耳蜗

人工耳蜗植入是目前解决重度或极重度感音神经性听力损失最为直接有效的康复手段，对改善老年人言语识别率和交流能力有良好效果。目前我国老年听力损失人群接受人工耳蜗植入的比例偏低，可能与认知观念、经济收入、保险政策以及担心手术风险等因素有关。

1．老年人工耳蜗植入的适宜人群

老年听力损失患者既往具有良好的听觉言语基础，人工耳蜗植入后多效果明确。临床上应结合老年患者自身的预期寿命和听力下降趋势综合考量，当符合人工耳蜗植入手术适应证时，应尽早植入人工耳蜗，提高生活质量。

适应证包括：①双耳重度或极重度感音神经性耳聋，依靠助听器不能进行正常听觉言语交流；②能耐受全身麻醉手术；③具备良好的心理素质，患者本人及家庭对手术效果有合理的期望值；④能够坚持听觉康复训练并有良好的家庭支持；⑤通过术前中枢功能和认知功能评估。

2．老年人工耳蜗植入的安全性

临床研究显示，老年人工耳蜗植入者麻醉和手术相关并发症的发生率与其他年龄植入者相比，差异无统计学意义。

由于老年患者常伴发其他全身疾病，且衰老引起的身体机能降低程度存在个体差异，出现麻醉和手术相关并发症的概率不等，因此术前、术中的综合评估极为重要。

3．老年人工耳蜗植入的效果

老年听力损失患者植入人工耳蜗后，各频率听阈改善显著；术后的言语识别率较术前有显著提高。相对于助听器，人工耳蜗可以更好地提高老年听力损失患者在安静和噪声环境下的言语识别率和理解能力。

由于老年听力损失患者植入效果的个体差异较大，评估时更应注重患者主观满意度和生活质量的改善情况，以及在家庭和社会生活中交流能力的有效提高。

4．康复指导

加速对人工听觉装置的接受及适应进程，促进提高言语识别和交流能力。同时，还可以激发记忆力、注意力等认知能力。在整个听觉康复训练中，应该建立以家庭为中心，辅以康复机构以及多学科人员（包括医生、听力师以及心理咨询师等）协同参与的康复模式网。随着网络功能和应用的迅速扩展，远程教育和人工智能手机听力软件逐渐成为家庭康复调练的好帮手。

（1）康复指导的基本原则。

①建立合理的期望值。

②建立良好的心理状态和培养听觉言语交流习惯。

③创建良好的康复适应性训练环境。

④建立个体化方案，积极开展康复适应性训练。

（2）康复指导的训练内容。

①未使用助听装置者。因各种原因未使用助听装置干预的老年听力损失患者，应积极采用以下交流方式改善言语交流能力。

a．缩短谈话距离。

b．讲话者要吐字清晰，放慢语速，并适度提高音量。

c．充分发挥视觉功能，面对面交流，最大限度地利用唇读和肢体语言。

d．利用残余听力，对听觉察知、识别、辨别、理解分别进行训练，掌握聆听技巧。

②使用助听装置者。已接受助听装置干预的老年听力损失患者，康复训练应建立在

适应佩戴助听装置的基础上，对装置的调试、验证和效果评估应贯穿整个康复过程。听觉康复包括认知训练和听力训练：常用的认知训练方法为记忆训练、处理速度训练等，听力训练则从听觉察知、识别、辨别、理解四个方面逐步进行。大多数情况下，特别是在嘈杂的噪声环境中，老年患者仅依靠助听装置无法进行有效的交流时，需要改进交流策略，或配合使用其他辅助技术（如 FM 系统等）。

防护小贴士

耳部手术围手术期健康宣教

1. 锻炼身体，增强体质，预防感冒。积极治疗鼻、咽部疾病及其他基础疾病，以防继发感染。

2. 注意保暖，勿用力擤鼻、打喷嚏，必要时张口呼吸。掌握正确的擤鼻方法：按住单侧鼻孔轻轻擤出或将鼻涕回吸入口中吐出。

3. 指导患者自我观察术耳敷料包扎有无松脱、有无渗血、渗液及有无口角歪斜、眼睑闭合不全等面瘫表现。

4. 洗头、沐浴时，外耳道用干棉球堵塞，耳周予保鲜膜包裹，以免污水进入耳内；有耳后切口者，避免伤口遇水。术后需经过医生复诊检查，病情允许后方可游泳。

5. 耳部手术后不要站在风口处、噪声环境下。多做吞咽动作，或遵医嘱手术 2~3 周后进行捏鼻鼓气训练，保持咽鼓管通畅，必要时行咽鼓管吹张术。咽鼓管功能恢复不良者避免乘坐飞机或其他容易改变负压的交通工具。

6. 术后定期门诊复诊，手术切口 7 天拆线，耳内填塞纱条一般术后 2 周抽出。术后 1 个月内耳道内有淡黄色或淡红色渗液为正常现象，若渗液颜色、气味异常、耳痛加剧或出现口角歪斜、眼睑闭合不全等面瘫表现应立即就诊。

九、老年人听力保健知识及听力健康教育

（1）注意避免噪声。持续噪声刺激以及强声刺激会直接损伤内耳器官。用耳塞机收听时不宜时间过长，配戴助听器时音量应调控适当。

（2）饮食均衡。多吃富含矿物质、维生素 C 和维生素 E 的蔬菜类、水果类和全谷类食物，适当增加蛋白质摄入提高机体免疫力。减少高能量食物摄入，可以延缓老年性耳聋的进展。

（3）适度运动。根据老年人自身身体情况，定期进行有氧运动，如散步、游泳、八段锦等，有助于提高身体血液循环和增强听力。

（4）控制体重。肥胖会增加高血压和糖尿病这两种疾病的发生风险，而这两种疾病可能导致听力下降。

（5）戒烟限酒。吸烟和过量饮酒会对听力产生负面影响。戒烟和控制酒精的摄入量对保护老年人听力至关重要。

（6）尽量避免应用耳毒性药物，如庆大霉素、链霉素等。老年人解毒排泄功能下降，应用这些药品易引起听力下降。

（7）加强对老年人因为听力下降导致的潜在风险的防控，比如过马路要注意，在家里要安装烟感器，防止因为听不到煤气泄漏的报警声产生重大事故。

（8）加强对老年耳聋患者家庭成员的健康宣教，懂得理解和学会与听力障碍老年人正确的交流方法。

（9）强调对原发疾病的治疗，同时按照听力损失程度选择适宜的干预方法。早期以药物和聆听训练为主，效果不佳时酌情验配助听器或植入人工耳蜗。

（10）定期到正规专业医疗机构进行听力检查，根据听力检查结果制定针对性的预防和保健措施。

（11）调整心理压力。老年性耳聋是年龄相关性的疾病，因此患者和家属应重视和正确看待这一疾病，并积极寻求专业医生的帮助和治疗。家属或亲近的人多正向鼓励和积极主动与其交流，使其接受听力障碍的现实并积极寻求其他方法参与正常人际交往，避免孤独和自我否定，提升其社会交往参与度和使其保持乐观心态。

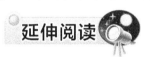

一、助听器验配适应证及一般原则

（1）轻、中度听力损失者，尤其是安静环境下言语识别率较好者，建议首选助听器作为听力补偿手段。

（2）重度、极重度听力损失者，在佩戴助听器后不能满足听力基本需求时，要及时考虑人工耳蜗植入。如暂时不具备手术条件，则仍建议使用大功率助听器。

（3）双耳听力损失者，推荐双耳验配助听器。

（4）助听器验配前应请耳鼻咽喉科医师进行专科医学评估。听力学评估包括纯音测听、声导抗测试和言语测听以及不舒适阈测试。综合分析测试结果，明确听力损失的性质与程度。对怀疑有认知或中枢处理障碍的老年听力损失患者，应请神经/精神科医师进行认知能力及中枢功能等相关检查。

二、助听器验配流程

（1）助听器预选：老年听力损失可能存在持续加重的趋势，选择助听器时应留有一定备用增益空间；对年龄较大且手指灵活度欠佳的患者，推荐选配耳背式助听器；对轻、中度听损者可选用较舒适的"开放耳"助听器，也可制作硬耳模。总之，老年听力损失患者应尽量避免选配定制式（耳内式、耳道式、深耳道式）助听器。

（2）助听器验配：助听器的验配水平直接影响其使用效果。因此，建议老年听力损失患者到专业医疗机构或有资质的助听器验配中心进行验配。验配师可通过模拟日常生活场景，根据患者的感受适当调整助听器参数，增加其对助听器的适应能力。

（3）验配后评估及处置：老年人佩戴助听器欲达到满意效果，在验配前、后过程中都要进行精准微调，且避免过多使用程序选择功能。对于学习接受能力良好者，可根据其需求推荐适合的助听器辅助装置。

（4）助听器的使用及维护：应仔细地向老年听力损失患者和/或监护人交代使用助听器的各种注意事项。

（5）跟踪随访：助听器验配后要进行定期随访，了解助听器的使用以及患者听力损失的变化情况，据此优化调整助听器参数或转诊至专科门诊做进一步诊治。

三、助听器验配的注意事项

（1）遇到以下情况应首先考虑转诊就医，暂时不宜验配助听器：①传导性听力损失；②3个月内的突发性听力损失；③进行性或波动性听力损失；④伴有耳痛、耳漏、耳鸣、眩晕或头痛；⑤外耳道耵聍栓塞或外耳道狭窄/闭锁。

（2）对于言语识别率过低，有中枢病变和/或认知障碍的老年听力损失患者，应耐心解释助听器效果的期望值。

（3）耳鸣可能会影响助听器的使用效果，但部分患者佩戴助听器后耳鸣会有不同程度的缓解，应耐心向患者解释并建议其尝试佩戴助听器。

（4）在使用助听器过程中，如果出现听力下降、头晕等不适症状，应及时转诊至专科医师进行评估。

第十二章
老年人口腔疾病的风险与管理

导读探秘

　　随着人类的寿命普遍延长，人口组成情况发生变化，人口老龄化成为目前世界上一个普遍的趋势，而老年人的口腔健康问题也成为老龄化进程中的重大公共卫生问题。结合世界卫生组织的口腔健康标准提出老年人口腔健康的 10 项指标：①牙齿清洁；②无龋洞；③无疼痛感；④牙齿和牙龈颜色正常；⑤无出血现象；⑥牙齿排列整齐；⑦不塞牙；⑧无缺牙；⑨咬合舒适；⑩无口臭。我国第四次口腔健康流行病学调查结果显示：老年人口腔健康率不足 15%，其中龋齿患病率高达 98%，牙龈出血及牙石患病率为 82.6% 和 90.3%，老年人的口腔保健意识普遍较差，日常行动能力、认知能力和咀嚼能力随着年龄的增长而下降，难以维护口腔卫生，给口腔致病菌的繁殖提供了有利条件，从而加重了口腔疾病的发生发展。老年人常见的口腔疾病如老年龋病、牙体非龋性疾病、牙髓炎及根尖周病、牙周病、口腔黏膜病、牙体缺失、颞下颌关节紊乱等口腔疾病会引起营养不良、认知功能障碍和心脑血管疾病等全身疾病的风险，影响老年人身心健康与生活质量，早期的预防和治疗能减少口腔疾病的发生，有利于对全身系统性疾病的管理控制，因此对老年人这一特殊群体的口腔疾病风险的管理，尤为重要。

第一节　老年龋病

　　龋病是在以细菌为主的多种因素作用下，牙体硬组织发生的慢性、进行性破坏的一种细菌感染性疾病，世界卫生组织将肿瘤、心血管疾病和龋病并列为危害人类健康的三大疾病。老年人口腔疾病又以龋病的发生率最高，且随着年龄增长而升高，由于牙龈萎缩导致牙根暴露，牙根面的自洁能力较差，多以根面龋为主。其危害包括以下几方面：

　　（1）龋坏较深，常累及牙本质，导致牙体硬组织破坏、牙冠缺损。当其向牙体深部发展，可引起牙髓、根尖周炎等并发症，出现疼痛肿胀。轻者影响进食和休息，重者可造成口腔颌面部感染，乃至影响全身多器官健康。

（2）龋坏严重，破坏牙体组织，随着龋坏进展，仅存留残冠、残根，影响咀嚼功能，会加重胃肠道的负担，影响食物的消化与吸收。

（3）对于老年人来说，牙齿因龋坏缺失过多，面部外形失去牙及牙槽骨支持，显得衰老，影响形象，损害老年人身心健康。

目前认为，龋病的病因为细菌数量增多、代谢活动增强导致产酸增加，碳水化合物摄取过量，氟摄取不足，唾液流量、缓冲能力和 pH 值降低。根据龋病病因，预防龋病应采取多方面的措施综合防治，包括以下几面：

（1）保持口腔卫生，去除或控制菌斑：刷牙漱口是最简单有效的去除菌斑的方法，学会用"巴氏刷牙法"刷牙，同时使用牙线、牙间隙刷，对口腔进行全方位清洁，重视牙根的护理。

（2）增加牙齿的抗龋能力：可使用含氟牙膏、氟化物漱口、氟调化物凝胶刷牙等。

（3）调整食物结构：控制糖的摄入，摄入含钙、磷、维生素及纤维多的食物。

（4）定期进行口腔检查：若发生龋齿，及时进行充填，以恢复牙齿的解剖结构及咬合功能，避免龋坏加重。

第二节　牙体硬组织非龋性疾病

牙体硬组织非龋性疾病是一种常见的口腔疾病，包含牙齿磨损、楔形缺损及牙根纵裂等，其发病率也在逐年上升。老年人由于刷牙方式不对、咬合习惯、牙齿磨耗等原因，导致牙本质的暴露，而外界的温度变化和化学、机械刺激暴露的牙本质，出现酸软、疼痛等牙齿敏感的典型症状，且随着病程发展可危及牙髓和牙周的健康。

其发病原因不是因为细菌或急性创伤，也不是先天发育的影响，而是由于磨损、酸蚀、咬合习惯等原因导致的牙体的慢性损伤。若出现临床症状，或者影响咀嚼功能，就需要采取以下防治措施：

（1）使用软毛牙刷，少用研磨类牙膏，减少机械性摩擦。

（2）改变不良习惯，消除导致磨损的诱因。

（3）减少酸性食物和饮料的摄入。

（4）及时诊治：牙齿敏感症状可采用脱敏治疗，缺损较深采用充填修复，若波及髓腔导致牙髓、根尖周病变，可行根管治疗或根尖周病治疗。

第三节 老年牙髓病和根尖周病

牙髓病和根尖周病的病因主要是细菌感染牙髓，通过暴露的牙本质小管、牙髓暴露、牙周袋途径和血源感染等途径，牙髓炎是最常见的牙髓病，具有自发痛、夜间痛、放射痛等特点。根尖周病主要是牙髓病的继发病，是根管内长期存在病原物及感染物通过根尖孔感染根尖周组织，导致根尖周组织发生慢性炎症反应，表现为牙槽骨破坏及根尖周肉芽组织形成，目前治疗牙髓病和根尖周病最常用的方法是根管治疗。

老年人的牙髓随着年龄的增加，牙髓的体积、结构和功能都会发生变化，这些退行性改变会导致牙髓的敏感性降低，牙髓症状会比较轻。也有研究指出，老年人牙髓组织对外环境物质的刺激耐受性与抵抗力弱化，导致牙髓炎症反应风险增大，引起炎症性组织坏死，持续病变将累及根尖，同时这些改变也会增加根管治疗的难度。因此对于老年人的牙髓病、根尖周病的治疗而言，应注意以下几方面：

（1）应该遵循早查早治的原则，定期检查牙齿，注重口腔卫生。

（2）针对老年人的特点，制定相应的治疗和防治策略。

（3）治疗遵循缓解疼痛、保存患牙的原则。

第四节 牙周病

牙周病是指牙齿支持组织（牙龈、牙周膜、牙槽骨、牙骨质）因炎症所致的一种感染性疾病，包括牙龈病和牙周炎。牙龈病多以牙龈炎最多见，炎症局限于牙龈组织，不侵犯深部的牙周组织，若不及时处理，病变会波及深部牙周组织的牙骨质、牙周膜及牙槽骨演变为牙周炎，是牙齿丧失的首要原因。老年人缺乏口腔卫生健康意识，且身体各方面的功能减退，多患有一些全身系统疾病，更容易受到牙菌斑生物膜、牙石、食物嵌塞、吸烟、遗传因素等因素影响，导致牙龈退缩、出血，牙槽骨吸收，牙齿松动、移位，甚至脱落，丧失咀嚼功能。

牙周病与老年人的全身健康密切相关，与一些全身系统疾病相互作用、相互影响，危害人类的口腔健康和生活质量。因此掌握有效预防牙周病和自我护理牙周病的有效方法尤为重要。

（1）保持口腔卫生，控制菌斑：除刷牙外，学会使用牙间隙刷、冲牙器等；可使用0.12% ~0.2%氯已定液含漱。

（2）戒烟。

（3）牙周基础治疗：定期洁牙，若伴有全身系统疾病时，根据全身情况治疗。

（4）加强牙周维护：定期复查，预防和减少牙周再次感染。

第五节　老年口腔黏膜异常

口腔黏膜异常是指口腔黏膜出现溃疡、红肿、疼痛等各种异常表现。这些异常表现可能会影响老年人的饮食及吞咽功能，造成严重后果，如营养不良、脱水等。因此，了解老年人口腔黏膜异常的特点、原因、诊断及治疗方法，对改善老年人的生活质量意义重大。老年人随着年龄的增长，口腔黏膜会发生一系列生理变化，如口腔黏膜变薄、弹性减弱、唾液分泌减少等。这些改变使老年人口腔黏膜抵抗力下降，易受外界刺激而发生感染。

一、老年口腔黏膜异常的类型与表现

老年口腔黏膜异常的种类多种多样，常见的有口腔溃疡、口腔炎、口腔白斑等。这些异常表现可能伴随着老人出现疼痛、红肿等症状，从而对老人的生活质量造成影响。

二、老年口腔黏膜异常的病因和发病机制

造成老年口腔黏膜异常的原因和发病机制复杂多样，主要有免疫功能减退、口腔卫生不良、口腔黏膜变性等多种原因。了解这些病因和发病机制，对防治老年口腔黏膜异常有一定帮助。

三、老年口腔黏膜异常的诊断与鉴别诊断

老年口腔黏膜异常，主要根据临床表现和辅助检查结果进行诊断。常见的辅助检查有口腔黏膜病理检查、血检等。鉴别诊断需要根据不同的异常表现来判断，比如口腔溃疡可能和口腔癌等其他疾病混淆，就需要鉴别了。

四、老年口腔黏膜异常的治疗与预防

老年口腔黏膜异常的治疗方法主要有药物治疗、手术治疗等。药物局部治疗，如消炎止痛药物、免疫调节剂等。手术治疗主要适用于口腔黏膜出现严重异常，如口腔癌等。预防措施主要包括保持口腔卫生、饮食均衡、忌食刺激性食物及药物等。

五、老年口腔黏膜异常的护理与康复

老年口腔黏膜异常的护理和康复，对提高患者的生活质量和治疗效果意义重大。护

理措施主要有保持口腔卫生、定期复查、饮食调整等。康复措施主要包括进行口腔功能方面的针对性训练和心理方面的辅导。

六、老年口腔黏膜异常的评估

老年口腔黏膜异常严重程度的评估需要综合考虑包括口腔、口腔黏膜症状严重程度、并发症及患者全身状况等多个因素。建议在专业口腔医师指导下评估，针对具体情况制定相应的治疗计划。

1. 口腔黏膜炎的分级

根据口腔黏膜炎的分级标准，可以将口腔黏膜异常分为 0 级（无异常）、1 ~ 2 级（有 1 ~ 2 个直径 1.0 cm 的溃疡或数个小溃疡）、4 ~ 3 级（有 2 个直径 > 1.0 cm 的溃疡）和 5 ~ 4 级（有 2 个以上直径 > 1.0 cm 的溃疡或融合溃疡）。分级越高，说明口腔黏膜异常越严重。

2. 口腔黏膜症状的严重程度

口腔黏膜症状的严重程度可以通过观察患者的口腔黏膜变化、疼痛程度、吞咽困难等情况进行评估。轻症包括发病初期，口腔疼痛较轻，能正常进食；中度疼痛，在吃饭、说话、吞咽口水时产生刺激性疼痛；严重症状包括患者即使不发声，也会在黏膜病损处产生自发性疼痛。

3. 并发症情况

老年口腔黏膜异常的并发症情况也是评估严重程度的重要因素。如果伴有糖尿病、免疫系统疾病，则会增加口腔黏膜异常的治疗难度和风险。

4. 患者的一般状况

老年人的年龄、身体状况、生活习惯等都是评估口腔黏膜异常严重程度的重要因素。比如由于老年人身体机能下降，恢复能力弱，口腔黏膜出现与青年人相同程度的异常，可能需要更长时间的恢复。

七、老年口腔黏膜异常对患者生活质量的影响

1. 口腔功能

口腔功能包括咀嚼、吞咽、语音等。口腔黏膜异常可能导致口腔疼痛、口干舌燥等症状，对老年人咀嚼、吞咽功能造成影响，从而影响他们的营养摄入和社会交往。评估口腔功能可以通过观察病人的口腔表现，并对其口腔运动能力进行测试。

2. 心理状态

口腔黏膜异常可能导致疼痛、不适等症状，对老年人的心理状态产生负面影响。长期的口腔不适，可能会引发焦虑、抑郁等心理问题，对老年人的生活质量造成影响。心

理状态可采用心理量表进行评估，如焦虑自评量表（SAS）、抑郁自评量表（SDS）等。

3. 日常活动能力

口腔黏膜异常可能导致口腔疼痛、吞咽困难等症状，影响老年人的日常活动能力，如进食、穿衣、洗澡等。通过观察患者的日常生活表现，并询问其活动受限情况，评估其日常活动能力。

综上所述，评估老年口腔黏膜异常对患者生活质量的影响，需要综合考虑包括口腔功能、心理状态、日常活动能力等多个方面。建议在专业医师指导下评估，针对具体情况制订相应的治疗计划。

八、平衡老年口腔黏膜异常的措施

老年口腔黏膜异常可能会对老人的日常生活造成一定的影响，如疼痛、口干舌燥、吃东西困难等。为了更好地治疗口腔黏膜异常，同时又不影响老年人的日常生活，在治疗与日常生活的需要之间，可采取以下措施加以平衡：

1. 选择合适的治疗方式

针对不同的口腔黏膜异常情况，选择合适的治疗方式。如轻微口腔溃疡，可采取局部服药的办法治疗；对于严重的口腔异常问题，如口腔癌等，可能需要进行手术治疗或者是进行化学治疗等。选择合适的治疗方法，在有效缓解口腔黏膜异常症状的同时，能降低对日常生活的干扰。

2. 调整饮食

口腔黏膜异常可能会导致口腔干燥等问题，影响老年人进食。因此，老年人在饮食上要注意调整，选择温软、易消化的食物，忌食刺激性食物及饮料。同时，适当增加液体摄入，使口腔保持湿润状态。通过饮食的调整，可以减轻口腔黏膜异常对每天进食的影响。

3. 维护口腔卫生

良好的口腔卫生是预防和治疗口腔黏膜异常的重要措施之一。老人每天要坚持早晚刷牙、饭后漱口，定期用牙线对牙缝进行清洁。此外，还可使用具有消炎、止痛、促进愈合作用的漱口液或对口腔黏膜异常处进行辅助治疗。通过口腔卫生的维护，减少口腔细菌的滋生，促进口腔黏膜的修复与愈合。

4. 增强免疫力

免疫力相对较低者，容易感染病毒和细菌等病原体，引起口腔黏膜异常。所以老年人可以通过加强锻炼、保持良好的作息、平衡膳食来增强免疫力。同时要避免与有害物质和环境等接触，减少刺激和损伤口腔黏膜。通过增强免疫力，提高口腔黏膜的抵抗力，减少感染概率。

5. 定期进行口腔检查

定期进行口腔检查可以及时发现和治疗口腔黏膜异常。老人要定期到口腔科做检查，了解自己的口腔卫生情况。对于已经出现口腔黏膜异常的老人，要根据医嘱定期复查，及时了解病情变化及治疗效果。通过定期检查，能及时发现并解决潜在的问题，避免病情恶化给日常生活带来更大的冲击。

九、预防老年口腔黏膜异常复发的措施

预防老年口腔黏膜异常的复发需要综合考虑多个因素，包括提高免疫力、保持口腔卫生、注意饮食、避免不良刺激等。

1. 提高免疫力

老年人可以通过加强锻炼、保持良好作息、均衡饮食等方式来提高免疫力，增强口腔黏膜的抵抗力。

2. 保持口腔卫生

老年人要坚持每天早晚刷牙、饭后漱口，定期使用牙线清洁牙缝。定期口腔洁治（洗牙）也是保持口腔卫生的好方法，可以去除牙石和牙菌斑，减少口腔感染的风险。

3. 注意饮食

老年人应该避免吃过烫、过硬、辛辣、刺激性食物，选择温软、易消化的食物，适当增加液体的摄入量，保持口腔湿润。同时，适当补充维生素和矿物质等营养素，增强口腔黏膜的修复能力。

4. 避免不良刺激

老年人应该避免吸烟、饮酒等不良生活习惯，以及避免长期使用某些药物（如抗生素、免疫抑制剂等）对口腔黏膜的损伤。同时，避免口腔外伤和物理刺激等对口腔黏膜的损伤。

5. 及时治疗

老年人一旦发现口腔黏膜异常，应该及时就诊治疗。治疗时应该根据不同的口腔黏膜异常情况，选择合适的治疗方法，并按医嘱进行治疗。同时，要积极配合医生的治疗建议，按时复查，及时调整治疗方案。

综上所述，预防老年口腔黏膜异常的复发需要提高免疫力、保持口腔卫生、注意饮食、避免不良刺激以及及时治疗等多方面的措施。老年人应该加强口腔保健意识，保持良好的生活习惯和心态，提高生活质量。

十、口腔黏膜异常的相关疾病

口腔黏膜异常是指口腔黏膜出现各种异常表现，可能与多种疾病有关。如口腔溃疡、白斑、口腔癌、扁平苔藓和红斑等。如果出现口腔黏膜异常的症状，应该及时就诊，进行专业的检查和诊断，以便早期治疗和管理。同时，保持良好的生活习惯和口腔卫生也是预防口腔黏膜异常的重要措施。以下是常见的口腔黏膜异常及其相关的疾病。

1. 口腔溃疡

口腔溃疡是最常见的口腔黏膜异常表现之一，可能与消化系统疾病、免疫系统疾病、精神压力等多种因素有关。复发性口腔溃疡通常表现为反复发作的圆形或椭圆形小溃疡，具有疼痛、易愈合的特点。创伤性溃疡则通常由于牙齿损伤、佩戴假牙等机械性刺激引起，疼痛较为剧烈，愈合较慢。

2. 白斑

白斑是一种常见的口腔黏膜异常，表现为口腔黏膜上出现白色斑块，质地较硬，可能伴有粗糙、疼痛等症状。白斑可能与吸烟、饮酒、嚼槟榔等不良习惯有关，也可能与局部刺激、念珠菌感染等病理性因素有关。

3. 口腔癌

口腔癌是一种常见的恶性肿瘤，可能与遗传、环境、生活习惯等多种因素有关。口腔癌的早期症状可能包括口腔黏膜异常，如溃疡、白斑、红斑等，也可能出现疼痛、麻木、张口困难等症状。

4. 扁平苔藓

扁平苔藓是一种慢性炎症性口腔黏膜病，可能与免疫、遗传、精神等因素有关。扁平苔藓的典型表现为口腔黏膜上出现白色条纹或斑块，可能伴有口腔黏膜的充血、糜烂等症状。

5. 红斑

红斑是一种常见的口腔黏膜异常，表现为口腔黏膜上出现红色斑块，可能伴有表面光滑、柔软等症状。红斑可能与吸烟、饮酒、嚼槟榔等不良习惯有关，也可能与口腔癌等恶性肿瘤有关。

第六节　老年人口腔牙列缺失及义齿修复

牙列缺失是老年人最常见的口腔问题之一，严重影响老年人群的口腔健康状况与生活质量。深入探讨老年人牙列缺失的原因、影响、诊断方法、修复治疗等问题已成为业界关注的一个重点。针对老年人牙列缺失的问题，目前义齿修复是一种较为普遍的治疗手段。

老年人牙列缺失的修复治疗成功率因多种因素而异，如缺失牙的数量、患者的全身健康状况等。总体而言，随着医疗技术的不断进步，针对老年人牙列缺失的修复治疗，其成功率也在不断提高。活动假牙修复、桥梁修复、种植修复等都是常用的修复方式，每一种修复方式都有它的优缺点，也都有它的适用范围。

活动义齿修复是一种常见的修复方法，它的优点是快速、简单、成本低，缺点是咀嚼效率低，异物感强。固定桥修复是将缺失牙齿磨小，然后制作一个固定桥来恢复牙齿外观和功能的修复方法，其优点是佩戴舒适，费用适中，缺点是需要磨除部分邻牙。种植修复是一种将人工材料植入牙槽骨，然后制作上部结构，恢复牙齿外观和功能的修复方法，优点是咀嚼效率高，对邻牙不会造成损伤，缺点是修复周期稍长，费用较高。医生在选择修复方法时，会根据患者的具体情况和评估推荐。同时患者还需要积极配合医生的治疗，保持良好的口腔卫生及饮食习惯。总之，老年人牙列缺失的修复治疗成功率较高，但具体成功率的多少还需要考虑多种因素。

一、老年人口腔牙列缺失的原因及不良影响

口腔牙列缺失主要是由于龋病、牙周病、外伤等引起的牙列缺失。口腔牙列缺失会对老人的咀嚼功能、口腔卫生保养等造成影响。此外，口腔牙列缺失还会增加老年人患慢性疾病的风险，如心血管疾病、糖尿病等。

牙列缺失对老年人群的影响主要表现在以下几个方面：

1. 咀嚼功能下降

牙齿的缺失会导致咀嚼功能下降，使老年人难以正常咀嚼食物，进而影响消化和营养吸收。

2. 口腔卫生维护困难

牙列缺失后，口腔内的牙齿间隙和牙槽骨会发生变化，容易滋生细菌，导致口腔卫生维护困难，甚至引起口腔异味和牙周病等问题。

3. 社交和心理影响

牙齿的缺失会影响老年人的面部外观和口腔功能，进而影响社交和心理状态。有些老人会因此而自卑，不愿与人交往。

4. 营养不良

牙齿的缺失会影响老年人的饮食选择和摄入，导致营养不良和身体健康状况的下降。

5. 发音不清

牙齿的缺失会导致老年人发音不清或出现口音变化等问题。因此，牙列缺失对老年人的影响是多方面的，需要尽早采取措施进行修复和治疗，使老年人的口腔健康状况得到改善，生活质量得到提高。

二、义齿修复

1. 义齿修复的原理及种类

义齿修复是利用人工制造的义齿，使老年人的口腔功能得到恢复。根据制作材料的不同，分为塑胶牙、金属牙等。

2. 义齿修复的过程及注意事项

（1）假牙修复的过程包括口腔检查、模型制作、试戴调整等步骤。

（2）在义齿修复的过程中，医生需要注意老人全身的健康状况，同时也需要注意口腔卫生保养等问题。

（3）老人需要注意义齿的清洁和保养，才能延长使用寿命。

三、老年牙列缺失和修复的风险及注意事项

1. 修复前评估

老年牙列缺失患者通常会存在一些全身疾病，如糖尿病、心血管疾病等，因此在进行修复治疗前，需要对患者的全身状况进行全面评估，以避免修复过程中出现严重的并发症。

2. 牙槽骨萎缩

老年人的牙槽骨通常存在不同程度的萎缩，会影响修复效果。所以在修复前需要进行充分的牙槽骨治疗，如植骨等，使牙槽骨的高度和宽度都有所增加。

3. 咬合关系不良

老年人的咬合关系往往已经发生了变化，如果修复不当，容易导致咬合关系不良，进而影响患者的咀嚼功能和颞颌关节的健康。因此，修复前需要做充分的咬合检查与调整。

4. 修复体选择

老年牙列缺失患者需要根据自身情况和医生建议选择合适的修复体，如活动义齿、种植牙等。修复体的选择需要考虑患者的全身状况、缺牙量、缺牙位置、牙槽骨情况等因素。

5. 修复后注意事项

老年患者在修复后需要注意口腔卫生，避免进食过黏的食物，定期进行口腔检查和洁牙等。如果发现修复体有异常情况，要及时就医。

四、老年牙列缺失修复后的口腔健康维护措施

1. 定期复查

修复后需要定期进行口腔检查和复查，以便及时发现并处理可能出现的问题。建议至少每半年进行一次口腔检查。

2. 口腔卫生

保持口腔卫生是预防口腔疾病和保持修复体健康的关键。需要每天刷牙、使用牙线、漱口等，以清除口腔内的食物残渣和细菌。

3. 避免咀嚼硬物

修复体虽然可以恢复老年人的咀嚼功能，但仍然需要注意避免咀嚼过硬、过黏的食物，以免造成修复体的损坏或脱落。

4. 定期洁牙

洁牙可以清除牙齿表面的牙菌斑和牙结石，预防牙周病和口腔异味。建议每年进行至少一次洁牙。

5. 调整咬合关系

修复后如果咬合关系不良，会影响咀嚼功能和颞下颌关节的健康。因此，如果出现咬合不适或颞下颌关节不适的情况，需要及时就诊进行调整。

（1）保护牙龈组织。

牙龈组织的健康对修复体的使用寿命和口腔卫生都非常重要。需要注意避免刺激牙龈组织，如使用软毛牙刷、避免过度用力刷牙等。

（2）及时就诊。

如果出现修复体松动、脱落、疼痛、牙龈出血等问题，需要及时就诊进行处理，以免造成更严重的问题。

总之，老年牙列缺失修复后需要注意定期复查、保持口腔卫生、避免咀嚼硬物、定期洁牙、调整咬合关系、保护牙龈组织和及时就诊等，以维护口腔健康和延长修复体的使用寿命。

在老年牙列缺失修复后，判断是否需要调整咬合，可以参考以下几种方法：

①观察患者的咀嚼功能：如果患者出现咀嚼困难、咬合不适，或者在咀嚼过程中出现疼痛，那么可能需要调整咬合。

②检查患者的咬合关系：可以制作牙模，并将其放入患者口内，观察上下牙的咬合关系。如果发现上下牙的咬合关系不良，如出现早接触点或者牙尖交错等问题，那么可能需要调整咬合。

③观察患者的面形和颞下颌关节：如果面形不对称，或者颞下颌关节出现疼痛或弹响，那么可能需要调整咬合。

第七节　口腔颌面外科疾病

口腔颌面外科疾病是指发生在口腔、颌骨、面部软组织等方面的疾病。这类疾病种类繁多，涵盖了先天性疾病、创伤性疾病、感染性疾病、肿瘤性疾病等多个方面。

一、先天性疾病

（一）唇腭裂

唇腭裂作为一种常见的口腔颌面先天性疾病，在我国的发病率较高。该疾病主要表现为嘴唇和腭部的裂开，严重影响患者的进食、发音和面部美观。因此，对于唇腭裂患者而言，及时诊断和治疗显得尤为重要。

1. 唇腭裂的分类

根据裂开的部位和程度，唇腭裂可分为单侧唇腭裂、双侧唇腭裂和完全性唇腭裂等不同类型。每种类型唇腭裂的症状和治疗方案都有所差异，需要针对患者具体情况制订个性化治疗计划。（见图12-1）

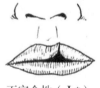
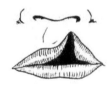
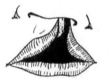

不完全性（Ⅰ*）　　不完全性（Ⅱ*）　　不完全性（Ⅲ*）

（1）单侧唇裂的类型

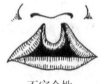
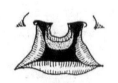
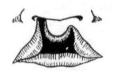

不完全性　　　　完全性　　　　混合性

（2）双侧唇裂的类型

图12-1　唇腭裂的分类

2. 唇腭裂的病因

唇腭裂的具体病因尚未完全明确，但研究发现，遗传因素、环境因素、病毒感染以及某些药物等因素可能与该疾病的发病有关。因此，预防唇腭裂的发生，需要关注孕期保健，避免接触有害物质，保持良好的生活习惯。

3. 唇腭裂的治疗

针对唇腭裂患者，治疗方法主要包括手术治疗、非手术治疗和综合治疗等。手术治疗旨在修复唇腭裂，改善患者进食、发音等功能；非手术治疗包括正畸治疗、语音训练等，以辅助手术效果；综合治疗则结合多种方法，全面提高患者的生活质量。

4. 唇腭裂的康复与心理支持

唇腭裂患者在治疗过程中，除了生理上的康复，还需要心理上的支持。家庭成员、朋友和社会各界都要关注患者的心理状况，给予关爱与鼓励。同时，患者自身也要保持乐观心态，积极面对生活挑战。

（二）颅面畸形

颅面畸形是一种涉及头颅和面部的生长发育异常，它主要包括颅缝早闭、颅骨发育不全等症状。这类畸形通常会对患者的外貌和生理功能产生影响，如导致面部外形异常、咀嚼功能障碍等。

1. 颅面畸形的病因和诊断

颅面畸形的原因多种多样，其中包括遗传因素、胎儿发育过程中的异常、营养不良、疾病等。这些原因可能导致头颅和面部的骨骼发育不正常，进而影响面部外形和功能。

颅面畸形不仅对患者的外貌产生影响，还可能引发一系列生理功能障碍。例如，颅缝早闭可能导致颅内压增高、脑积水等问题；颅骨发育不全则可能导致面部骨骼结构异常，影响咀嚼、呼吸等面部功能。此外，颅面畸形还可能给患者带来心理负担，影响其生活质量。

诊断颅面畸形主要依赖于影像学检查，如 X 光、CT、MRI 等。医生通过这些检查可以明确患者的颅面骨骼发育状况，从而制定合适的治疗方案。

2. 颅面畸形的治疗

颅面畸形的治疗分为手术矫正和正畸治疗两大类。手术矫正主要是通过手术手段调整颅面骨骼的形态和结构，以达到恢复正常功能和外貌的目的。手术方法包括颅骨成形术、面部整形术等。正畸治疗则是通过戴用矫正器、进行正畸手术等方法，对颅面骨骼进行逐渐调整，使其恢复正常形态和功能。正畸治疗适用于轻度到中度颅面畸形患者，而手术矫正则适用于较严重的颅面畸形患者。

二、创伤性疾病

（一）颌骨骨折

颌骨骨折是口腔颌面外科领域中一种常见的创伤性疾病，它涉及面部骨骼系统的损伤。根据骨折的类型和严重程度，颌骨骨折可以分为多种类型，如骨折线骨折、粉碎性骨折等。在这些类型中，骨折线骨折通常表现为骨折线清晰、骨折部位相对稳定；而粉碎性骨折则具有骨折碎片多、骨折部位不稳定等特点。

1. 颌骨骨折的成因及症状

颌骨骨折的发生原因主要有外力撞击、跌倒、交通事故等。当颌骨骨折后，患者通常会出现以下症状：

（1）面部疼痛：骨折部位周围会出现明显的疼痛感，尤其是在咬合、张嘴或触碰时。

（2）面部肿胀：骨折部位会发生局部肿胀，严重时可能涉及整个面部。

（3）牙齿松动：骨折可能导致牙齿松动或错位。

（4）功能障碍：骨折部位可能出现张嘴受限、咀嚼困难等功能障碍。

2. 颌骨骨折的治疗

在确诊后，治疗颌骨骨折的方法主要包括以下几个方面：

（1）复位：对于骨折部位，首先需要进行复位，使其恢复正常的解剖结构。复位方法包括手法复位和手术复位。

（2）固定：复位后，需要对骨折部位进行固定，以确保骨折愈合。固定方法有多种，如金属丝固定、颌间固定、颅颌固定等。

（3）功能锻炼：在固定期间，患者需要进行功能锻炼，以促进骨折愈合和恢复面部功能。功能锻炼包括张嘴练习、咀嚼练习等。

（4）药物治疗：在治疗过程中，医生可能会根据患者的具体情况开具相应的药物治疗，如抗生素、消炎药等，以预防感染和减轻疼痛。

（5）康复治疗：在骨折愈合后，患者还需进行康复治疗，如物理治疗、心理咨询等，以加速面部功能的恢复。

（二）面部创伤

面部创伤是指由于各种原因导致的面部软组织损伤、骨折等现象。在我国，面部创伤的发生率较高，这与人们日常生活和工作中的意外事故密切相关。面部创伤不仅对患者的美观产生严重影响，还对面部功能造成损害，给患者带来心理和生理上的痛苦。

1. 面部创伤的种类及原因

面部创伤主要包括以下几种类型。

软组织损伤：如皮肤擦伤、撕裂伤等，常见于跌倒、撞击等事故。

骨折：面部骨折常见于鼻骨、颧骨、上颌骨等部位，多为间接暴力所致。

牙齿损伤：包括牙齿松动、折断等，多发生在剧烈撞击或跌落等情况下。

眼部创伤：眼部创伤会影响视力、眼睑功能等，严重时可能导致失明。

2. 面部创伤的治疗

针对面部创伤，治疗方法主要包括以下几个方面：

（1）清创：对于面部创伤，清创是第一步。清创的目的是清除伤口内的异物和细菌，预防感染。清创一般在局部麻醉下进行，操作过程中要尽量减少对周围组织的损伤。

（2）缝合：清创完成后，要对伤口进行缝合。缝合的方法有多种，如间断缝合、连续缝合等。缝合时应根据伤口的大小、形状和部位选择合适的缝合方式。此外，缝合材料也有所不同，如丝线、可吸收线等。

（3）骨折复位和固定：对于面部骨折，复位和固定至关重要。复位是将移位的骨折块恢复到正常位置，固定是将骨折块保持在复位后的位置，以便骨折愈合。骨折固定方法有石膏固定、金属螺钉固定等。在固定期间，患者需注意保护受伤部位，避免再次受伤。

（4）功能康复训练：面部创伤康复过程中，患者需进行相应的功能训练，如面部肌肉锻炼、关节活动等。这有助于恢复面部功能，减轻瘢痕和疼痛。

（5）心理疏导：面部创伤患者往往存在心理负担，尤其是对美观的影响。因此，心理疏导在治疗过程中也具有重要意义。医生和家属应关心、鼓励患者，帮助其建立信心，积极配合治疗。

三、感染性疾病

（一）口腔感染

口腔感染性疾病主要包括牙周病、口腔溃疡等，这些病症可能会引发疼痛、红肿、出血等不适症状。牙周病是一种常见的口腔疾病，主要是由于细菌感染导致牙龈炎症、牙周袋形成，进而引发牙齿松动等症状。口腔溃疡则可能是由于病毒感染、细菌感染或其他原因导致的口腔黏膜损伤。

1. 口腔感染的治疗

针对口腔感染性疾病，治疗方法通常包括局部用药、牙周治疗和抗感染治疗。局部用药主要是指在感染部位涂抹或喷洒药物，如抗生素、抗病毒药物等，以直接消除感染源。牙周治疗主要是针对牙周病，包括洁治、刮治、牙周手术等，旨在清除牙周袋内的细菌，恢复牙龈健康。抗感染治疗则是通过使用抗生素、抗病毒药物等消除或抑制感染病菌，缓解病情。

2. 口腔感染的预防措施

为了降低口腔感染的风险，我们可以采取以下预防措施：

（1）保持口腔卫生：每天早晚刷牙，每次刷牙至少3 min，使用牙线和漱口水辅助清洁。

（2）定期检查牙齿：每年至少进行一次口腔检查，及时发现并治疗口腔疾病。

（3）饮食均衡：多吃蔬菜水果，减少烟酒摄入，避免过多食用辛辣、油腻食物。

（4）增强免疫力：保持良好的作息时间，充足睡眠，适当锻炼，提高自身免疫力。

（5）注意个人用品卫生：不与他人共用餐具、牙刷等个人用品，避免交叉感染。

（二）颌骨骨髓炎

颌骨骨髓炎是一种严重的口腔颌面感染性疾病，它对患者的日常生活和健康造成了极大的影响。这种疾病的发病率较低，但一旦发病，如果没有得到及时和有效的治疗，病情可能会迅速恶化，甚至危及生命。

1. 颌骨骨髓炎的病因

颌骨骨髓炎的发病原因较多，主要包括以下几点：

（1）感染途径：主要包括血源性感染、淋巴途径感染和直接感染。

（2）病原菌：常见的病原菌有金黄色葡萄球菌、链球菌、肺炎球菌等。

（3）局部因素：如牙周病、牙髓炎、口腔手术后创口感染等。

（4）全身因素：如糖尿病、免疫功能低下、营养不良等。

2. 颌骨骨髓炎的症状

颌骨骨髓炎的典型症状包括：

（1）颌骨疼痛：患者会出现持续性的颌骨疼痛，部位明确，夜间疼痛加剧。

（2）颌骨肿胀：患侧颌骨肿大，触痛明显。

（3）发热：患者体温可升高，可达38 ℃以上。

（4）牙龈红肿：伴有牙龈红肿、出血、溢脓等。

（5）口腔功能障碍：如张口受限、吞咽困难等。

（6）全身症状：如乏力、食欲不振、体重下降等。

3. 颌骨骨髓炎的诊断

诊断颌骨骨髓炎主要依据病史、临床症状和辅助检查，如：

（1）病史：详细询问患者的病史，了解发病过程、病因、治疗经过等。

（2）临床检查：检查颌骨肿胀、疼痛、牙龈红肿等。

（3）影像学检查：X线、CT、MRI等影像学检查可显示颌骨炎症病变。

（4）实验室检查：血常规、细菌培养等实验室检查有助于明确感染程度和病原菌。

4. 颌骨骨髓炎的治疗

颌骨骨髓炎的治疗方法主要包括：

（1）抗生素治疗：根据病原菌选用敏感抗生素，早期应用足量、联合、静脉给药，后期可改为口服或局部应用。

（2）手术清创：对于合并有开放性创口的患者，需要进行手术清创，清除病灶和坏死组织。

（3）引流：在手术清创后，为了排除伤口内的积液和感染物质，需要进行引流。

（4）局部治疗：如口腔清洁、口腔护理、局部热敷等。

（5）支持治疗：给予患者充足的营养、水分和维生素，提高机体免疫力。

（6）口腔康复治疗：病情稳定后，进行口腔康复训练，恢复口腔功能。

四、肿瘤性疾病

（一）口腔癌

口腔癌是一种发生在口腔黏膜、唾液腺及口腔周围组织的恶性肿瘤。它主要包括舌癌、颊癌、牙龈癌等。口腔癌的发病与多种因素有关，如长期吸烟、饮酒、嚼槟榔等不良生活习惯。据统计，口腔癌在全球范围内的发病率逐年上升，给患者的生活质量和生命安全带来严重威胁。

1. 口腔癌的症状与诊断

口腔癌的早期症状不明显，容易被忽视。常见的症状包括口腔黏膜溃疡、疼痛、出血、口腔异味等。当出现这些症状时，应引起高度重视，及时就医检查。诊断口腔癌主要依赖于临床检查、影像学检查和病理检查。医生会根据患者的病史、临床表现和检查结果，确诊口腔癌并确定其病理类型和分期。

2. 口腔癌的治疗

口腔癌的治疗原则是早期发现、早期诊断和早期治疗。治疗方法主要包括手术、放疗、化疗等。手术是口腔癌治疗的首选方法，尤其对于早期和中期患者，可以彻底切除肿瘤组织。对于晚期患者，手术可能需要配合放疗或化疗，以减少肿瘤细胞的扩散和转移。

放疗是指使用高能射线或者粒子束照射肿瘤，破坏肿瘤细胞的 DNA，从而抑制或者杀死肿瘤细胞。在口腔癌治疗中，放疗可以单独应用，也可以与手术、化疗等其他治疗方法联合应用。

化疗是使用抗肿瘤药物抑制或杀死肿瘤细胞的治疗方法。化疗可以单独应用于口腔癌治疗，但更多情况下是作为综合治疗的一部分。化疗可以减轻手术、放疗引起的副作用，提高治疗效果。

3. 口腔癌的预防与护理

预防口腔癌的关键在于养成良好的生活习惯。戒烟、限制饮酒、避免嚼槟榔等不良嗜好，增加口腔卫生习惯，定期进行口腔检查，都能有效降低口腔癌的发病风险。

在口腔癌治疗过程中，护理工作也非常重要。患者要保持良好的心态，遵循医生的治疗建议。家属要给予充分的关爱和支持，协助患者克服疾病带来的身心痛苦，同时注重营养摄入，保持口腔清洁，预防感染，以促进康复。

（二）颌面肿瘤

颌面肿瘤是指发生于颌面部的肿瘤，它们可能隐藏在口腔、鼻腔、喉部等部位。这些肿瘤不仅影响面部美观，更严重的是，它们可能会威胁到患者的生命。因此，对于颌面肿瘤，我们必须提高警惕，早发现、早诊断、早治疗。

1. 颌面肿瘤的种类

肿瘤的种类包括良性肿瘤和恶性肿瘤。良性肿瘤生长缓慢，一般不会扩散到其他部位，而恶性肿瘤生长迅速，具有强烈的侵袭性和转移性，对人体健康造成极大威胁。在颌面肿瘤中，良性肿瘤主要包括纤维瘤、脂肪瘤等，恶性肿瘤则主要包括鳞状细胞癌、腺癌等。

2. 颌面肿瘤的症状

颌面肿瘤的症状多样化，根据肿瘤的类型、大小和位置有所不同。一般而言，早期颌面肿瘤可能表现为面部疼痛、麻木、口腔溃疡、出血等，随着肿瘤的生长，患者可能会出现面部外形异常、咀嚼功能障碍、呼吸困难等症状。因此，一旦出现以上症状，患者应及时就医，接受专业检查。

3. 颌面肿瘤的治疗

颌面肿瘤的治疗方法包括手术切除、放疗、化疗等。手术切除是治疗颌面肿瘤的主要手段，尤其对于良性肿瘤，手术效果显著。然而，对于恶性肿瘤，单纯手术切除往往难以根治，需要结合放疗、化疗等多种治疗方法，以提高治疗效果。放疗和化疗可以破坏肿瘤细胞的 DNA，抑制肿瘤的生长和扩散，降低恶性肿瘤的复发率和转移率。

此外，颌面肿瘤的治疗过程较长，患者在治疗期间需要保持良好的心态，积极配合医生的治疗安排。治疗结束后，患者还需定期复查，以便及时发现并处理潜在的问题。

第八节　老年人拔牙

随着年龄的增长，人体机能逐渐减退，包括口腔在内的各个器官也会出现相应的衰老现象，这也使得老年人成为口腔疾病的高发人群。《第四次全国口腔健康流行病学调查结果》的数据显示，在 65～74 岁老年人中，龋病的患病率已经高达 98%。这个数据表明，在我国老年人中，几乎每个人都面临着口腔健康的困扰。因此，拔牙是老年人一种常见的解决口腔问题的方法。

然而，老年患者常常体质较弱，身体对手术的应急反应慢，拔牙有时会引起较严重的并发症。因此，对于老年患者进行牙拔除术除了要严格掌握适应证和正确操作外，特别要注意做好术前准备和术后处理，以防止或尽量减少手术并发症的发生。

一、老年拔牙患者的全身状况检查和评估

老年拔牙患者的全身状况检查和评估是一项重要的工作，它涉及患者的身体状况、病史、药物使用情况等多方面因素。在实际操作中，医生需要对患者进行全面而细致的检查，以确保拔牙手术的安全性和成功率。

（一）身体状况检查

（1）一般情况检查：包括身高、体重、血压、心率等生命体征的检测，评估患者的健康状况。

（2）心血管系统检查：老年患者往往存在心血管疾病，如高血压、心脏病等，术前应充分评估患者的心血管状况，以降低手术风险。

（3）呼吸系统检查：评估患者的肺功能，如肺活量、呼吸频率等，确保患者在拔牙过程中能够正常呼吸。

（4）肝肾功能检查：了解患者的肝肾功能状况，以确保手术过程中不会对患者内脏器官造成损害。

（5）神经系统检查：检查患者是否存在神经系统疾病，如癫痫、帕金森病等，以免手术过程中出现意外。

（二）病史了解

（1）既往病史：了解患者是否有高血压、糖尿病、心脏病等慢性疾病，以及手术史、药物过敏史等。

（2）近期病情：了解患者近期身体状况，如是否有感冒、发热、咳嗽等，以便评估患者的手术适应证。

（3）药物使用情况：了解患者是否长期服用药物，如抗生素、抗凝药等，以便在手术过程中注意药物的相互作用。

（三）口腔情况评估

（1）口腔检查：检查患者的口腔卫生状况，如龋齿、牙周病等，评估拔牙的难度和风险。

（2）牙槽骨状况：通过 X 光片等检查，了解患者的牙槽骨密度、牙槽骨高度等，以确定拔牙手术的安全性。

（3）牙齿状况：了解患者的牙齿状况，如是否存在松动、龋坏等，以便制定拔牙方案。

二、老年人拔牙的原则

老年人牙拔除术的适应证和禁忌证是相对的，而不是绝对的。在临床上需根据治疗需要、患者全身情况、科室条件等多方面因素综合考虑。对于全身情况差而又必须要拔牙的老年患者，必要时可请相关科室会诊，共同决定，配合手术进行。

（一）适应证

1. 牙齿严重龋坏或牙髓炎

老年人容易出现牙齿严重龋坏，导致疼痛不适、牙髓炎等症状。在这种情况下，拔牙是缓解疼痛、防止疾病进一步发展的有效方法。拔牙可以消除病灶，减轻患者的痛苦。

2. 牙齿松动或牙槽骨吸收

随着年龄的增长，牙槽骨逐渐吸收，导致牙齿松动。此时，拔牙可以避免牙齿继续松动，造成更大的口腔问题。此外，拔牙还可以为义齿修复创造条件，恢复口腔功能。

3. 口腔不良修复体

老年人可能存在口腔不良修复体，如活动义齿、固定义齿等。这些修复体可能导致口腔组织损伤、疼痛等症状。拔牙后，可以重新进行口腔修复，提高口腔舒适度和功能。

4. 阻生牙或埋伏牙

老年人可能存在阻生牙或埋伏牙，这些牙齿可能导致口腔感染、疼痛等问题。拔除这些牙齿可以消除病因，预防并发症。

5. 口腔癌前病变

口腔癌前病变如口腔黏膜白斑、红斑等，可能导致口腔癌。拔牙可以去除病变组织，降低口腔癌的发生风险。

6. 正畸治疗需要

部分老年人可能需要进行正畸治疗，而拔牙是正畸治疗中常用的手段。拔牙可以调整牙齿排列，改善口腔功能，令牙齿美观。

（二）禁忌证

1. 高血压

高血压是老年人常见的疾病之一，长期高血压可能导致靶器官损害，如心脏、脑、眼和肾等。在拔牙过程中，高血压患者可能出现出血不易止、感染风险增加等问题。严重时，甚至可能引发心脑血管意外，危及生命。因此，高血压患者在病情未得到控制前，应暂缓拔牙。

2. 心脏病

心脏病患者在拔牙过程中，可能因为疼痛、紧张等因素，导致心率加快、血压升高，从而增加心脏负担。对于严重心脏病患者，拔牙可能导致病情恶化，甚至发生心力衰竭。因此，心脏病患者应在病情稳定、心脏功能较好的情况下考虑拔牙。

3. 糖尿病

糖尿病患者因为免疫力低下，容易感染。拔牙过程中，其创口愈合速度较慢，感染风险增加。此外，糖尿病可能导致血管病变，影响拔牙过程中的止血。因此，糖尿病患者应在血糖控制稳定后进行拔牙。

4. 骨质疏松

老年人骨质疏松，骨密度降低，牙槽骨稳定性下降。在拔牙过程中，容易出现骨折、骨碎片等问题。此外，骨质疏松可能导致术后创口愈合不良，增加感染风险。因此，骨质疏松患者应在病情稳定后，谨慎考虑拔牙。

5. 呼吸道疾病

呼吸道疾病患者，如慢性支气管炎、哮喘等，在拔牙过程中可能因为刺激性气味、疼痛等原因，引发呼吸道症状加重。这类患者应在病情稳定期间进行拔牙。

6. 出血性疾病

出血性疾病患者，如血友病、地中海贫血等，拔牙过程中出血风险较高。这类患者应在病情稳定、凝血功能正常后考虑拔牙。

三、老年人拔牙的术前准备和术后护理

老年人拔牙的术前准备和术后护理至关重要，患者应充分了解手术相关知识，积极配合医生，确保手术顺利进行，同时做好术后护理，降低并发症风险，促进伤口愈合。

（一）术前准备

（1）详细病史询问：了解老年人的一般健康状况、药物过敏史、既往手术史等，以便评估其手术适应证和风险。

（2）口腔检查：对老年人的口腔情况进行详细检查，确定拔牙的原因、部位、牙根形态等，以便制定合适的拔牙方案。

（3）影像学检查：进行 X 线或 CT 等影像学检查，了解牙根及周围组织的情况，以便术中顺利进行。

（4）术前谈话：与老年人及其家属进行充分的沟通，解释手术必要性、术中可能遇到的风险及术后注意事项，取得患者的配合。

（5）术前用药：根据老年人的身体状况，给予相应的抗生素、消炎药、镇静剂等，以降低手术风险。

（6）停药提示：对于正在服用抗凝药物、抗高血压药物等患者，告知其在拔牙前停药，以降低术中出血风险。

（7）饮食调整：术前两天开始进食软食，避免过硬、过热的食物，以免术后口腔创口疼痛加重。

（8）口腔清洁：术前一日进行口腔清洁，术前当晚刷牙、漱口，保持口腔卫生。

（9）配备急救药品和设备：根据患者身体状况，备好急救药品和设备，以应对术中可能出现的突发状况。

（二）术后护理

（1）出血控制：拔牙后，老年人可能出现一定程度的出血，应及时采取措施进行止血，如轻轻压迫创口、咬住纱布等。如出血严重，应及时就诊。

（2）疼痛管理：术后老年人可能出现疼痛，可给予适当的镇痛药物，并注意观察疼痛程度和持续时间。

（3）饮食调整：术后初期避免进食过硬、过热的食物，以免刺激创口。可选择软食、糊状食物，并注意保持口腔卫生。

（4）防止感染：术后给予抗生素口服，预防感染。同时，注意观察创口愈合情况，如发现红肿、疼痛加剧等感染征兆，应及时就诊。

（5）定期复查：术后定期复查，观察创口愈合情况，确保拔牙效果。同时，针对老年人其他口腔问题，如牙周病、龋齿等，进行及时治疗。

（6）心理护理：术后老年人可能出现焦虑、恐惧等心理问题，家属和医护人员应给予充分的关心和支持，帮助其度过恢复期。

四、老年人拔牙的心理治疗

拔牙手术是口腔常见的一般手术，大多数在局部麻醉下进行。手术时患者处于清醒状态，一方面手术时需要患者的配合，另一方面患者的心理状况可能会影响患者的配合。老年患者常由于并发全身系统性疾病，或因为对手术的害怕和误解，可能存在种种担心和疑虑。故手术前了解患者的心理状况并给予对症治疗，有助于手术的顺利完成，并减少术后并发症的发生。

（一）老年人拔牙前的心理状态

根据临床观察，老年患者拔牙时可能存在以下几种心理障碍。

1. 恐惧心理

这类患者可能在以往治疗中受到过不良刺激或目睹别的患者拔牙时发生不良反应；或对打针、出血、疼痛特别敏感，造成心理上的极大紧张和恐惧；或对医学知识有一定了解，过分害怕拔牙后可能出现的并发症。

2. 怀疑心理

老年人在就诊时有时喜欢选择高年资医生，有些患者就诊时希望医生能够根据他们的要求进行治疗。在没有心理准备时拔牙，他们怀疑医生的诊断、技术，尤其是接受年轻医生的治疗时，会产生不信任感，产生心理上的压力。

3. 矛盾心理

患者一方面饱受病牙带来的痛苦，想早日拔除患牙；另一方面又害怕拔牙造成痛苦或发生危险。

4. 无所谓心理

由于病牙疼痛难忍，不管治疗上是否需要拔牙，他们都坚决要求一拔了之，以解除痛苦。这类患者一般较固执，往往对自己的病情估计不足，缺乏耐心与医生交流。

（二）老年人拔牙的心理配合和治疗

（1）在拔牙前应详细了解患者的就诊原因，检查患牙的情况，做出诊断并向患者解释治疗的方法。在确定需要拔牙后，要注意观察患者的反应及心理状态，注意消除患者的不良情绪。

（2）对于有恐惧心理的患者，在拔牙前应消除患者的恐惧。首先，应向患者耐心解释手术的必要性以及手术过程中可能出现的感觉。在打针前及拔牙前出现的恐惧高峰期，与患者交谈一些与拔牙无关的话题，诱使患者分散注意力，稳定情绪。也可采用心理暗示疗法，取得患者的心理配合。对于害怕出血的患者，拔牙后迅速用敷料压迫伤口，嘱其咬紧，迅速止血。

（3）当患者怀疑医生时，可先让其观看别的患者拔牙情况，使其看到医生的技术及别的患者拔牙的顺利过程，增强对医生的信任感。对于患者的疑问应详细耐心解答。消除患者的怀疑心理，等患者充分相信医生后再行手术。

（4）医护人员要充分理解老年患者的矛盾心理，体谅患者的想法，容许他们思想上的反复。绝对不要用刺激性语言对待，以取得患者的合作。

（5）当患者坚决要求拔除患牙时，医生应仔细严肃地向患者说明拔牙的适应证及注意事项，嘱其在手术过程中与医生配合，否则可能出现不良后果。

第九节 老年人日常口腔保健

一、口腔保健

（1）定期刷牙。每天至少刷牙两次，每次刷牙时间不少于3 min。使用软毛牙刷，刷牙的时候要彻底，包括牙齿的内外表面以及咀嚼面都要刷彻底。

（2）漱口。至少漱口三次，特别是饭后和吃零食后。用温开水或淡盐水漱口，能帮助清除，清除口腔中的细菌。

（3）定期检查。每年至少进行一次口腔检查。包括口腔清洁、牙齿检查。这样可以帮助及早发现口腔问题，及时治疗。

（4）保持饮食健康。均衡的饮食对口腔健康至关重要。老年人应多吃蔬菜、水果、五谷杂粮、蛋白质、脂肪含量适宜的食品，糖分、盐分要少吃。

（5）戒烟。吸烟是口腔健康的主要风险因素之一。戒烟可大大减少口腔癌等口腔疾病的发病风险。

（6）口腔。进行口腔锻炼可以帮助增强口腔肌肉和颌骨的力量，防止牙齿脱落，保持口腔健康。建议每天坚持叩齿运动及牙龈按摩等口腔运动。

（7）避免过度磨损。使用硬毛牙刷或刷牙力度过大等都会导致牙齿过度磨损，所以应该使用软毛牙刷轻柔地刷牙。此外，避免经常吃硬食物，如坚果、糖果等。

（8）喝足量的水是保持口腔湿润所必需的物质。老年人每天应饮足量的水，以保持口腔湿润，防止口干舌燥、口腔感染等问题的发生。总之，老年人要注意自己的口腔卫生和饮食习惯，定期做口腔检查和运动，才能保持口腔健康。

二、口腔卫生维护用具的选择

1. 牙刷的选择

刷头大小：年纪大的人适合选择刷头适中或较小的牙刷，这样可以更好地适应口腔形状，便于各个角落的清洁。

刷毛硬度：老人的牙床比较脆弱，建议选用软毛的牙刷，以减轻对牙床的刺激。

刷毛排列：建议选择整齐排列且不会太密的牙刷，能更好地清洁牙齿和牙床。

握把设计：老年人适合选择握把方便、握感舒适的牙刷，从而更好地控制刷牙的力度和方式。

2. 牙膏的选择

含氟牙膏能有效预防龋齿，很适合老年人使用。

中药牙膏具有清热解毒、消炎止血的功效，对减轻牙龈炎症有一定的辅助疗效。消炎牙膏能抑制牙菌斑、牙结石的形成，对牙龈出血、牙周病等口腔问题有预防和辅助治疗作用。但需要注意的是，使用消炎牙膏不能超过一两个月，否则可能会破坏口腔内正常的菌群，造成口腔内正常的菌群紊乱。

美白牙膏中的粗糙颗粒能将牙齿表面的牙渍磨掉，起到美白作用。同时，很多美白牙膏中还含有清凉的薄荷成分，能够清新口腔环境。

竹盐牙膏由山梨醇、水、水合硅石、竹盐、单氟磷酸钠、维生素 E、氯化钠等成分组成，能清除口腔异味，预防牙周病，还能起到很好的健康的作用。

脱敏牙膏分为两种，一种是含硝酸钾 5% 的脱敏牙膏，另一种是含氟的脱敏牙膏。它们都可以帮助老年人减轻牙齿敏感的现象。

总之，老人选择合适的牙刷、牙膏，对保持口腔健康至关重要。在选择的时候可以考虑自己的口腔情况以及个人的喜好和需要，从而做出适合自己的选择。如有需要，可向专业口腔医师或牙医咨询。

参 考 文 献

[1] 刘洪臣. 老年人口腔健康的 10 项指标 [J]. 中华老年口腔医学杂志, 2019, 17 (1): 24.

[2] 周冯娟, 吴红岜. 浅谈老年口腔健康相关生活质量的影响因素及其改善措施 [J]. 中华老年口腔医学杂志, 2023, 21 (4): 218-222.

[3] 吴补领, 刘洪臣, 范兵. 老年口腔医学 [M]. 2 版. 西安: 西安交通大学出版社, 2019.

[4] 王新, 杜毅. 老年人根面龋的预防 [J]. 口腔医学研究, 2019, 35 (3): 234-237.

[5] 周学东. 牙体牙髓病学 [M]. 5 版. 北京: 人民卫生出版社, 2020.

[6] 苏雯沛, 李红. 牙隐裂的诊断技术新进展 [J]. 中华老年口腔医学杂志, 2022, 20 (1): 57-60.

[7] 刘科伽, 张雷. 自粘接流动复合树脂充填楔形缺损的临床效果观察 [J]. 粘接, 2022, 49 (4): 116-120.

[8] 高鹏云. 一次性根管治疗术治疗老年人慢性根尖周炎的临床效果 [J]. 全科口腔医学杂志 (电子版), 2019, 6 (19): 34.

[9] 何晓, 李冀樱, 刘正武, 等. 老年人根尖周炎常规根管治疗术治疗依从性及影响因素分析 [J]. 中华老年口腔医学杂志, 2021, 19 (4): 197-201.

[10] 毛敏, 夏凌云, 施俊, 等. 高龄老年人根尖周炎的诊治特点及显微手术治疗的临床疗效 [J]. 临床口腔医学杂志, 2020, 36 (12): 738-740.

[11] 孟焕新. 牙周病学 [M]. 5 版. 北京: 人民卫生出版社, 2021.

[12] 白雪冰, 周陆军, 林文珍, 等. 牙周病与神经系统疾病关系的研究进展 [J]. 中华口腔医学杂志, 2022, 57 (5): 529-534.

[13] 林莉, 李兆榕, 晋伊宁, 等. 伴全身系统疾病牙周炎患者的诊疗策略 [J]. 华西口腔医学杂志, 2023, 41 (5): 502-511.

[14] 付鹿侠, 王爱平. 视力障碍老年人自我护理能力的研究进展 [J]. 循证护理, 2022, 8 (8): 1046-1050.

[15] 吴补领, 张超, 赵蕊妮. 口腔健康宣教知识宣教手册 [M]. 广州: 中山大学出版社, 2022.

[16] 陈谦明. 口腔黏膜病学 [M]. 北京：人民卫生出版社，2020.

[17] 王鹏来，陈莉丽，翁维斌. 老年人牙列缺失的修复治疗 [J]. 中国实用口腔科杂志，2020，13 (4)：23 –28.

[18] 李江，张勇，赵佳音. 老年人口腔健康影响因素研究 [J]. 中国老年学杂志，2019，39 (12)：2876 –2879.

[19] 马志伟，王海燕，李冬冬. 牙列缺失修复治疗的研究进展 [J]. 华西口腔医学杂志，2019，37 (6)：685 –690.

[20] 席淑新，肖惠明. 眼耳鼻咽喉科护理学 [M]. 5 版. 北京：人民卫生出版社，2021.

[21] 吕帆. 眼科学 [M]. 南京：江苏凤凰科学技术出版社，2018.

[22] 段宣初. 青光眼：光明的偷盗者 [M]. 2 版. 北京：人民卫生出版社，2020.

[23] 徐普，王宏伟，王虎中，等. 老年牙列缺失患者修复前后的注意事项及风险因素分析 [J]. 中国老年学杂志，2019，39 (16)：39 –42.

[24] 黄元清，黎祺. 口腔颌面外科学 [M]. 武汉：华中科技大学出版社，2021.

[25] 李云鹏，石冰，张浚睿，等. 口腔颌面部间隙感染诊疗专家共识 [J]. 中华口腔医学杂志，2021，56 (2)：136 –144.

[26] 罗园，邓雨茜，冉海烨，等. 养老机构老年人跌倒风险评估的研究进展 [J]. 军事护理，2022，39 (9)：81 –84.

[27] 孔翠，陈茜，陈翠香，等. 中国传统养生运动在老年人跌倒预防中的应用研究进展 [J]. 护理研究，2023，37 (22)：4060 –4065.

[28] 刘悦，米红. 居住环境对老年人跌倒风险的影响分析：基于中国城乡老年人生活状况抽样调查 2015 年数据 [J]. 人口与发展，2021，27 (3)：123 –132，109.

[29] 吴延，王广玲，聂作婷，等. 2022 年版《世界指南：老年人跌倒的预防与管理》解读 [J]. 中国全科医学，2023，26 (10)：1159 –1163，1171.

[30] 曹杏玲，吴金球，孙丽萍，等. 老年跌倒骨折患者跌倒恐惧体验的纵向质性研究 [J]. 护理学杂志，2022，37 (15)：80 –83.

[31] 袁亚运，李红芳. 健康中国背景下中国老年人跌倒的不平等：基于 CHARLS 三期数据的实证分析 [J]. 人口与发展，2020，26 (4)：72 –85.

[32] 王玉梅，李凌，熊莉娟，等. 老年人跌倒预防临床实践指南的质量评价及内容分析 [J]. 中华护理杂志，2019，54 (11)：1729 –1734.

[33] 何向阳，刘峥，徐英，等. 我国 45 岁及以上中老年人睡眠时间与跌倒的关系研究 [J]. 中国全科医学，2022，25 (31)：3884 –3890.

[34] 中华医学会骨质疏松和骨矿盐疾病分会. 原发性骨质疏松症诊疗指南（2022）[J]. 中国全科医学，2023，26 (14)：1671 –1691.

[35] 李祥雨，姜劲挺，李建国，等. 骨质疏松症中药防治研究进展 [J]. 中国骨质疏松杂志，2018，24 (2)：270 –275.

［36］祝晓雨，张伟光，赵志刚. 骨质疏松症国内外药物治疗的研究现状［J］. 中国临床药理学杂志，2020，36（5）：588－592.

［37］王可可，李思淼，罗婕，等. 骨质疏松症临床实践指南评价及药物综合价值研究［J］. 中国医院药学杂志，2020，40（1）：91－98.

［38］陈锦成，朱国涛，刘洪文，等. "肌少－骨质疏松症"的共同发病机制［J］. 中华骨质疏松和骨矿盐疾病杂志，2020，13（1）：95－102.

［39］孙悦婉，王冬梅，王玮，等. 老年人骨质疏松运动预防策略研究进展［J］. 中国生物医学工程学报，2019，38（2）：233－239.

［40］章振林，夏维波，汪纯，等. 原发性骨质疏松症社区诊疗指导原则［J］. 中华骨质疏松和骨矿盐疾病杂志，2019，12（1）：1－10.

［41］莫健，黄冲，李晨静，等. 骨质疏松性骨折分级预防现状［J］. 中华骨质疏松和骨矿盐疾病杂志，2022，15（4）：403－411.

［42］梁伟乔，钟诚，李宇明. 骨质疏松症的中医病因病机认识与治疗进展［J］. 中国骨质疏松杂志，2020，26（1）：135－139.

［43］中华医学会骨质疏松和骨矿盐疾病分会. 原发性骨质疏松症诊治指南（2011年）［J］. 中华骨质疏松和骨矿盐疾病杂志，2011，4（1）：2－17.

［44］游利. 骨质疏松症的现状、筛查和预防［J］. 中国全科医学，2016，19（14）：1616－1619.

［45］踪玮，王爱平. 视力障碍对老年人社会功能影响的研究进展［J］. 护理研究，2021，35（9）：1621－1625.

［46］国家统计局. 中华人民共和国2019年国民经济和社会发展统计公告［EB/OL］.［2020－06－07］. http：//www. stats. gov. cn/tjsj/zxfb/202002/t20200228_1728913.

［47］SIMPSON T C，CLARKSON J E，WORTHINGTON H V，et al. Treatment of periodontitis for glycaemic control in people with diabetes mellitus［J］. Cochrane systematic review，2022，4（4）：CD004714.

［48］WEATHERBURN P，SMITH A；PAGE R. The impact of oral health on the quality of life of elderly people［J］. Age and ageing，2019，48（1）：14－21.

［49］LOCKER D，RYAN E，JENKINS L. The relationship between oral health and chronic diseases in elderly people［J］. American journal of medicine，2020，133（7）：719－726.

［50］ELLEDGE R，FRAXIER S，JENKINS L. The role of oral health in the management of diabetes in elderly patients［J］. Current diabetes reports，2021，21（1）：1－8.